U0786465

养生知药

——药食两用中药鉴别食用图鉴

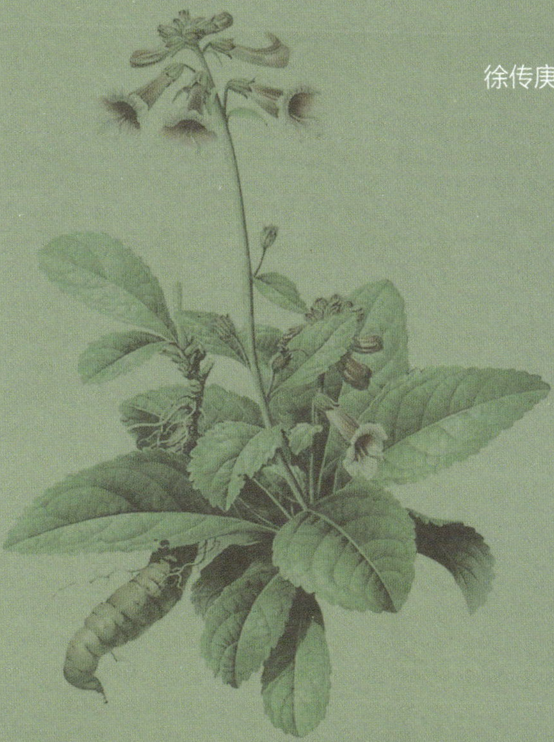

徐传庚◎主编

中国健康传媒集团
中国医药科技出版社

内容提要

在生活中，许多食物都有药用价值，同时许多中药也在生活中一直作为食物使用。本书选取了157种药食两用中药，逐味从典籍记载、识别要点、食用指南、食用禁忌四个方面进行了详细介绍，并配以特征鲜明的药材图谱以供读者鉴别参考。本书兼顾实用性和操作性，精选了许多养生药膳食谱，让读者可以按图索骥，学以致用。本书的内容深入浅出，语言通俗易懂，既有专业性又有实用性，适合于中医药爱好者和养生爱好者阅读使用。

图书在版编目（CIP）数据

养生知药：药食两用中药鉴别食用图鉴 / 徐传庚主编. —北京：中国医药科技出版社，2020.5

ISBN 978-7-5214-1588-9

Ⅰ. ①养…　Ⅱ. ①徐…　Ⅲ. ①中药鉴定学—图谱　Ⅳ. ①R282.5-64

中国版本图书馆CIP数据核字（2020）第026952号

美术编辑　陈君杞

版式设计　南博文化

出版　**中国健康传媒集团** | 中国医药科技出版社

地址　北京市海淀区文慧园北路甲 22 号

邮编　100082

电话　发行：010-62227427　邮购：010-62236938

网址　www.cmstp.com

规格　880×1230mm $^{1}/_{32}$

印张　$13\ ^{7}/_{8}$

字数　277 千字

版次　2020 年 5 月第 1 版

印次　2020 年 5 月第 1 次印刷

印刷　三河市万龙印装有限公司

经销　全国各地新华书店

书号　ISBN 978-7-5214-1588-9

定价　59.00 元

版权所有　盗版必究

举报电话：010-62228771

本社图书如存在印装质量问题请与本社联系调换

获取新书信息、投稿、为图书纠错，请扫码联系我们。

编委会

主　编　徐传庚

编　委（按姓氏笔画排序）

王　秀　王苏丽　朱俊楠　宋修道

高　菲　高秀兰　鞠翡翡

前 言

在我们的生活中，哪些中药可以药食两用？有哪些食用方法？食用时应该注意哪些禁忌？市场上买到的中药，如何鉴别其真假？近些年来，笔者发现身边的很多朋友，特别是年龄比较大或有一定经济基础的朋友，经常谈论、交流药食两用中药的相关话题，但真正能将几千年的中医药饮食养生瑰宝加以娴熟应用的还是凤毛麟角。究其原因：第一，社会上对于药食两用中药的应用众说纷纭，莫衷一是；第二，即使知道有什么作用，也不知道具体食用方法；第三，不知道目前市场买到的中药是真是假，担心买到假的中药，不仅养生不成，还会起到相反的作用。因此，笔者就一直在想，既然老百姓这么信任中医，喜欢药膳，讲究饮食，我们何不专门为此编写一本老百姓需要的专业书籍呢？这就是我们编写这本《养生知药——药食两用中药鉴别食用图鉴》的初衷。考虑到读者需求的差异性，本书的每味药食两用中药均分为四部分来介绍。一是“典籍记载”，主要从古典医籍、专业杂志等文献中，摘录每味药食两用中药的功效和作用，便于读者有针对性地选择；二是“识别要点”，即对每味中药的主要特点进行整理、归类，以便读者在购买、甄别时做参考；三是“食用指南”，对每味中药家庭食用的常用方法从“配方”“制作”“用法”及“功用”四方面加以详细介绍，让读者基本可以按图索骥，学以致用；四是“食用禁忌”，对家庭食用中的禁忌逐项明确。书中药名右上角有“○”标记者为“既是食品又是药品”的品种，其余未注者均为“可用于保健食品的中药”品种。在此强烈建议读者，在使用食疗药膳方之前，一定要向专业医生、药师咨询一下，看看自己的身体状况是否适合这种药膳，以免出现偏差，违背了养生保健之初心。

对于本书的设计，我们希望做到操作部分的描述具体、形象、指导性强，理论部分的阐述深入浅出、通俗易懂，尽量使本书雅俗共赏，最大限度地满足读者多方面的需求。

本书从中药来源到识别，从食用到禁忌，内容非常宽泛，而作者受时间精力和专业范围所限，难以面面俱到，照应周全，幸亏有团队的支持才得以完成此书。7 年来，我们先后查阅了 300 余本中医药专业书籍和 500 余份专业杂志、报纸，团队成员付出了巨大努力。特别要说明的是，本书的照片全部是我们一味药、一味药挑选，再一味药、一味药拍摄的。在此，一并向团队成员表示崇高的敬意和深深的谢意！

本书从立意到书稿完成，前后历经 7 年时间，编著团队为此付出的心血，可见一斑。在编著过程中，我们还得到了众多同行的指导、鼓励和支持，特别是中国医药科技出版社范志霞编审的多次敦促、鞭策与鼓励，终使本书成稿，在此，一并表示最真诚的谢意！由于我们专业水平和精力有限，本书若有不足之处，还望读者提出宝贵意见。

编者

2019 年 10 月于烟台

目 录

第一章 解表药

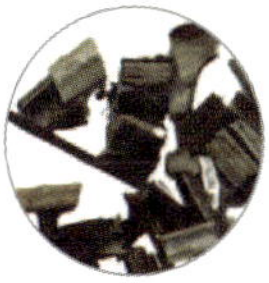

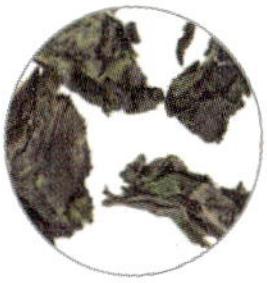

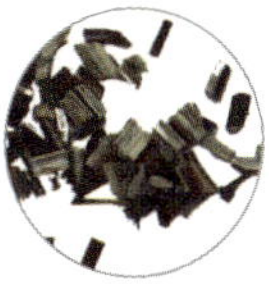

第二章 清热药

第三章　泻下药

第四章　祛风湿药

第五章　化湿药

第六章　利水渗湿药

第七章　温里药

第八章　理气药

第九章 消食药

第十章 止血药

第十一章 活血祛瘀药

第十二章 化痰止咳平喘药

第十三章 安神药

第十六章 收涩药

第一章 解表药

发散风寒药
- 紫苏叶
- 紫苏梗
- 香薷
- 生姜
- 白芷

发散风热药
- 薄荷
- 桑叶
- 菊花
- 葛根
- 牛蒡子
- 升麻
- 木贼
- 淡豆豉

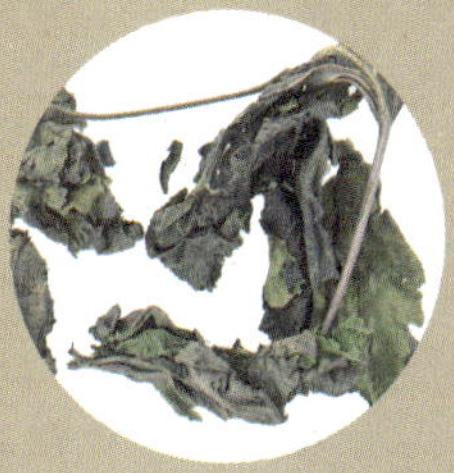

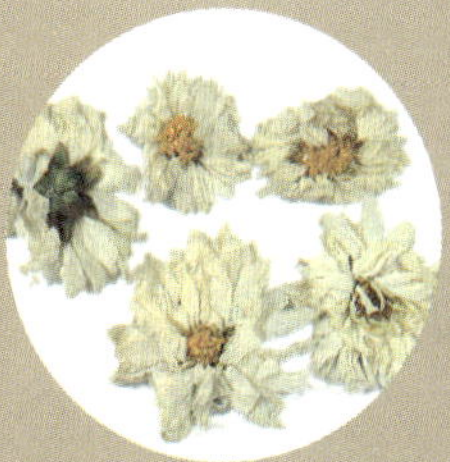

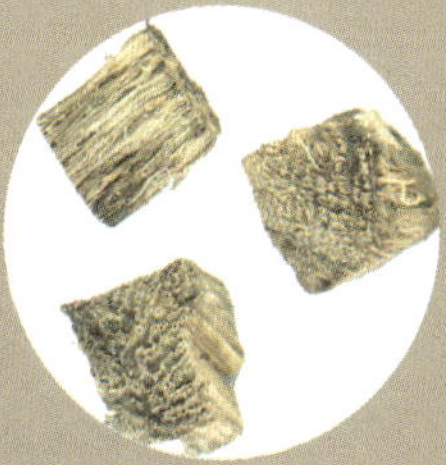

发散风寒药

紫苏叶○

Zi su ye

紫苏叶来源于唇形科植物紫苏 *Perilla frutescens*（L.）Britt. 的干燥叶（或带嫩枝）。

宜夏季枝叶茂盛时采收，除去杂质，晒干。

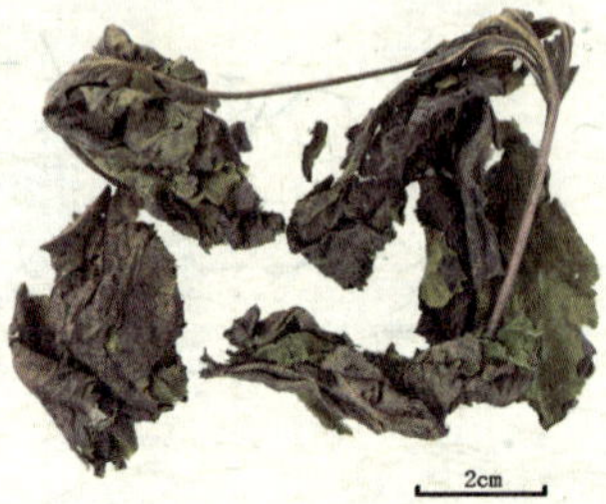

图1-1 紫苏叶

一、典籍记载

《本草纲目》："紫苏、白苏，皆以二三月下种，或宿子在地自生。其茎方，其叶圆而有尖，四围有锯齿；肥地者面背皆紫，瘠地者面青背紫，其面背皆白者，即白苏，乃荏也。紫苏嫩时采叶，和蔬茹之，或盐及梅卤作菹食甚香，夏月作熟汤饮之。"

《滇南本草》："发汗，解伤风头痛，消痰，定吼喘。"

二、识别要点

（1）叶片完整者呈卵圆形；先端长尖或急尖，基部圆形或宽楔形，边缘具圆锯齿。

（2）两面紫色或上表面绿色，下表面紫色。

（3）嫩枝紫绿色，断面中部有髓。

（4）气清香，味微辛。

传统经验认为，以叶大，色紫，不碎，香气浓，无枝梗者为佳。（见图1-1）

三、食用指南

中医学认为，紫苏叶性味辛，微温；归肺、脾经。具有解表散寒，行气和胃的功效，对于风寒感冒、咳嗽呕恶、妊娠呕吐、解鱼蟹毒有一定作用。

1. 紫苏粥

【配方】紫苏叶6克，粳米50克，红糖适量。

【制作】砂锅内加入紫苏叶及适量水，煮沸1分钟，去渣取汁备用。粳米淘洗干净放入锅内，加水煎煮，待粥熟时，再加入紫苏叶汁和红糖搅匀即可。

【用法】每日1剂，待粥温热时服用。

【功用】和胃散寒。适用于体弱婴儿，对偶感风寒或易患感冒者有效。

2. 凉拌紫苏叶

【配方】紫苏嫩叶300克，盐、味精、麻油、酱油适量。

【制作】将紫苏叶洗净，入沸水锅内焯透，捞出洗净，挤干水分，切段，加入调味品拌匀即可。

【用法】随餐食用。

【功用】此菜适用于感冒风寒、恶寒发热、咳嗽、气喘、胸腹胀满等病症。

3. 紫苏饮

【配方】鲜紫苏叶3~5片，白糖适量。

【制作】将紫苏叶洗净，放入杯内用开水冲泡，放入白糖配成清凉饮料。

【用法】早、晚两次服用。

【功用】健胃解暑。健康人在炎热天气饮用，可增强食欲，防暑降温。

四、食用禁忌

气虚、阴虚及温病患者慎服。

《神农本草经疏》："病属阴虚，因发寒热或恶寒及头痛者，慎毋投之，以病宜敛宜补故也。火升作呕者亦不宜。"

《本草通玄》："久服泄人真气。气虚、阴虚及温病患者慎服。"

紫苏梗 Zi su geng

紫苏梗来源于唇形科植物紫苏 *Perilla frutescens*（L.）Britt. 的干燥茎。秋季果实成熟后采割，除去杂质，晒干，或趁鲜切片，晒干。

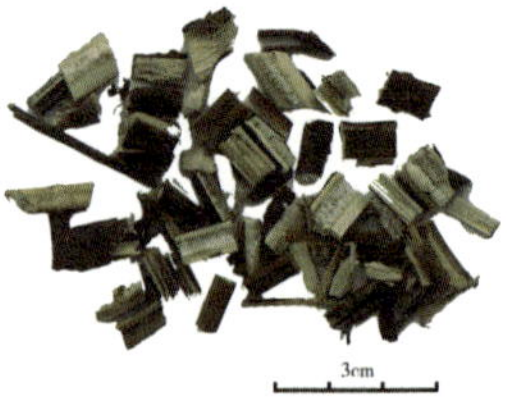

图1-2　紫苏梗

一、典籍记载

《本草纲目》："五六月连根采收，以火煨其根，阴干，则经久叶不落。八月开细紫花，成穗作房，如荆芥穗。"

《本草蒙筌》："下诸气略缓，体稍虚者用宜。"

《药品化义》："苏梗，能使郁滞上下宣行，凡顺气诸品惟此纯良。其性微温，比枳壳尤缓。病之虚者，宽胸利膈，疏气而不迅下。入安胎饮，顺气养阴；入消胀汤，散虚肿满。"

二、识别要点

（1）呈方柱形，四棱钝圆。

（2）表面紫棕色或暗紫色，四面有纵沟及细纵纹，节部稍膨大。

（3）切片常呈斜长方形，木部黄白色，射线细密，呈放射状，髓部白色，疏松或脱落。

（4）气微香，味淡。

传统经验认为，以茎完整，色紫，香气浓者为佳。（见图1–2）

三、食用指南

中医学认为，紫苏梗性味辛，微温；归肺、脾经。具有理气宽中，止痛，安胎等功效，对于胸膈痞闷、胃脘疼痛、嗳气呕吐、胎动不安等有一定疗效。

紫苏梗煮鸡蛋

【配方】鸡蛋1枚，紫苏梗6克。

【制作】煮鸡蛋时在水中加入紫苏梗，鸡蛋煮熟即可。

【用法】每天早餐食用1枚。

【功用】安胎。适用于缓解妊娠期间的恶心呕吐。

四、食用禁忌

气虚、阴虚及温病患者慎服。

香薷 Xiang ru

香薷来源于唇形科植物石香薷 *Mosla chinensis* Maxim. 及其栽培变种江香薷 *Mosla chinensis* 'Jiangxiangru'的干燥地上部分。

夏季茎叶茂盛、花盛时择晴天采割，除去杂质，阴干。

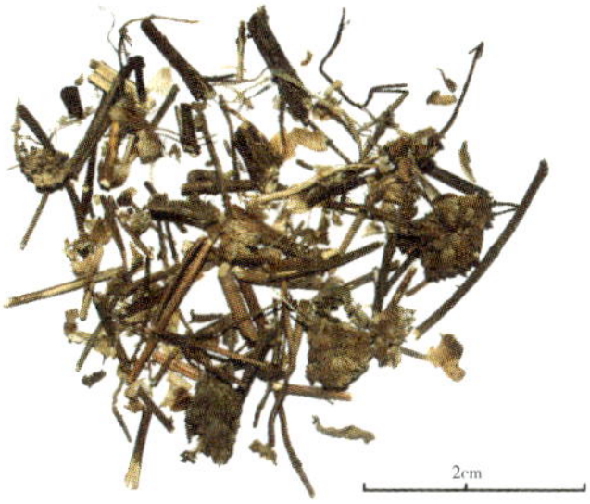

图1–3　香薷

一、典籍记载

汪颖《食物本草》记载："夏月煮饮代茶，可无热病，调中温胃；含汁漱口，去臭气。"

《名医别录》云："主霍乱，腹痛吐下，散水肿。"

孟诜："去热风，卒转筋，可煮汁顿服。又干末止鼻衄，以水服之。"

中医典籍记载，香薷青蒿浴：香薷、青蒿各五钱（15克），加入1000毫升水，先用武火煮开10分钟，再改文火煮20分钟，去渣，将药汤倒入水温38℃至40℃的浴缸内，泡20分钟即可。可预防中暑，且防晒美白。

《日华子诸家本草》记载："下气，除烦热，疗呕逆冷气。"

二、识别要点

（1）茎方柱形，基部类圆形，节明显。

（2）叶对生，叶片展平后呈线状披针形，边缘有3~9个疏浅锯齿，两面被疏茸毛及凹陷腺点。

（3）总状花序密集成穗状顶生及腋生；苞片宽卵形或圆倒卵形；花萼宿存，钟状，先端5裂，外被白色茸毛及凹陷腺点。小坚果近圆球形。

（4）气清香而浓，味微辛而凉。

传统经验认为，枝嫩，穗多，身干，杂质少，香气浓者为佳。（见图1–3）

三、食用指南

中医学认为，香薷性味辛，微温；归肺、胃经。具有发汗解表，化湿和中，利水消肿的功效，对暑湿感冒、恶寒发热、头痛无汗、腹痛吐泻、水肿、小便不利有一定疗效。

1. 香薷扁豆汤

【配方】香薷15克，白扁豆40克。

【制作】加水2碗，煎煮半小时。

【用法】每日3次，温热服用。

【功用】用于夏季防暑。

2. 香薷饮

【配方】香薷10克，厚朴5克，白扁豆5克。

【制作】白扁豆炒黄，三者捣碎放入保温杯中，沸水冲泡，盖严闷1小时。

【用法】代茶饮用。

【功用】清暑解表，健脾利湿。用于防治暑湿感冒、空调病。

3. 香薷汤（《慈禧光绪医方选议》）

【配方】香薷45克，甘草45克，扁豆45克，赤茯苓30克，黄芪6克，厚朴6克，陈皮6克，菊花3克。

【制作】水煎或是开水冲泡。

【用法】代茶饮用。

【功用】健脾益气，祛湿解暑。

四、食用禁忌

表虚者忌服。

《本草从新》："无表邪者戒之。"

《得配本草》："火盛气虚，阴虚有热者禁用。"

生姜 Sheng jiang

生姜来源于姜科植物姜 *Zingiber officinale* Rosc. 的新鲜根茎。

秋、冬二季采挖，除去须根和泥沙。

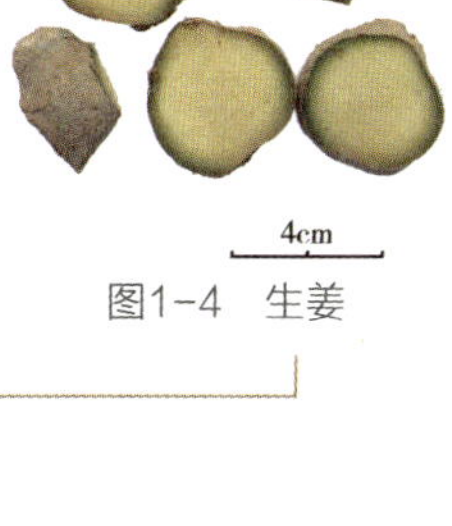

图1-4　生姜

一、典籍记载

《本草纲目》：“生用发散，熟用和中。姜皮消浮肿腹胀痞满，去翳。”

《名医别录》：“味辛，微温。主治伤寒头痛、鼻塞、咳逆上气，止呕吐。又，生姜，微温，辛，归五脏。去痰，下气，止呕吐，除风邪寒热。久服小志少智，伤心气。”

《本草拾遗》：“本功外，汁解毒药，自余破血，调中，去冷，除痰，开胃。须热即去皮，要冷即留皮。”

《药性论》：“主痰水气满，下气。生与干并治嗽，疗时疾，止呕逆不下食。生和半夏，主心下急痛，若中热不能食，捣汁合蜜服之。又汁和杏仁作煎，下一切结气，贯心胸壅膈冷热气，神效。”

《开宝本草》：“味辛，微温。主伤寒头痛鼻塞，咳逆上气，止呕吐。”

《本草图经》：“以生姜切细，和好茶一两碗，任意呷之，治痢大妙！热痢留姜皮，冷痢去皮。”

《药性赋》：“味辛，性温，无毒。升也，阳也。其用有四：制半夏有解毒之功，佐大枣有厚肠之说，温经散表邪之风，益气止胃翻之哕。”

《汤液本草》：“气温，味辛。辛而甘，微温，气味俱轻，阳也，无毒。”

《本草衍义补遗》：“主伤寒头痛、鼻塞、咳逆上气，止呕吐之圣药。治咳嗽痰涎多用者，此药能行阳而散气故也。”

《本草发挥》：“成聊摄云：姜、枣味辛、甘。固能发散，而又不特专于发散之用。以脾主为胃行其津液，姜、枣之用，专行脾之津液，而和荣卫者也。”

二、识别要点

（1）呈不规则块状，略扁，具指状分枝。

（2）表面黄褐色或黄棕色，有环节，分枝顶端有茎痕或芽。

（3）质脆，断面浅黄色，环纹明显，筋脉点散在。

（4）气香特异，味辛辣。

传统经验认为，生姜以辛辣味强，香气浓者为佳。（见图1-4）

三、食用指南

中医学认为，生姜性味辛，微温；归肺、脾经。具有解表散寒，温中止呕，化痰止咳，解鱼蟹毒的功效，对于风寒感冒、胃寒呕吐、寒痰咳嗽、鱼蟹中毒有较好疗效。

1. 生姜粥组方一

【配方】生姜25克，籼米100克，饴糖150克。

【制作】将生姜切末煮汁，入米煮粥，待粥熟时，加饴糖搅匀。煮沸即成。

【用法】空腹服食，取微汗。

【功用】消痰止咳，散寒止吐。适用于伤风感冒、鼻塞咳嗽、胃寒腹痛等。

2. 生姜粥组方二

【配方】生姜20克，大米100克，葱白2根。

【制作】将生姜、葱白择净，切细备用。大米淘净，放入锅中，加清水适量煮粥，待熟时调入葱白、姜末等，再煮一二沸即成，每日1~2剂，连续3~5天。

【功用】发汗解表，温胃止呕，温肺止咳。适用于风寒感冒、胃寒呕吐、肺寒咳嗽等。

3. 生姜粥组方三（《兵部手集方》）

【配方】新鲜生姜6克，粳米50克。

【制作】取新鲜生姜6克洗净切成薄片，与50克淘净粳米共入砂锅，加入清水煮成稀薄粥。

【用法】日服2次，温热服食。

【功用】温中，散寒止痛。适用于寒凝型牙痛、受寒感冒、脾胃虚寒及腹痛泄泻等症。

4. 生姜粥组方四

【配方】粳米50克，生姜5片，连须葱数根，米醋适量。

【制作】生姜捣烂与米同煮，粥将熟加葱、醋，佐餐服食。

【功用】祛风散寒。适用于太阳经腧不利型颈椎病。

5. 生姜乌梅茶（《世医得效方》）

【配方】生姜10克洗净，切丝，乌梅肉30克，用剪刀剪碎，绿茶5克。

【制作】共放保温杯中，以沸水冲泡，盖上盖子温浸半小时，再加入适量红糖。

【用法】趁热顿服，每日3次。

【功用】适用于细菌性痢疾和阿米巴痢疾。

6. 姜汁蛋花汤（《济阴纲目》）

【配方】鸭蛋1枚，姜汁1汤匙，盐适量。

【制作】现将鸭蛋打入碗中搅拌均匀，再加姜汁搅匀，以沸水冲成蛋花汤，加精盐少许调味即可。

【用法】每日1次，于餐时顿服。

【功用】养阴润燥，和胃降逆。适用于肺胃阴伤，气逆于上的干咳少痰、口燥咽干、呃逆呕吐、食欲不振等。亦可用于秋季上呼吸道感染见干咳者、药物性胃肠功能紊乱、早孕反应等。

四、食用禁忌

阴虚内热及实热症禁服。治疗感冒时，以服后卧被取汗为佳；风热感冒不建议选用。

白芷○

Bai zhi

白芷来源于伞形科植物白芷 *Angelica dahurica*（Fisch. ex Hoffm.）Benth. et Hook. f. 或杭白芷 *Angelica dahurica*（Fisch. ex Hoffm.）Benth. et Hook. f. var. *formosana*（Boiss.）Shan et Yuan 的干燥根。

夏、秋间叶黄时采挖，除去须根和泥沙，晒干或低温干燥。

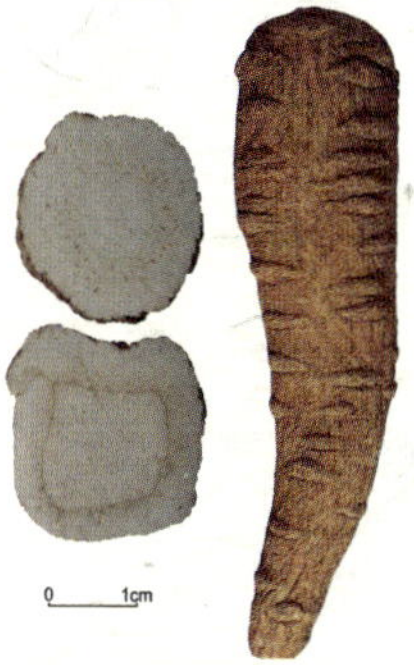

图1-5 白芷

一、典籍记载

《神农本草经》："主女人漏下赤白，血闭阴肿，寒热，风头（头风）侵目泪出，长肌肤，润泽。"

《名医别录》："疗风邪久渴，呕吐，两胁满，风痛头眩，目痒。"

《药性论》："治心腹血刺痛，除风邪，主女人血崩及呕逆，明目、止泪出，疗妇人沥血、腰腹痛；能蚀脓。"

《日华子诸家本草》："治目赤胬肉，及补胎漏滑落，破宿血，补新血，乳痈，发背，瘰疬，肠风，痔瘘，排脓，疮痍，疥癣，止痛生肌，去面皯疵瘢。"

《滇南本草》："祛皮肤游走之风，止胃冷腹痛寒痛，周身寒湿疼痛。"

《本草纲目》："治鼻渊、鼻衄、齿痛、眉棱骨痛，大肠风秘，小便出血，妇人血风眩运，翻胃吐食；解砒毒，蛇伤，刀箭金疮。"

二、识别要点

（1）呈圆锥形或类圆形厚片。

（2）表面散生横向突起的疙瘩。

（3）饮片切面灰白色，有棕色环纹，环外有多数棕色油点。

（4）气芳香，味辛，微苦。

传统经验认为，条粗壮，体重，香气浓者为佳。（见图1-5）

三、食用指南

中医学认为，白芷性味辛、微苦，温；归肺、胃经。具有解表散寒，除风止痛，宣通鼻窍，燥湿止带，消肿排脓的功效，对于感冒头痛、眉棱骨痛、鼻塞流涕、鼻鼽鼻渊、牙痛、带下、疮疡肿痛等症有较好疗效。

1. 白芷炖燕窝

【配方】白芷9克，燕窝9克，冰糖适量。

【制作】将白芷、燕窝隔水炖至极烂，过滤去渣。加冰糖适量调味后再炖片刻即成。

【用法】每日1~2次。

【功用】补肺养阴，止咳止血。

2. 白芷川芎茶

【配方】白芷3克，川芎3克，茶叶3克。

【制作】将以上三味研末，热水冲泡。

【用法】每日1~2次。

【功用】祛风止痛。适用于诸风上攻、头目昏重、偏正头痛、鼻塞身重等状。

3. 薄荷苍夷白芷茶

【配方】薄荷6克，苍耳子12克，辛夷6克，白芷6克，葱白3根，茶叶2克。

【制作】上述诸药共入锅中，水煎去渣取汁即成。

【用法】代茶饮用。

【功用】疏风通窍。适用于鼻炎、鼻窦炎等病症。

四、食用禁忌

阴虚血热者忌服。

《本草经集注》："当归为之使。恶旋覆花。"

《神农本草经疏》："呕吐因于火者禁用。漏下赤白阴虚火炽血热所致者勿用。痈疽已溃，宜渐减去。"

发散风热药

薄荷 Bo he

薄荷来源于唇形科植物薄荷 *Mentha haplocalyx* Briq. 的干燥地上部分。

夏、秋二季茎叶茂盛或花开至三轮时，选晴天，分次采割，晒干或阴干。

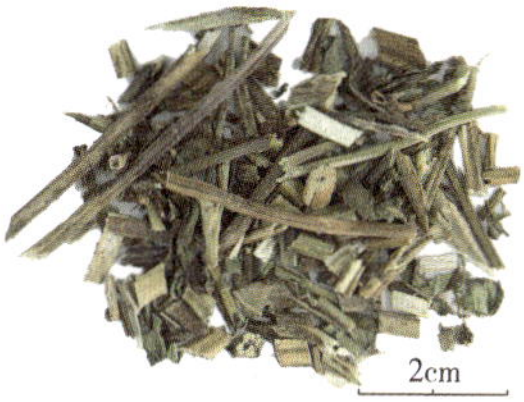

图1-6 薄荷

一、典籍记载

《新修本草》将之列于菜部，称"亦堪生食"。

《千金食治》："却肾气，令人口气香洁。主辟邪毒，除劳弊。"

《本草纲目》认为，薄荷味辛，性凉，无毒。长期做菜生吃或熟食，能祛邪毒，除劳气，解困乏，使人口气香洁。还可治痰多及各种伤风。此外，煎汤洗可治膝疮，榨汁服可去风热及口齿诸病，捣成汁含服去舌苔苦涩；用叶塞鼻，止出血；还可治蜂螫蛇伤。

二、识别要点

（1）茎方柱形；表面紫棕色或淡绿色，棱角处具茸毛；断面中空。

（2）叶对生，有短柄；叶片完整者展平后呈宽披针形、长椭圆形或卵形；上表面深绿色，下表面灰绿色，稀被茸毛，有凹点。

（3）轮伞花序腋生，花萼钟状，先端5齿裂，花冠淡紫色。

（4）揉搓后有特异清凉香气，味辛凉。

传统经验认为，叶多，色深绿，气味浓者为佳。（见图1–6）

三、食用指南

中医学认为，薄荷性味辛，凉；归肺、肝经。具有宣散风热，清头目，透疹的功效。对风热感冒、风温初起、头痛、目赤、喉痹、口疮、风疹、麻疹、胸胁胀闷有一定疗效。

1. 薄荷绿茶

【配方】薄荷5克，绿茶3克。

【制作】同放入茶杯，用沸水冲泡，盖上盖子闷3~5分钟即可饮用。

【用法】代茶饮用。

【功用】健脾开胃，醒脑提神，清新口气，消除腹胀。

与此相似的还有：

薄荷菊花茶　薄荷5克，菊花5克，放入沸水杯中，加盖冲泡5~10分钟即可。有清热解毒，醒脑提神，缓解疲劳的作用。

薄荷茶　鲜薄荷5克，沸水加盖冲泡饮用，有清凉感，是清热利尿的良药，亦适用于肥胖者。

2. 薄荷粥

【配方】鲜薄荷30克或干品15克，粳米150克，冰糖适量。

【制作】先将薄荷放入一升清水，中火煎成半升，去薄荷取汁；再用粳米煮粥，待粥将成时，加入薄荷汁及少许冰糖，煮沸即成。

【用法】温热顿服，每日1~2次。

【功用】疏风散热，清新怡神，增强食欲，帮助消化。

3. 薄荷糕

【配方】薄荷15克，糯米、绿豆各500克，白糖25克，桂花少许。

【制作】先将糯米焖熟晾凉；绿豆煮至烂熟，再加入切碎的薄荷叶、白糖和桂花做成馅；用糯米饭包馅，用木槌压扁即可。

【用法】每日1~2次。

【功用】此糕清凉，有疏风散热、清咽利喉之效。

4. 薄荷酒

【配方】薄荷油10克，黄酒、米酒各50毫升。

【用法】三者混匀，早、晚空腹饮用。

【功用】清凉，抗疲劳。

四、食用禁忌

阴虚血燥，肝阳偏亢，表虚汗多者忌服。

《药性论》："新病瘥人勿食，令人虚汗不止。"

《本经逢原》："多服久服，令人虚冷；阴虚发热，咳嗽自汗者勿施。"

《本草从新》："辛香伐气，多服损肺伤心，虚者远之。"

桑叶 Sang ye

桑叶来源于桑科植物桑 *Morus alba* L. 的干燥叶。

初霜后采收，除去杂质，晒干。

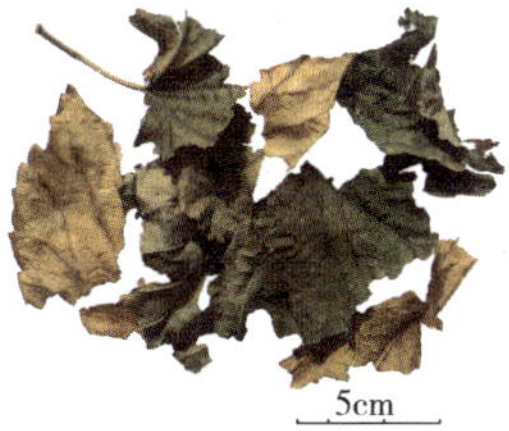

图1-7 桑叶

一、典籍记载

《本经逢原》："桑叶清肺胃，去风明目。取经霜者煎汤，洗风眼下泪。同黑芝麻蜜丸久服，须发不白，不老延年。”

《本草纲目》：“治劳热咳嗽，明目，长发。”

《本草图经》：“煮汤淋渫手足，去风痹。”

《本草蒙筌》：“煮汤，洗眼去风泪，消水肿脚浮，下气，利关节。”

《丹溪心法》：“焙干为末，空心米饮调服，止盗汗。”

二、识别要点

（1）完整叶有柄，叶片展平后呈卵形或宽卵形。先端渐尖，基部截形、圆形或心形，边缘有锯齿或钝锯齿，有的不规则分裂。

（2）上表面黄绿色或浅黄棕色，有的有小疣状突起；下表面叶脉突出，小脉网状，脉上被疏毛，脉基具簇毛。

（3）质脆，气微，味淡、微苦涩。

传统经验认为，叶片完整，大而厚，色黄绿，质扎手者为佳。（见图1–7）

三、食用指南

中医学认为，桑叶性味甘、苦，寒；归肺、肝经。具有疏散风热，润肺止咳，平抑肝阳，清肝明目等功效。对风热感冒、肺热燥咳、头晕头痛、目赤昏花有一定疗效。

1. 桑叶凉茶

【配方】桑叶2片，柠檬1片，蜂蜜5毫升，绿茶适量。

【制作】取250毫升开水泡茶，晾凉，滤去茶叶备用，桑叶洗净，放入锅中，煮沸晾凉，将桑叶水倒入茶叶水中，加蜂蜜、柠檬片，搅拌均匀后加冰饮用。

【用法】代茶饮用。

【功用】提神润肤，营养健身。

与此相似的还有：

桑叶茶　桑叶干品5克。将桑叶撕成碎片，放入茶袋中。再用热开水冲泡后即可饮用。此茶具有减肥、美容、降血糖的作用。

2. 桑叶粥

【配方】桑叶10克，大米100克，白糖适量。

【制作】将桑叶择净，放入锅中，加清水适量，滤渣取汁，加大米煮粥，待熟时调入白糖，再煮一二沸即可。

【用法】温热顿服，每日1~2次。

【功用】疏风清热，清肝明目，清肺润燥。适用于外感风热、发热、头痛、咳嗽、咽喉干痛、目赤肿痛、羞明多泪等。

3. 桑叶黄豆粥

【配方】冬桑叶12克，黄豆30克，大米50克。

【制作】将冬桑叶洗干净，将黄豆浸泡30分钟。将冬桑叶、黄豆连同大米一起放入锅中，加入适量的清水煲成粥即可。

【用法】温热顿服，每日1~2次。

【功用】疏风清热。适用于过敏性鼻炎流黄稠涕、口干者。

四、食用禁忌

脾胃虚寒者慎用，月经期间不宜用。

菊花 ○

Ju hua

菊花来源于菊科植物菊 *Chrysanthemum morifolium* Ramat. 的干燥头状花序。

9~11月花盛开时分批采收，阴干、焙干或熏、蒸后晒干。

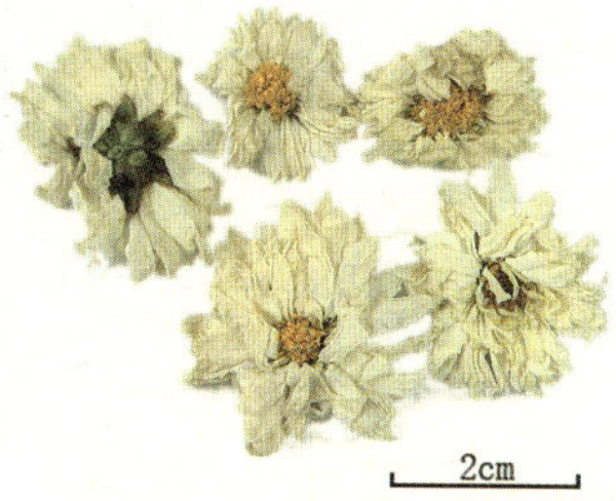

图1-8　菊花

一、典籍记载

《神农本草经》认为，白菊花茶能“主诸风头眩，肿痛，目欲脱，皮肤死肌，恶风湿痹，久服利血气，轻身耐老延年”。

《本草纲目》中对菊花茶的药效也有详细的记载：“性甘，微寒，具有散风热，平肝明目之功效。”

二、识别要点

（1）呈倒圆锥形、圆筒形或扁球形，有时稍压扁呈扇形，直径1.5~4厘米。

（2）总苞碟状，总苞片3~4层，卵形或椭圆形，黄绿色或褐绿色。

（3）花托半球形，外围为舌状花数层，类白色至黄色；管状花多数，位于中央，黄色。

（4）气清香，味甘、微苦。

传统经验以花朵完整不散，颜色新鲜，气清香，少梗叶者为佳。（见图1–8）

三、食用指南

中医学认为，菊花性味辛、甘、苦，微寒；归肺、肝经。具有疏散风热，平肝明目，清热解毒等功效。对风热感冒、头痛眩晕、目赤肿痛、疮痈肿毒有一定疗效。

1. 决明子菊花粥

【配方】糯米或大米、决明子、菊花、冰糖各适量。

【制作】先将决明子和菊花煎汁，再用汁煮粥，根据口味放入适量冰糖。

【用法】温热顿服，每日1~2次。

【功用】清热明目，排毒养颜，润燥。

2. 薄荷菊花茶

【配方】薄荷5克，菊花5克。

【制作】放入沸水杯中，加盖冲泡5~10分钟即可。

【用法】代茶饮用。

【功用】清热解毒，醒脑提神，缓解疲劳。对眩晕、头痛、耳鸣有防治作用。

与此相似的还有：

菊花茶　将10克菊花沸水冲泡，代茶饮用。此茶可疏风清热，平肝明目，对眩晕、头痛、耳鸣有防治作用。

3. 枸杞子菊花酒

【配方】枸杞子500克，麦冬100克，菊花20克，酒曲250克，糯米7.5公斤。

【制作】将以上原料煮烂，连汁和酒曲、糯米如常法酿酒。

【用法】每次饭前饮1~2小杯，每日早、晚各1次。

【功用】此酒可用来治疗虚劳精损、阳痿遗精、肾虚消渴、腰背疼痛、足膝酸软、头晕目暗、视物模糊、迎风流泪、肺燥咳嗽。

四、食用禁忌

脾胃虚寒者不宜用。

葛根 ○　Ge gen

葛根来源于豆科植物野葛 *Pueraria lobata*（Willd.）Ohwi 的干燥根。

秋、冬二季采挖，趁鲜切厚片或小块，干燥。

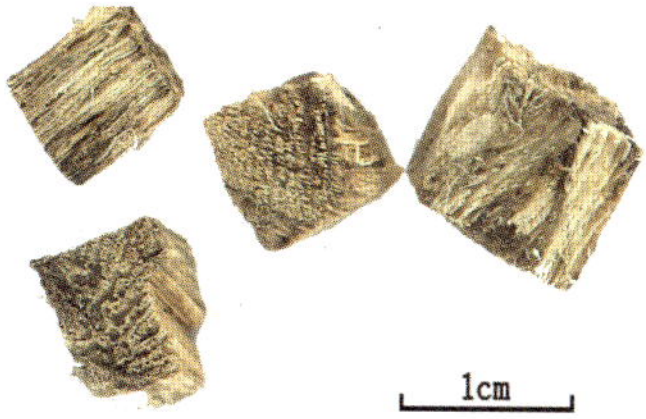

图1-9　葛根

一、典籍记载

《本草纲目》载："葛根，性凉，气平，味甘，具清热，降火，排毒诸功效。"

《食疗本草》记载："葛根蒸食之，消酒毒。"

《唐本草》："末服之，主猘狗啮，并饮其汁良。"

二、识别要点

（1）为纵切的长方形厚片或边长为5~12毫米的方块。

（2）切面浅黄棕色至棕黄色。质韧，纤维性强。

（3）气微，味微甜。

传统经验认为，块大，质坚实，粉性足，纤维少者为佳。（见图1–9）

三、食用指南

中医学认为，葛根性味甘、辛，凉；归脾、胃经。具有解肌退热，生津止渴，透疹，升阳止泻，通经活络，解酒毒等功效。对外感发热头痛、项背强痛、口渴、消渴、麻疹不透、热痢、泄泻、眩晕头痛、中风偏瘫、胸痹心痛、酒毒伤中有一定疗效。

1. 桂花葛粉羹

【配方】葛粉50克，桂花糖5克。

【制作】将葛粉先用凉开水适量调匀，然后用沸水冲化成晶莹透明状，加入桂花糖调拌匀即成。

【用法】温热顿服，每日1~2次。

【功用】解肌发表，清热生津。适用于发热、心烦、口渴、口舌溃疡等病症。

2. 葛根粉粥（《食医心鉴》）

【配方】葛根粉30克，粳米60克。

【制作】将粳米洗净放入锅内，加水适量，武火烧沸，文火煮至半熟，加入葛根粉，煮熟即成。

【用法】温热顿服，每日1~2次。

【功用】清热生津。适用于高血压、冠心病、糖尿病等患者，也可用于中老年人日常保健。

3. 葛根山楂炖牛肉

【配方】葛根100克，山楂5克，牛肉100克，白萝卜200克，姜5克，料酒、盐各适量。

【制作】葛根、山楂洗净切片；牛肉、白萝卜洗净，切3厘米见方的块；姜拍松。把葛根、山楂、牛肉、白萝卜、姜放入炖锅内，加入调味品，加水800毫升，用武火烧沸，文火炖1小时即成。

【用法】温热随餐服，每日1次。

【功用】养脾胃，清肺热。

4. 葛根解酒汁（《肘后备急方》）

【配方】鲜葛根汁300毫升或干葛根300克。

【制作】无鲜葛根，可将干葛根切片，放到砂锅中，煎煮1小时，滤渣取汁备用。

【用法】取汁一次饮完。

【功用】清热生津，除烦止渴，解酒醒神。适用于酒精中毒、高血压、糖尿病等，也可用于中老年人的日常保健。

5. 粉葛薏米绿豆汤

【配方】粉葛500克，薏米50克，绿豆50克，猪扇骨500克，蜜枣2粒，姜2片，盐适量。

【制作】先将薏米和绿豆洗净，提前浸泡1~2小时；猪扇骨斩块洗净，氽水捞起；粉葛去皮洗净，切厚块；将8碗水倒入砂锅内烧开，放入所有材料大火煮沸，改小火煲一个半小时，加盐调味即成。

【功用】清热泻火，生津解渴。可防治暗疮、血热皮肤病，亦适用于高血压、糖尿病、胃肠有热患者。

四、食用禁忌

脾胃虚寒者慎用。

张元素："不可多服，恐损胃气。"

《本草正》："其性凉，易于动呕，胃寒者所当慎用。"

《本草从新》："夏日表虚汗多尤忌。"

牛蒡子 Niu bang zi

牛蒡子来源于菊科植物牛蒡 *Arctium lappa* L.的干燥成熟果实。秋季果实成熟时采收果序，晒干，打下果实，除去杂质，再晒干。

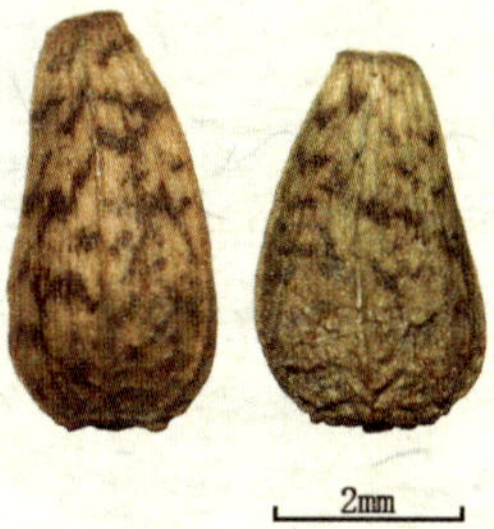

图1-10 牛蒡子

一、典籍记载

《经验方》治风热闭塞咽喉，遍身浮肿："牛蒡子一合，半生半熟，杵为末，热酒调下一钱匕。"

《延年方》治风龋牙痛："牛蒡子炒，煎水含漱吐之。"

《袖珍方》治吹乳："鼠粘子加射干，酒吞下。"

二、识别要点

（1）呈长倒卵形，略扁，微弯曲，长5~7毫米，宽2~3毫米。

（2）表面灰褐色，带紫黑色斑点，有数条纵棱，通常中间1~2条较明显；顶端稍宽，有圆环，基部略窄。

（3）果皮较硬，子叶2，淡黄白色，富油性。

（4）气微，味苦后微辛而稍麻舌。

传统经验认为，粒大，饱满，身干，杂质少，色灰褐者为佳。（见图1-10）

三、食用指南

中医学认为，牛蒡子性味辛、苦，寒；归肺、胃经。具有疏散风热，宣肺透疹，解毒利咽等功效。对风热感冒、咳嗽痰多、麻疹、风疹、咽喉肿痛、痄腮、丹毒、痈肿疮毒有一定疗效。

1. 牛蒡子桔梗茶

【配方】蝉衣、生甘草各3克，牛蒡子9克，桔梗5克。

【制作】按原方用量比例，共为粗末，置保温瓶中，以沸水冲泡，盖闷15分钟。

【用法】代茶频饮。每日1剂。

【功用】疏散风热，止咳开喑。适用于风热感冒、咳嗽失音、咽喉疼痛。

2. 连翘牛蒡子茶

【配方】连翘6克，牛蒡子5克，绿茶1克。

【制作】上三味研末，以沸水冲泡。

【用法】不拘时当茶温饮。每日1剂。若煎，则不宜煎沸过长。

【功用】清热解毒，祛风透疹。适用于风疹、麻疹属风热证者。

四、食用禁忌

气虚色白，大便自利或泄泻者，慎勿服之。

升麻 Sheng ma

升麻来源于毛茛科植物大三叶升麻 *Cimicifuga heracleifolia* Kom. 兴安升麻 *Cimicifuga dahurica*（Turcz.）Maxim. 或升麻 *Cimicifuga foetida* L. 的干燥根茎。

秋季采挖，除去泥沙，晒至须根干时，燎去或除去须根，晒干。

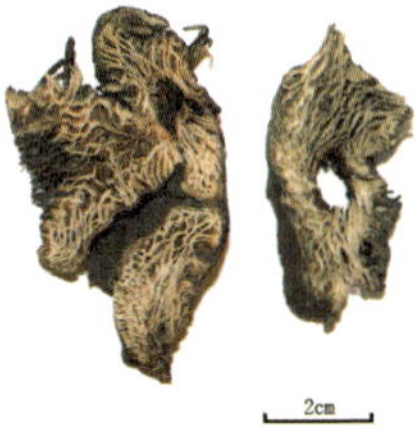

图1-11 升麻

一、典籍记载

《滇南本草》治小儿痘、痧疹，发热头痛，伤风咳嗽，乳蛾痄腮："升麻五分，前胡八分，甘葛五分，黄芩一钱，栀子八分，炒牛蒡子一钱，甘草三分，桔梗五分，薄荷五分，川芎一钱。引用灯心煎服。"

《医方集解》治雷头风，头面疙瘩肿痛，憎寒壮热，状如伤寒："升麻、苍术各五钱，荷叶一枚。煎服。"

《仁斋直指方论》治胃热齿痛："升麻煎汤，热漱咽之。"

《备急千金要方》治热痹瘙痒："升麻煎汤饮，并洗之。"

二、识别要点

（1）为不规则的长块状或结节状，多分枝。

（2）表面黑褐色或棕褐色，上面有数个圆形、空洞状的茎基痕，洞内壁显网状沟纹，下面凹凸不平，具须根痕。

（3）体轻，质坚硬，断面不平坦，有裂隙，纤维性，黄绿色或淡黄白色。

（4）气微，味微苦而涩。

传统经验认为，个大，质坚，外皮黑褐色，断面黄绿色，无须根者为佳。（见图1-11）

三、食用指南

中医学认为，升麻性味辛、微甘，微寒；归肺、脾、胃、大肠经。具有发表透疹，清热解毒，升举阳气等功效。对风热头痛、齿痛、口疮、咽喉肿痛、麻疹不透、阳毒发斑、脱肛、子宫脱垂有一定疗效。

1. 升麻芝麻炖猪大肠

【配方】猪大肠600克，升麻15克，黑芝麻100克，大葱10克，姜8克，盐2克，黄酒5克。

【制作】先将升麻、黑芝麻装入洗净之猪大肠内，两头扎紧。然后放入砂锅内，加葱段、姜片、盐、黄酒、清水各适量，文火炖3小时，至猪大肠熟透。

【用法】随餐食用，每日1剂。

【功用】升提中气，补虚润肠。适用于子宫脱垂及便秘等症。

2. 人参升麻粥

【配方】人参8克，升麻3克，粳米30克。

【制作】人参、升麻水煎取汁，然后粳米洗净，沥干，放入药汁中煮为粥。

【用法】温热顿服，每日1剂，连服1周。

【功用】补气摄血，升阳举陷。

3. 升麻茶（《医方集解》）

【配方】升麻18克，生地15克，雨前茶12克，黄芩、黄连各3克。

【制作】水煎煮或用沸水冲泡。

【用法】代茶饮用。

【功用】治偏正头疼。

四、食用禁忌

上盛下虚，咯血、鼻衄、咳嗽多痰、阴虚火旺及麻疹已透者忌服。

木贼 Mu zei

木贼来源于木贼科植物木贼 *Equisetum hyemale* L. 的干燥地上部分。

夏、秋二季采割，除去杂质，晒干或阴干。

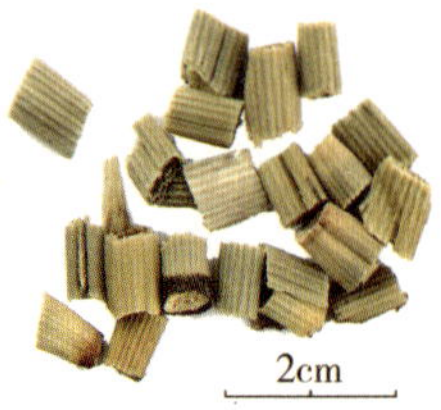

图1-12 木贼

一、典籍记载

《方脉正宗》治目障昏矇多泪："木贼草（去节）一两，为末，和羊肝捣为丸，早、晚各食后服二钱，白汤下。"

《太平圣惠方》治风寒湿邪，欲发汗者："木贼草（去节）一两，生姜、葱白各五钱。水煎热饮，即汗。"也治血痢不止："木贼五钱，水煎温服。一日一服。"也治月水不断："木贼（炒）三钱，水一盏煎七分，温服。日一服。"

《三因方》治脱肛历年不愈："木贼不以多少，烧存性，为末，掺肛门上，按之。"

二、识别要点

（1）呈长管状，不分枝，直径0.2~0.7厘米。

（2）表面灰绿色或黄绿色，有纵棱，棱上有多数细小光亮的疣状突起；节上着生筒状鳞叶，叶鞘基部和鞘齿黑棕色，中部淡棕黄色。

（3）体轻，质脆，断面中空，周边有多数圆形的小空腔，排列成环。

（4）气微，味甘、淡、微涩，嚼之有沙粒感。

传统经验认为，色绿，不脱节者为佳。（见图1-12）

三、食用指南

中医学认为，木贼性味甘、苦，平；归肺、肝经。具有疏散风热，明目退翳等功效。对风热目赤、迎风流泪、目生云翳有一定疗效。

1. 木贼苦瓜汤

【配方】木贼草15克，苦瓜一个。

【制作】先把苦瓜洗干净剖开去瓤，切块。连同木贼草，放进砂锅里，再注入清水4碗，慢火煎成2碗，去渣服用。

【用法】温服，早晨和晚上各喝一回，以3日为1个疗程。

【功用】可以治红眼病，通常1个疗程即可康复。

2. 木贼香附饮

【配方】木贼30克，香附子30克，大青叶18克，桃仁10克，红花5克，红糖30克。

【制作】把药洗净，放进砂锅里，加适量的水。旺火烧沸，文火煎煮25分钟，停火，过滤汁液，加入红糖搅匀即成。

【用法】每天2次，每次饮150克。

【功用】祛湿，散瘀，消肿，止痒。

3. 木贼草苍术散

【配方】去节木贼草，苍术（淘米水泡过）各30克。

【用法】共研成细粉末，每回取6克，以茶送服，每天2次。

【功用】用于眼睛昏花。

四、食用禁忌

气血虚者慎服。

淡豆豉 Dan dou chi

淡豆豉为豆科植物大豆 *Glycine max* (L.) Merr. 的成熟种子的发酵加工品。

取桑叶、青蒿各70~100克，加水煎煮，滤过，煎液拌入净大豆1000克中，俟吸尽后，蒸透，取出，稍凉，再置容器内，用煎过的桑叶、青蒿渣覆盖，闷使发酵至黄衣上遍时，取出，除去药渣，洗净，置容器内再闷15~20天，至发酵充分、香气溢出时，取出，略蒸，干燥，即得。

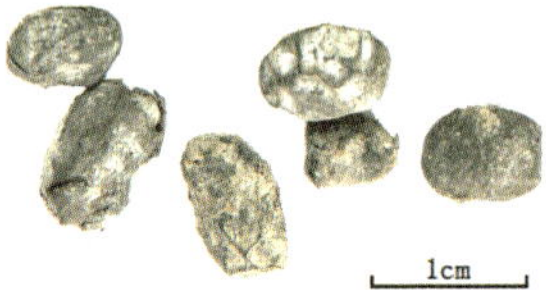

图1-13 淡豆豉

一、典籍记载

《药性论》："主下血痢如刺者，治时疾热病发汗，又寒热风，胸中生疮者。"

《食疗本草》："能治久盗汗。"

二、识别要点

（1）呈椭圆形，略扁，长0.6~1厘米，直径0.5~0.7厘米。

（2）表面黑色，皱缩不平。质柔软，断面棕黑色。

（3）气香，味微甘。

传统经验认为，以色黑，质柔，气香者为佳。（见图1-13）

三、食用指南

中医学认为，淡豆豉性味甘、淡，寒；归肺、胃经。具有解表，除烦，宣郁，解毒之功效。对感冒、寒热头痛、烦躁胸闷、虚烦不眠有一定疗效。

1. 淡豆豉蒸鲫鱼

【配方】鲫鱼200克，淡豆豉30克，白糖30克，料酒适量。

【制作】将鲫鱼去鳞及内脏洗净，放入蒸盘内，在鲫鱼上洒上淡豆豉、白糖、料酒，蒸20分钟即成。

【用法】随餐食用，每天1次。

【功用】清热解毒，利湿消肿。

2. 豆豉茶

【配方】淡豆豉10克，薄荷3克。

【制作】将淡豆豉洗净，打碎，与薄荷一起放入茶杯，沸水冲泡。

【用法】代茶饮用。

【功用】疏散风热，解表除烦。适用于风热感冒患者，症见发热、恶寒、头痛、鼻塞、咽痛、口渴、身不汗出，或微汗出、舌红、脉数。风寒感冒者不宜服用。

3. 淡豆豉葱白煲豆腐

【配方】淡豆豉12克，豆腐2~4块，生姜1~2片，葱白15克。

【制作】将豆腐放入锅中，用油略煎，放入淡豆豉，加150毫升清水，煎取80~90毫升，放入生姜、葱白，煮沸后取出即可。

【用法】每日1剂，服后盖上被子，微出汗。可连续服1~3日。

【功用】发散风寒，清咽止咳。适用于外感风寒患者，症见鼻塞、打喷嚏、流清涕、咽痒咳嗽等。

4. 葱豉黄酒汤

【配方】淡豆豉15克，连须葱白30克，黄酒50克。

【制作】将淡豆豉加适量水煎10分钟，再放入连须葱白煎煮5分钟，滤出煎液，加入黄酒，趁热服用。

【功用】解表散寒。适用于风寒型感冒患者。

四、食用禁忌

胃虚易泛恶者慎服。

《神农本草经疏》："凡伤寒传入阴经与夫直中三阴者，皆不宜用。热结胸中，烦闷不安者，此欲成结胸，法当下，不宜复用汗吐之药，并宜忌之。"

第二章 清热药

清热泻火药

- 栀子
- 知母
- 芦根
- 淡竹叶
- 决明子

清热解毒药

- 金银花
- 蒲公英
- 野菊花
- 鱼腥草
- 土茯苓

清热凉血药

- 生地黄
- 牡丹皮
- 赤芍
- 玄参

清退虚热药

- 地骨皮

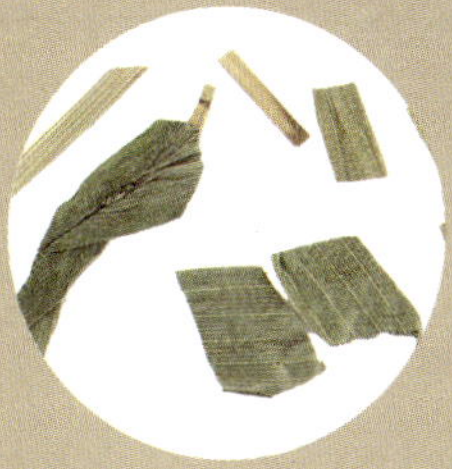

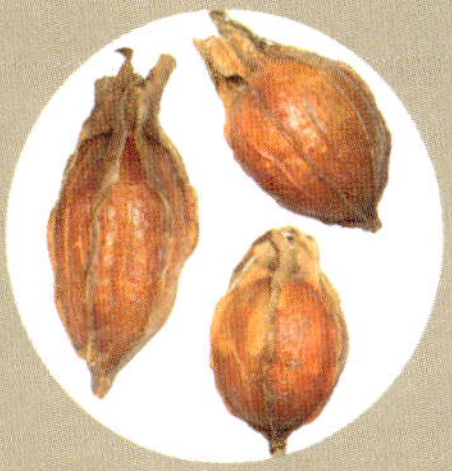

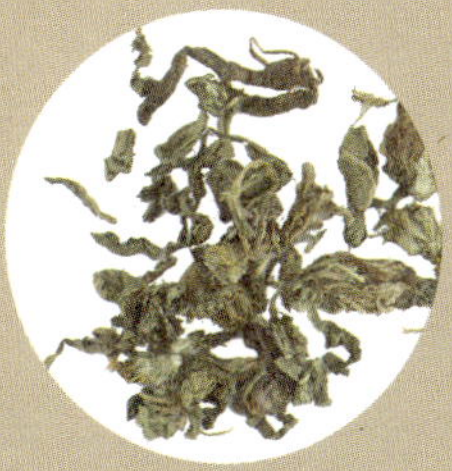

清热泻火药

栀子 Zhi zi

栀子来源于茜草科植物栀子 *Gardenia jasminoides* Ellis 的干燥成熟果实。

9~11 月果实成熟呈红黄色时采收，除去果梗及杂质，蒸至上汽或置沸水中略烫，取出，干燥。

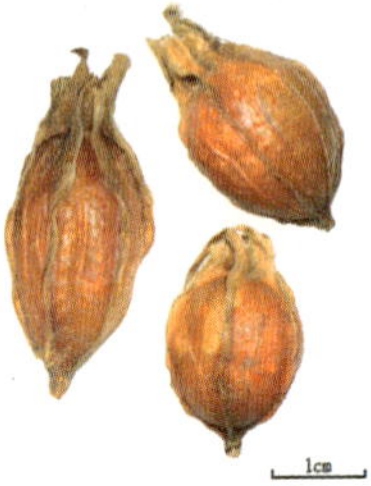

图2-1　栀子

一、典籍记载

《神农本草经》记载："主五内邪气，胃中热气，面赤，酒疱皶鼻，白癞，赤癞，疮疡。"

《医学启源》曰："疗心经客热，除烦躁，去上焦虚热，治风。"

《本草品汇精要》记载："主散郁调血，宽胸膈，久服滋下元，悦颜色。"

朱震亨："泻三焦火，清胃脘血，治热厥心痛，解热郁，行结气。"

二、识别要点

（1）呈长卵圆形或椭圆形。

（2）表面红黄色或棕红色，具 6条翅状纵棱；顶端残存萼片；果皮薄而脆。

（3）种子多数，扁卵圆形，集结成团，深红色或红黄色。

传统经验认为，果实完整，种子饱满者为佳。（见图2-1）

三、食用指南

中医学认为，栀子性味苦，寒；归心、肝、肺、胃经。具有清热，泻火，凉血的功效。对热病虚烦不眠、黄疸、淋病、消渴、目赤、咽痛、吐血、衄血、血痢、尿血、热毒疮疡、扭伤肿痛有一定作用。

1. 杏仁栀子鸡蛋糊

【配方】栀子5克，杏仁20克，胡椒5粒，鸡蛋1只，糯米15克。

【制作】将杏仁、栀子、胡椒、糯米全部捣烂后，加入鸡蛋调和成糊状。

【用法】每晚睡前敷于足心。

【功用】适用于高血压患者。

2. 栀子粥

【配方】山栀30克，田基黄30克，鸡骨草30克，粳米50克。

【制作】拣去杂质先煎，煎好后取汁。粳米入药汁内煮粥。

【功用】清热利湿退黄。用于湿热黄疸，症见发热、身目黄如橘、小便不利、不思饮食者。

3. 栀子仁粥（《养生食鉴》）

【配方】栀子仁 6 克（研为细末），粳米100克。

【制作】粳米淘洗干净，煮为稀粥。将熟后，调入栀子仁粉末，稍煮即可。

【用法】空腹食用。

【功用】清热解毒。适用于痈疮热毒内攻，症见高热、烦渴、神昏、谵语、湿热型慢性胆囊炎等。亦治目赤肿痛。

4. 山栀根炖肉

【配方】山栀根30~60克，瘦猪肉50~100克。

【制作】山栀根洗净切碎，煎后去渣取汁，入猪肉炖熟后食用。

【功用】治疗黄疸。

四、食用禁忌

脾虚便溏者忌服。

《本草汇言》："吐血衄血，非阳火暴发者忌之。"

《得配本草》："邪在表，虚火上升，二者禁用。"

知母 Zhi mu

知母来源于百合科植物知母 *Anemarrhena asphodeloides* Bge. 的干燥根茎。

春、秋二季采挖，除去须根及泥沙，晒干；或除去外皮，晒干。

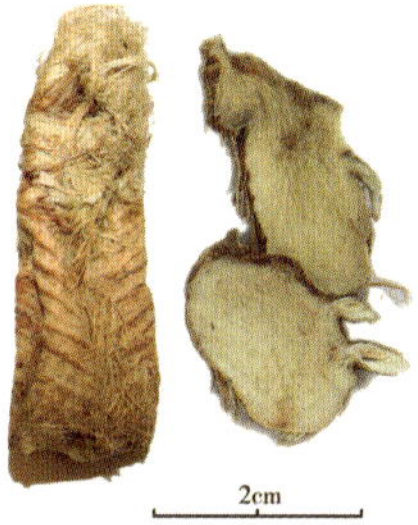

图2-2 知母

一、典籍记载

《本草纲目》记载："知母之辛苦寒凉，下则润肾燥而滋阴，上则清肺金泻火，乃二经气分药也。"

《神农本草经》记载："主消渴热中，除邪气肢体浮肿，下水，补不足，益气。"

《日华子诸家本草》中记载："通小肠，消痰止嗽，润心肺，补虚乏，安心止惊悸。"

《本草正义》记载："知母寒润，止治实火，泻肺以泄壅热，肺痈燥咳宜之，而虚热咳嗽大忌。清胃以救津液，消中瘅热宜之，而脾气不旺亦忌。"

《本草新编》记载："知母，味苦、辛，气大寒，沉而降，阴也，无毒。入足少阴、阳明，又入手太阴。最善泻胃、肾二经之火，解渴止热，亦治久疟。此物只可暂用，而不可久服。”

《神农本草经》记载：“主五内邪气，胃中热气，面赤，酒疱皶鼻，白癞，赤癞，疮疡。”

《医学启源》曰：“疗心经客热，除烦躁，去上焦虚热，治风。”

《本草品汇精要》记载：“主散郁调血，宽胸膈，久服滋下元，悦颜色。”

二、识别要点

（1）呈扁长条状，饮片呈不规则类圆形的厚片。

（2）表面黄棕色至棕色，可见黄棕色叶基纤维和凹陷或突起的点状根痕。

（3）质硬，易折断，断面黄白色至黄色，内皮层环明显，木部有多数散在的筋脉小点。

（4）气微，味微甜、略苦，嚼之带黏性。

传统经验认为，条粗，质坚实，断面黄白色者为佳。（见图2-2）

三、食用指南

中医学认为，知母性味苦，寒；归肺、胃、肾经。具有清热泻火，滋阴润燥的功效。对于热病烦渴、肺热燥咳、骨蒸潮热、内热消渴、肠燥便秘有一定的功效。

1. 百合知母茶

【配方】百合6克，知母3克，花茶2克。

【制作】将百合与知母一同放入锅中，加适量清水煎煮30分钟，去渣取汁，用药汁泡花茶饮用。

【功用】润肺清心，安神。适用于阴虚内热所致失眠、心悸、头晕、午后低热、手足出汗、面潮红、肺痨咳嗽等。

2. 银花知母粥

【配方】金银花9克，知母15克，生石膏30克，粳米60克。

【制作】将金银花、知母、生石膏加适量水煮20~30分钟，去渣取汁，再与粳米一起煮成粥。

【用法】每日服1次，7天为一个疗程。

【功用】适用于各期酒渣鼻。

3. 知母炖鹌鹑

【配方】知母10克，薏米30克，鹌鹑1~2只，生姜3片，盐适量。

【制作】将知母、薏米加水浸泡，鹌鹑宰洗净，去爪、肠杂。将鹌鹑与知母、薏米、生姜一起放入炖盅，加入冷开水4~5碗，加盖隔水炖2个半小时，加盐调味即可。

【功用】适用于风湿热痹、关节红肿疼痛的患者。

4. 牡蛎知母莲子汤

【配方】生牡蛎20克，知母6克，莲子30克，白糖1匙。

【制作】将生牡蛎、知母倒入小砂锅内，加冷水1碗半。将砂锅置于火上，用小火煎半小时，去渣取汁。莲子洗净，用热水半碗浸泡1小时，将药汁、莲子连同浸液一起倒入砂锅内，小火炖煮1小时，加白糖1匙，再炖煮1小时，至莲子酥烂，离火即可。

【功用】健脾安神，潜阳固精。适用于相火旺的梦遗、高血压。

5. 芍药知母红糖粥

【配方】芍药、桂心、防风各10克，知母、麻黄各6克，制附子8克，甘草3克，粳米150克，红糖适量。

【制作】将所有药材一起放入锅内，加入适量清水熬煮成粥即可。

【功用】祛风除湿，止痛。适用于四肢关节疼痛、脚肿、头晕气短等症。

6. 知母绿豆冬瓜汤

【配方】冬瓜200克，绿豆60克，知母15克，香油、味精、盐各适量。

【制作】将绿豆、冬瓜、知母分别洗净，冬瓜去皮切小块，知母沥干备用，将所有材料放入砂锅里，加适量清水，大火煮沸，小火炖半小时，然后加盐、味精调味，淋上香油即可。

【功用】清热解毒，消肿。

四、食用禁忌

脾胃虚寒、大便溏泄者忌服。

《本经逢原》："外感表证未除、泻痢燥渴忌之。"

《本草备要》说，知母"忌铁"，所以不能用铁质容器煎药。

《医学入门》："凡肺中寒嗽，肾气虚脱，无火症而尺脉微弱者禁用。"

《神农本草经疏》："阳痿及易举易痿，泄泻脾弱，饮食不消化，胃虚不思食，肾虚溏泄等证，皆禁用。"

芦根 ○

Lu gen

芦根来源于禾本科植物芦苇 *Phragmites communis* Trin. 的新鲜或干燥根茎。

全年均可采挖，除去芽、须根及膜状叶，鲜用或晒干。

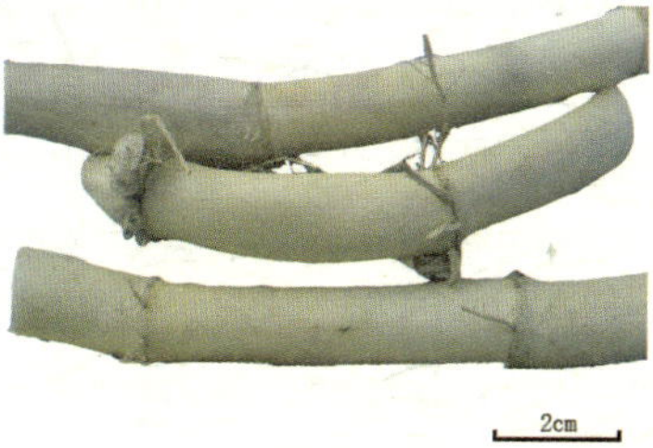

图2-3 芦根

一、典籍记载

《神农本草经》："主消渴客热。"

《玉楸药解》："消降肺胃，消荡郁烦，生津止渴，除烦下食。"

二、识别要点

（1）呈圆柱形，有的略扁，直径1~2厘米。

（2）表面黄白色，节呈环状，有残根和芽痕。

（3）体轻，质韧。切断面黄白色，中空，壁厚1~2毫米，有小孔排列成环。

（4）气微，味甘。

传统经验认为，条粗壮，黄白色，有光泽，无须根，质嫩者为佳。（见图2–3）

三、食用指南

中医学认为，芦根性味甘，寒；归肺、胃经。具有清热生津，除烦止渴，利尿等功效。对于热病烦渴、肺热咳嗽、肺痈吐脓、胃热呕哕、热淋涩痛有较好疗效。

1. 芦根绿豆汤

【配方】芦根、绿豆各15克，冰糖适量。

【制作】将芦根、绿豆加一碗水煮开，放入冰糖，去芦根、绿豆取汁备用。

【用法】需要时服用，每天1~2次。

【功用】生津润肺，降火解热。适用于内热口干等症。

2. 芦根饮

【配方】鲜芦根50克，冰糖适量。

【制作】将芦根加适量水煎煮，煎汤一碗加冰糖适量。

【用法】1日1次，早晨空腹服。

【功用】清火解毒。适用于内热胃火之口臭。

3. 芦根荸荠雪梨饮

【配方】鲜芦根60克，荸荠（去皮）、鲜藕（去节）各90克，雪梨10个，鲜麦冬60克。

【用法】将上品绞汁，温饮或冷饮。

【功用】清热生津，解暑。适用于中暑。

四、食用禁忌

脾胃虚寒者忌用。

淡竹叶 Dan zhu ye

淡竹叶来源于禾本科植物淡竹叶 *Lophatherum gracile* Brongn. 的干燥茎叶。

夏季未抽花穗前采割，晒干。

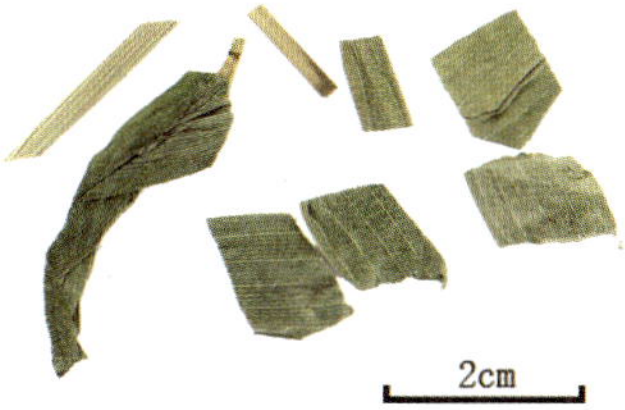

图2-4 淡竹叶

一、典籍记载

《本草纲目》："去烦热，利小便，除烦止渴，小儿痘毒，外症恶毒。"

二、识别要点

（1）茎圆柱形，有节，表面淡黄绿色，断面中空。

（2）叶片披针形，表面浅绿色或黄绿色，叶脉平行，具横行小脉，形成长方形的网格状，下表面尤为明显。

（3）体轻，质柔韧。气微，味淡。

传统经验认为，叶多，质软，色青绿，不带根及花穗者为佳。（见图2-4）

三、食用指南

中医学认为，淡竹叶性味甘、淡，寒；归心、胃、小肠经。具有清热泻火，除烦止渴，利尿通淋等功效。对于热病烦渴、小便短赤涩痛、口舌生疮有较好疗效。

1. 淡竹叶西瓜蜜汁

【配方】淡竹叶、白茅根各1两，西瓜1大片，蜂蜜少许，甘草适量。

【制作】将淡竹叶、白茅根、甘草、西瓜连皮一起放入锅中，加入1000毫升的清水，煮20分钟后，去渣，待凉再加入蜂蜜。需要时饮用。

【功用】清解暑热，除烦止渴。适合作为清凉饮料在夏天饮用。

2. 淡竹叶酒

【配方】淡竹叶30克，白酒500克。

【制作】将淡竹叶装入纱布袋中，浸泡酒内，3日后即可饮用。

【用法】每日1~2次。

【功用】祛风湿，畅心神。适宜于风湿热痹、关节热痛而心烦、尿黄赤者。

3. 淡竹粳米粥（《太平圣惠方》）

【配方】淡竹叶50克，粳米50克。

【制作】将淡竹叶清洗后放到砂锅中，加水适量，煎煮30分钟，去渣留汤备用；另把粳米淘洗后，放入砂锅中，加水煮粥，待粥将成时，兑入淡竹叶汤，再煮5~10分钟即可。

【用法】每日1剂，可分作2~3次饮食，连用3~5天。

【功用】清心火，利小便。适用于复发性口腔溃疡、急性泌尿系感染等。

四、食用禁忌

无实火、湿热者慎服，体虚有寒者禁服。肾亏尿频者、孕妇忌服。

决明子 Jue ming zi

决明子来源于豆科植物决明 *Cassia obtusifolia* L. 或小决明 *Cassia tora* L. 的干燥成熟种子。

秋季采收成熟果实，晒干，打下种子，除去杂质。

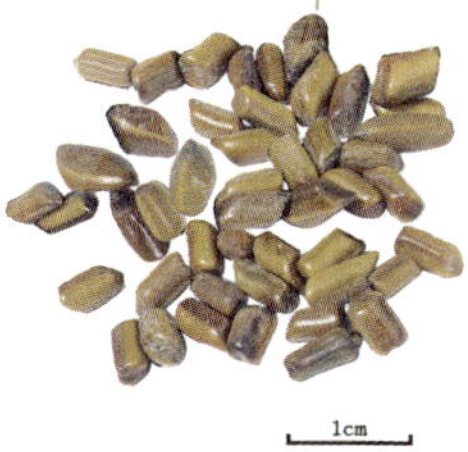

图2-5 决明子

一、典籍记载

《神农本草经》：“治青盲，目淫肤赤白膜，眼赤痛，泪出，久服益精光。”

《名医别录》：“疗唇口青。”

《日华子诸家本草》：“助肝气，益精水；调末涂，消肿毒，熁太阳穴治头痛，又贴脑心止鼻衄；作枕胜黑豆，治头风，明目。”

《生草药性备要》：“治小儿五疳，擦癣癞。”

《医林纂要探源》：“泻邪水。”

《湖南药物志》：“明目，利尿。治昏眩、脚气、浮肿、肺痈、胸痹。”

二、识别要点

（1）略呈菱方形或短圆柱形，两端平行倾斜。

（2）表面绿棕色或暗棕色，平滑有光泽，一端较平坦，另端斜尖，背腹面各有1条突起的棱线，棱线两侧各有1条斜向对称而色较浅的线形凹纹或浅黄棕色带。

（3）质硬，种皮薄，子叶2，黄色，呈“S”形折曲并重叠。

传统经验认为，颗粒饱满，身干，无杂质，色绿棕者为佳。（见图2-5）

三、食用指南

中医学认为，决明子性味甘、苦、咸，微寒；归肝、大肠经。具有清热明目，润肠通便等功效。对目赤涩痛、畏光多泪、头痛眩晕、目暗不明、大便秘结有较好疗效。

1. 决明子绿茶饮

【配方】决明子、绿茶各5克。

【制作】将决明子用小火炒至香气溢出时取出，晾凉，再与绿茶一同冲入沸水即可饮服。

【功用】清热平肝，降脂降压，润肠通便，明目益睛。

【提示】炒时有香气溢出即可，不可炒煳；脾胃虚寒、气血不足者不宜服用。

2. 杞菊决明子茶

【配方】枸杞子10克，菊花3克，决明子20克。

【制作】将枸杞子、菊花、决明子同时用沸水冲泡，闷15分钟后即可饮用。

【功用】清肝泻火，养阴明目，降压降脂。

3. 决明子蜂蜜饮

【配方】炒决明子10~15克，蜂蜜20~30克。

【制作】将决明子捣碎，加水300~400毫升煎煮10分钟，冲入蜂蜜搅匀服用。

【用法】早、晚2次。

【功用】润肠通便。可治疗前列腺增生兼习惯性便秘。

四、食用禁忌

泄泻和血压低者慎用。

清热解毒药

金银花○

Jin yin hua

金银花来源于忍冬科植物忍冬 *Lonicera japonica* Thunb. 的干燥花蕾或带初开的花。

夏初花开放前采收，干燥。

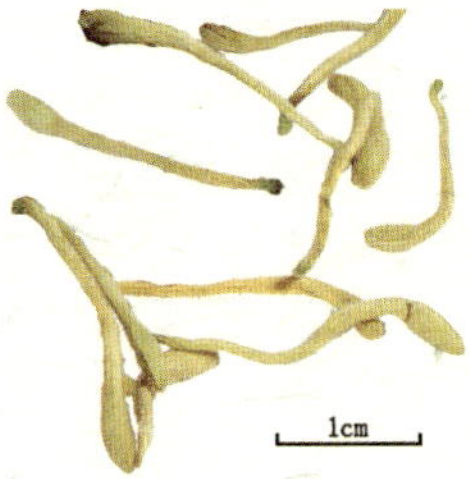

图2-6 金银花

一、典籍记载

《本草备要》中记载金银花“养血止渴。治疥癣”。

《滇南本草》记载金银花“清热，解诸疮，痈疽发背，丹流瘰疬”。

《生草药性备要》记载其“能消痈疽疔毒，止痢疾，洗疳疮，去皮肤血热”。

《重庆堂随笔》中记载金银花“清络中风火湿热，解温疫秽恶浊邪，息肝胆浮越风阳，治痉厥癫痫诸症”。

《本经逢原》中记载：“金银花，解毒去脓，泻中有补，痈疽溃后之圣药。但气虚脓清，食少便泻者勿用。”

《本草正》中记载金银花“善于化毒，故治痈疽、肿毒、疮癣、杨梅、风湿诸毒，诚为要药”。

《本草通玄》记载：“金银花，主胀满下痢，消痈散毒，补虚疗风，世人但知其消毒之功，昧其胀利风虚之用，余于诸症中用之，屡屡见效。”

二、识别要点

（1）呈棒状，上粗下细，略弯曲。

（2）表面黄白色或绿白色，久贮色渐深，密被短柔毛。花萼绿色，先端5裂，裂片有毛。

（3）气清香，味淡、微苦。

传统经验认为，花未开放，花蕾肥壮，色青绿微白，身干，无枝叶，气清香者为佳。（见图2-6）

三、食用指南

中医学认为，金银花性味甘，寒；归肺、胃经。具有清热解毒，疏散风热的功效。对于痈肿疔毒初起、红肿热痛、外感风热、温病初起、热毒血痢、暑热烦渴、咽喉肿痛有一定作用。

1. 金银花莲子羹

【配方】金银花25克，莲子50克，白糖适量。

【制作】将金银花洗净，莲子用温水浸泡后，去皮、心，洗净。莲子放入砂锅内，加水用武火烧沸，再转用文火煮至烂熟，放入洗净的金银花，煮5分钟后加白糖调匀即成。

【用法】早、晚食用。

【功用】清热解毒，健脾止泻。

2. 金银花枸杞子汤

【配方】金银花20克，枸杞子10克，冰糖适量。

【制作】将金银花冲洗干净，放入锅内，加适量清水，大火煮沸，转文火继续煮20分钟，加入枸杞子、冰糖再煮10分钟即可。

【用法】早、晚食用。

【功用】清热解毒，补肝明目，润肺，滋肾。

3. 金银花山楂饮

【配方】金银花30克，山楂10克，蜂蜜250毫升。

【制作】将金银花、山楂洗净，放入锅内，加适量清水，置武火上烧沸，小火煎煮15分钟后过滤出药液，再加适量清水煎煮一次，过滤出药液，将2次药液合并，放入蜂蜜，搅拌均匀即成。

【用法】早、晚2次。

【功用】辛凉解表。适用于风热感冒、发热头痛、口渴等症。

4. 双花鲤鱼煲

【配方】金银花6克，鲜菊花60克，鲤鱼1条，料酒10毫升，盐5克，味精3克，姜5克，葱10克，胡椒粉3克，棒子骨汤3000毫升。

【制作】将菊花瓣摘下，用水漂2小时，沥干水分；金银花去杂质，洗净；鲤鱼宰杀后，去鳃、鳞及肠杂，剁成大块；姜拍松，葱切段。将菊花、金银花、鲤鱼、料酒、盐、味精、姜、葱、胡椒粉、棒子骨汤放入煲内。将煲置炉上武火烧沸，煮熟即成。

【用法】每天1次。

【功用】疏风清热，明目利水。适用于头痛、眩晕、目赤、心胸烦热、水肿、更年期综合征等病症。

四、食用禁忌

女性月经期忌用。脾胃虚寒、体质虚弱的患者慎用。腹泻便溏以及阴寒脓肿忌食。

蒲公英 Pu gong ying

蒲公英来源于菊科植物蒲公英 *Taraxacum mongolicum* Hand.-Mazz.、碱地蒲公英 *Taraxacum borealisinense* Kitam. 或同属数种植物的干燥全草。

春至秋季花初开时采挖，除去杂质，洗净，晒干。

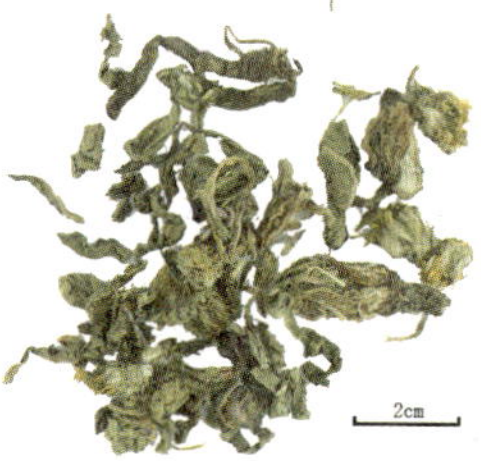

图2-7 蒲公英

一、典籍记载

《唐本草》记载，蒲公英可治妇人乳痈肿。

《本草图经》载："敷疮，又治恶刺及狐尿刺。"

《滇南本草》："敷诸疮肿毒，疥癞癣疮；祛风，消诸疮毒，散瘰疬结核；止小便血，治五淋癃闭，利膀胱。"

二、识别要点

（1）根呈圆锥状，表面棕褐色，根头部常有棕褐色或黄白色的茸毛。

（2）叶基生，完整叶片呈倒披针形，绿褐色或暗灰绿色，边缘浅裂或羽状分裂，基部渐狭，下延呈柄状。

（3）头状花序，总苞片多层，花冠黄褐色或淡黄白色。有的可见具白色冠毛的瘦果。

（4）气微，味微苦。

传统经验认为，叶绿褐色，带花序，干燥者为佳。（见图2-7）

三、食用指南

中医学认为，蒲公英性味苦、甘，寒；归肝、胃经。具有清热解毒，消痈散结，利湿通淋的功效。对于疔疮肿毒、乳痈、瘰疬、目赤、咽痛、肺痈、肠痈、湿热黄疸、热淋涩痛有较好疗效。

1. 蒲公英甘草茶

【配方】绿茶1克，蒲公英15克，甘草3克，蜂蜜15克。

【制作】当中两味加水500毫升，煮沸10分钟，去渣，加入绿茶、蜂蜜即可。

【用法】分3次温服。

【功用】清热解毒。适用于化脓性感染。

2. 蒲公英粥

【配方】蒲公英30克，粳米100克。

【制作】将蒲公英、粳米放入锅中，加适量清水煮成粥即可。

【方法】温热顿服，每天1~2次。

【功用】清热解毒，消肿散结。

3. 凉拌蒲公英

【配方】蒲公英、香油各适量。

【制作】在沸水中滴上两三滴香油，将蒲公英倒入锅内煮一两分钟左右。捞出切断，根据自己的口味来调汁浇在上面即可。

【用法】随餐服用。

【功用】清热解毒。

四、食用禁忌

脾胃虚寒之人不能过量食用。

野菊花 Ye ju hua

野菊花来源于菊科植物野菊 *Chrysanthemum indicum* L. 的干燥头状花序。

秋、冬二季花初开时采摘，晒干或蒸后晒干。

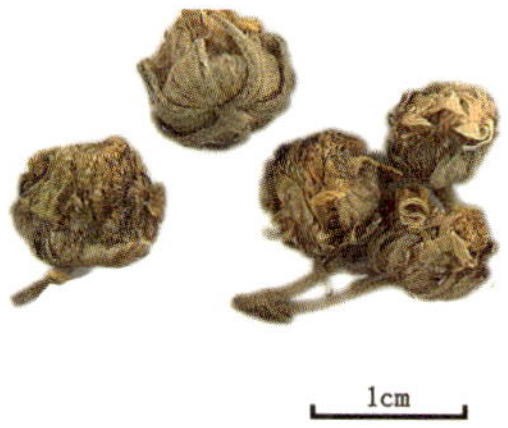

图2-8 野菊花

一、典籍记载

《本草纲目》："治痈肿，疔毒，瘰疬，眼息。"

《本草纲目拾遗》："治蛇咬，梅疮，天疱疮。"

《分类草药性》："根，解烟毒。治头目眩昏，男子虚淋，女子白带。"

《陆川本草》："清热解毒。治温热头痛，赤眼，痢疾。"

二、识别要点

（1）呈类球形，直径0.3~1厘米。

（2）舌状花1轮，黄色至棕黄色，皱缩卷曲，中央有多数管状花，深黄色；总苞灰绿色，4~5层，边缘膜质。

（3）气芳香，味苦。

传统经验认为，花朵完整，色黄，无柄者为佳。（见图2-8）

三、食用指南

中医学认为，野菊花性味苦、辛，微寒；归肝、心经。具有清热解毒，泻火平肝等功效。对于疔疮痈肿、目赤肿痛、头痛眩晕有较好疗效。

1. 野菊花茶一

【配方】野菊花15克，冰糖20克。

【制作】将野菊花用沸水冲泡10分钟后，放入冰糖，溶化即可。

【功用】清热解毒，凉血明目。

2. 野菊花茶二

【配方】野菊花、草决明各15克。

【用法】将野菊花、草决明泡水代茶饮。

【功用】清热平肝。适用于肝热型高血压患者。

四、食用禁忌

孕妇、寒性体质者不宜用。

鱼腥草 ○

Yu xing cao

鱼腥草来源于三白草科植物蕺菜 *Houttuynia cordata* Thunb. 的新鲜全草或干燥地上部分。

鲜品全年可采；干品夏季茎叶茂盛、花穗多时采割，除去杂质，晒干。

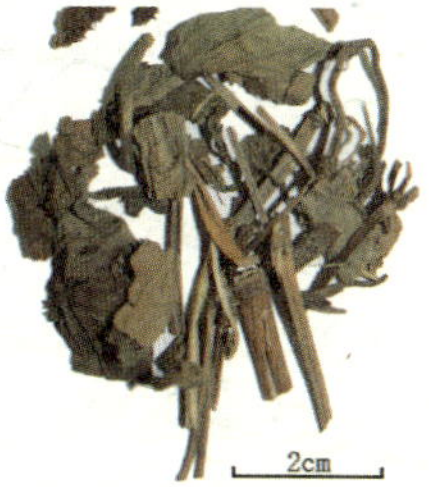

图2-9 鱼腥草

一、典籍记载

《名医别录》中记载鱼腥草："生湿地，山谷阴处亦能蔓生，叶如荞麦而肥，茎紫赤色，江左人好生食，关中谓之菹菜，叶有腥气，故俗称：鱼腥草。"

《本草纲目》记载鱼腥草："散热毒痈肿，疮痔脱肛，断痃，解毒。"

《分类草药性》记载："治五淋，消水肿，去食积，补虚弱，消膨胀。"

《滇南本草》记载鱼腥草："治肺痈咳嗽带脓血，痰有腥臭，大肠热毒，疗痔疮。"

《医林纂要探源》记载其功效："行水，攻坚，去瘴，解暑。疗蛇虫毒，治脚气，溃痈疽，去瘀血。"

《日华子诸家本草》记载："淡竹筒内煨，敷恶疮白秃。"

《岭南采药录》记载鱼腥草："叶，敷恶毒大疮，能消毒；煎服能去湿热，治痢疾。"

二、识别要点

鲜鱼腥草

（1）茎呈圆柱形；上部绿色或紫红色，下部白色，节明显，下部节上生有须。

（2）叶互生，叶片心形；全缘；上表面绿色，下表面常紫红色；叶柄细长，基部与托叶合生成鞘状。

（3）穗状花序顶生。

（4）具鱼腥气，味涩。

干鱼腥草

（1）茎扁圆柱形，表面淡红棕色至黄棕色，有纵棱。

（2）叶片黄棕色至暗棕色。

（3）穗状花序黄棕色。

（4）搓碎有鱼腥气，味涩。

传统经验认为，茎叶完整，鱼腥气浓者为佳。（见图2–9）

三、食用指南

中医学认为，鱼腥草性味辛，微寒；归肺经。具有清热解毒，利尿通淋，消痈排脓的功效，对于肺痈吐脓、痰热喘咳、热痢、热淋、痈肿疮毒等有一定的作用。

1. 凉拌鱼腥草

【配方】鲜鱼腥草200克，盐、酱油、醋、白糖等调料各适量。

【制作】将鱼腥草的老根、须掐去，留下嫩白根及叶片，用清水多洗几遍，洗净去泥沙，用冷水浸泡10分钟，捞出控干水分，把处理好的鱼腥草放到盆里，放入盐、酱油、白糖、醋等调料拌匀即可食用。

【用法】随餐食用。

【功用】清热解毒。适用于肺脓肿、上呼吸道感染、尿路炎症、中耳炎、乳腺炎、肠炎等症。

2. 鱼腥草紫苏绿豆粥

【配方】鲜鱼腥草50克，紫苏叶15克，绿豆60克，粳米60克，冰糖30克。

【制作】将鱼腥草、紫苏叶放砂锅中，加水煎煮20分钟取汁；再加水煎30分钟取汁，共取浓汁300毫升。过滤去渣，将药汁放锅中，加适量清水，放入绿豆与粳米，小火煮成粥即可，加冰糖溶化调匀食用。

【用法】温热顿服，每天1~2次。

【功用】清肺止咳。适用于风热感冒咳嗽、喷嚏、流浊涕、发热等病症。

3. 鱼腥草雪梨饮

【配方】雪梨200克，鱼腥草100克（鲜者250克），冰糖适量。

【制作】将雪梨洗净，去核切块，鱼腥草洗净，切成小段。将鱼腥草放砂锅中，加适量水，煮沸后用小火煎煮30分钟，去渣取汁，加入雪梨与冰糖，文火炖至梨烂即可食用。

【用法】需要时服用，每天1~2次。

【功用】宣肺散结，清热解毒，止咳化痰。适用于一切肺胃实热证。

4. 鱼腥草猪肚汤

【配方】鲜鱼腥草100克，绿豆50克，猪肚200克，姜、葱及食盐各适量。

【制作】将鱼腥草、绿豆淘洗干净，猪肚洗净并切2厘米见方的块。先把猪肚、绿豆放入炖锅内，加水800毫升左右，放武火上烧沸，再用文火煮1小时。再放入鱼腥草、姜、葱、盐，再煮10分钟即可食用。

【用法】每日1次，一周3次。

【功用】清热解毒，滋补脾胃，利尿消肿。适用于慢性肾炎、慢性肝炎、肺气肿及肺心病等慢性消耗性疾病患者。

5. 鱼腥草苡米鸡蛋羹

【配方】鲜鸡蛋清4个，鲜鱼腥草100克，苡米90克，甜杏仁30克，红枣、蜜糖各适量。

【制作】将苡米、甜杏仁、红枣（去核）洗净，放入锅内，加清水适量，武火煮沸后，文火煲1小时。再将洗净的鱼腥草放入再煲半小时，去渣取汁冲入鸡蛋清，加入蜜糖，搅匀服之。

【用法】每日1次，连服5次。

【功用】清肺热，排脓毒。适用于湿热壅滞证型的肺脓肿、肺结核、肺气肿、支气管扩张、慢性支气管炎、前列腺炎和尿道感染等疾病。

6. 鱼腥草炖猪肉

【配方】鲜鱼腥草100克，女贞子30克，瘦猪肉100克，盐、味精各适量。

【制作】先将鱼腥草及女贞子煎成液，过滤，随后与猪瘦肉同煮熟，加适量盐和味精等调料即可食用。

【用法】隔日1次，连用5次。

【功用】清热解毒，利尿。适用于腹痛腹泻等肠炎患者。

四、食用禁忌

脾胃虚寒或虚寒性病证者忌食。阴寒性疔疮肿疡，无红肿热痛者忌食。孕妇、中老年等身体较弱的人慎用。

《名医别录》："多食令人气喘。"

孟诜："久食之，发虚弱，损阳气，消精髓。"

土茯苓 Tu fu ling

土茯苓来源于百合科植物光叶菝葜 *Smilax glabra* Roxb. 的干燥根茎。

夏、秋二季采挖，除去须根，洗净，干燥；或趁鲜切成薄片，干燥。

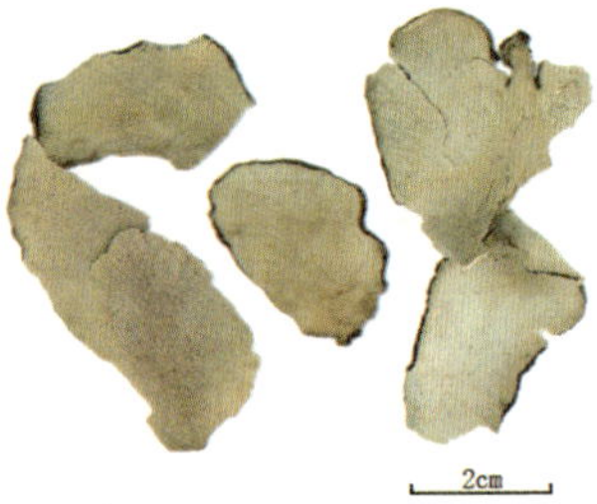

图2-10 土茯苓

一、典籍记载

《本草纲目》记载土茯苓“健脾胃，强筋骨，去风湿，利关节，止泄泻。治拘挛骨痛；恶疮痈肿。解汞粉、银朱毒”。

《浙江民间常用草药》治风湿骨痛，疮疡肿毒：“土茯苓一斤，去皮，和猪肉炖烂，分数次连滓服。”

《江西草药》治皮炎：“土茯苓二至三两。水煎，当茶饮。”

《滇南本草》治妇人红崩、白带：“土茯苓，水煨，引用红砂糖治红崩，白砂糖治白带。”也治杨梅疮毒：“土茯苓一两或五钱，水酒浓煎服。”也治大毒疮红肿，未成即烂：“土茯苓，为细末，好醋调敷。”

《草医草药简便验方汇编》治小儿疳积面黄肌瘦，肚子大，烦躁爱哭，啼哭无声，不想吃东西，大便失调，皮肤粗糙，“土茯苓三钱，野棉花根三钱。研细末，加猪肝二两与水炖服，或米汤冲服”。

二、识别要点

（1）略呈扁圆柱形或不规则条状，饮片呈长圆形或不规则的薄片，边缘不整齐。

（2）表面黄棕色或黑褐色，凹凸不平，有坚硬的须根残基。

（3）质略韧，切面类白色至淡红棕色，粉性，可见筋脉小点及多数小亮星，以水湿润后有黏滑感。

（4）气微，味微甘、涩。

传统经验认为，粉性大，筋脉少，断面淡红棕色者为佳。（见图2–10）

三、食用指南

中医学认为，土茯苓性味甘、淡，平；归肝、胃经。具有解毒，除湿，通利关节的功效。对于梅毒及汞中毒所致的肢体拘挛、筋骨疼痛，湿热淋浊、带下，痈肿、瘰疬、疥癣有一定的作用。

1. 土茯苓薏苡仁粥

【配方】土茯苓10~30克（纱布包煎），薏苡仁50克，粳米50克。

【制作】共煎煮至苡仁、粳米烂熟服用，1日2次，连服3~5剂。

【功用】增加血尿酸排泄，用于减轻痛风所致的关节疼痛、红肿。

2. 猪脊骨土茯苓黄芪汤

【配方】猪脊骨500克，土茯苓50克，黄芪30克，食盐适量。

【制作】将三物洗净放入锅内，加清水武火煮沸后，再文火煮1~2小时，加盐调味即可。

【功用】健脾益气，利水消肿。可用于治慢性肾炎所致的蛋白尿和水肿。

四、食用禁忌

肝肾阴亏者慎服。虚寒精滑或气虚下陷者忌服。服时忌茶。

清热凉血药

生地黄 Sheng di huang

生地黄来源于玄参科植物地黄 *Rehmannia glutinosa* Libosch. 的干燥块根。

秋季采挖，除去芦头、须根及泥沙，洗净，缓缓烘焙至内部变黑，约八成干，搓成团块。

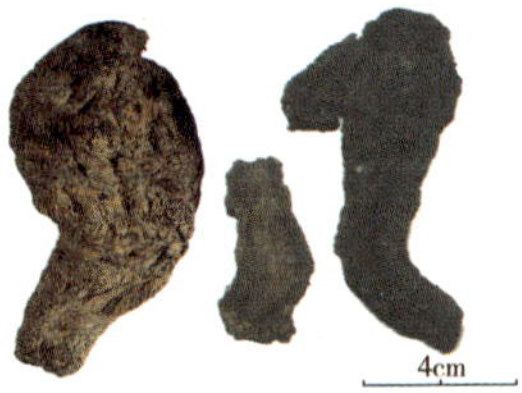

图2-11 生地黄

一、典籍记载

《本草衍义》:“地黄,《经》只言干、生二种,不言熟者,如血虚劳热,产后虚热,老人中虚燥热,须地黄者,若与生、干,常虑大寒,如此之类,故后世改用熟者。”

《医学正传》云:“生地黄生血,而胃气弱者服之恐妨食。熟地黄补血,而痰饮多者服之恐泥膈。或云,生地黄酒炒则不妨胃,熟地黄姜汁炒则不泥膈,此皆得用地黄之精微者也。”

《本草汇言》:“熟地稍温,其功更溥。久病阴伤,新产血败,在所必需者也。但二地之性,凉而泥膈,凡产后恶食作泻,虽见发热、恶露作痛,不可用,误用则泄不止。凡阴虚咳嗽,内热骨蒸,或吐血等候,一见脾胃薄弱,大便不实,或天明溏泄,产后泄泻,产后不食,多病不食,俱禁用地黄。凡胸膈多痰,气道不利,升降窒塞,药宜通而不宜滞,汤丸中亦禁入地黄。设有气证当用而不可无者,则以桂心少佐可也。痰证当用而不可少者,则以姜汁拌炒可也。”

《本草正义》:“地黄,为补中补血良剂。古恒用其生而干者,故曰干地黄……其主治则干者补血益阴,鲜者凉血清火,功力治疗,不复相混。”

《珍珠囊》:“大补血虚不足,通血脉,益气力。”

《本草纲目》:“填骨髓,长肌肉,生精血,补五脏、内伤不足,通血脉,利耳目,黑须发,男子五劳七伤,女子伤中胞漏,经候不调,胎产百病。”

《本草从新》:“滋肾水,封填骨髓,利血脉,补益真阴,聪耳明目,黑发乌须。又能补脾阴,止久泻,治劳伤风痹,阴亏发热,干咳痰嗽,气短喘促,胃中空虚觉馁,痘证心虚无脓,病后胫股酸痛,产后脐腹急疼,感证阴亏,无汗便闭,诸种动血,一切肝肾阴亏,虚损百病,为壮水之主药。”

二、识别要点

（1）呈不规则团块状或长圆形，中间膨大；或长条状，稍扁而扭曲；饮片呈类圆形或不规则的厚片。

（2）表面棕黑色或灰棕色，极皱缩，具不规则横曲纹。

（3）体重，质较软而韧，断面棕黑色或乌黑色，有光泽，具黏性。

（4）气微，味微甜。

传统经验认为，块大，体重，断面乌黑色者为佳。（见图2-11）

三、食用指南

中医学认为，生地黄性味甘、苦，寒；归心、肝、肾经。具有清热凉血，养阴生津的功效，对于热入营血、温毒发斑、吐血衄血、热病伤阴、舌绛烦渴、津伤便秘、阴虚发热、骨蒸劳热、内热消渴有一定的疗效。

1. 地黄粳米粥一

【配方】鲜地黄汁约50毫升（或生地黄60克），粳米100克。

【制作】取新鲜地黄适量，洗净后切段，每次榨取鲜地黄汁约50毫升。或用生地黄60克煎取药汁，粳米加水煮沸后加入地黄汁，煮成稀粥。

【用法】每日早、晚服，空腹食。

【功用】清热生津，凉血止血。适用于消渴病及热病后期，阴液耗伤、低热不退、劳热骨蒸，或高热心烦、口干作渴、口鼻出血。

【注意事项】服此药粥时，忌吃葱白、韭菜、薤白及萝卜。

2. 地黄粳米粥二（《药粥疗法》）

【配方】鲜地黄汁约50毫升（或用生地黄60克），粳米60克，生姜2片。

【制作】先用粳米加水煮粥，煮沸后加入地黄汁和生姜，煮成稀粥食用。

【功用】同“地黄粳米粥一”。

3. 地黄粳米粥三

【配方】生地黄50克，大米100克，水1000毫升，冰糖100克。

【制作】生地黄洗净后捣汁（或将生地黄100克加水1000毫升煮约20分钟，去渣取汁），以淘洗干净的大米加适量水煮粥，粥汁稠黏，冲入地黄汁，加冰糖搅匀，煎煮片刻，即可。

【用法】每日早、晚餐温热服食。

【功用】清热凉血，滋阴生津。适用于气阴两虚型无排卵功能失调性子宫出血；症见阴道出血毫无规律，时出时止，或良久方来，或淋漓难止，血色深红或暗红，血块少或无血块，腰酸乏力，口干口渴，烦躁易怒，失眠多梦，阴虚低热，气短懒言。

四、食用禁忌

脾虚泄泻、胃虚食少、胸膈多痰者慎服。

《雷公炮炙论》：“勿令犯铜铁器，令人肾消并白髭发，损荣卫也。”

《本草经集注》：“得麦门冬、清酒良，恶贝母，畏芜荑。”

《本草品汇精要》：“忌萝卜、葱白、薤白。”

《医学入门》：“中寒有痞、易泄者禁。”

牡丹皮

Mu dan pi

牡丹皮来源于毛茛科植物牡丹 *Paeonia suffruticosa* Andr. 的干燥根皮。

秋季采挖根部，除去细根和泥沙，剥取根皮，晒干；或刮去粗皮，除去木心，晒干。

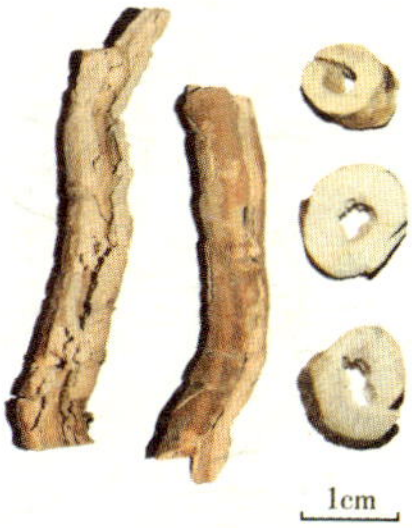

图2-12 牡丹皮

一、典籍记载

《本草纲目》记载："和血，生血，凉血。治血中伏火，除烦热。"

《神农本草经疏》记载："牡丹皮，其味苦而微辛，其气寒而无毒，辛以散结聚，苦寒除血热，入血分，凉血热之要药也。"

《日华子诸家本草》记载："除邪气，悦色，通关腠血脉，排脓，通月经，消扑损瘀血，续筋骨，除风痹，落胎下胞，产后一切冷热血气。"

《珍珠囊》记载："治肠胃积血、衄血、吐血、无汗骨蒸。"

《本草汇言》记载："按《深师方》牡丹皮，清心，养肾，和肝，利包络，并治四经血分伏火。血中气药也。善治女人经脉不通，及产后恶血不止。又治衄血吐血，崩漏淋血，跌扑瘀血，凡一切血气为病，统能治之。"

《神农本草经》中记载："主寒热，中风瘛疭、痉、惊痫邪气，除癥坚瘀血留舍肠胃，安五脏，疗痈疮。"

《医学入门》记载："泻伏火，养真血气，破结蓄。"

《药性论》记载："治冷气，散诸痛，治女子经脉不通，血沥腰疼。"

《滇南本草》记载："破血，行血，消癥瘕之疾，除血分之热。"

二、识别要点

（1）呈筒状、半筒状或卷曲形的薄片。

（2）外表灰褐色或黄褐色，刮去外皮者表面红棕色或淡灰黄色。内表面淡灰黄色或淡棕色，有细纵纹及发亮的结晶。

（3）质硬脆，断面较平坦，淡粉红色，粉性。

（4）气芳香，味微苦而涩。

传统经验认为，条粗长，皮厚，断面粉性足，香气浓，结晶多者为佳。（见图2-12）

三、食用指南

中医学认为，牡丹皮性味苦、辛，微寒；归心、肝、肾经。具有清热凉血，活血化瘀的功效。对于热入营血、温毒发斑、吐血衄血、夜热早凉、无汗骨蒸、经闭痛经、跌扑伤痛、痈肿疮毒有一定的作用。

1. 丹皮粥

【配方】丹皮15克，大米100克，白糖适量。

【制作】将丹皮洗净，放入锅中，加清水适量，水煎取汁，再加大米煮粥，待熟时调入白糖，再煮一二沸即成，每日1剂。

【功用】清热凉血，活血化瘀。适用于热入血分所致的斑疹、吐血、衄血等出血症，或热病后期低热不退，或阴虚内热所致的骨蒸潮热，以及瘀血所致的腹痛、跌打损伤、痛经等。

2. 丹皮炖瘦肉

【配方】丹皮6克，柴胡6克，白芍10克，瘦猪肉30克，佐料适量。

【制作】将丹皮、柴胡、白芍洗净与瘦猪肉一起放入锅内，加适量清水炖煮，至肉烂熟，加适量佐料，饮汤食肉即可。

【功用】疏肝解郁，柔肝清热。

3. 丹皮茶

【配方】丹皮6克，青蒿6克，茶叶3克，冰糖15克。

【制作】将丹皮与青蒿洗净，与茶叶一起置茶杯中，用开水浸泡15~20分钟，放入冰糖溶化，代茶饮。

【功用】清热凉血。适用于血虚热型月经先期：症见月经提前7日以上，月经量多，色鲜红，口干，手足心发热，烦躁失眠，经期或有红色皮疹或皮下出血。

4. 槐花丹皮柏叶粥

【配方】槐花50克，侧柏叶15克，丹皮10克，粳米100克，冰糖30克。

【制作】将槐花、柏叶、丹皮一起放入锅内，加适量清水煎煮30分钟去渣取汁，再加入粳米，待米半熟时入冰糖，熬煮至粥熟即可食用。

【用法】每日1次，连服10日。

【功用】防脱发。

5. 牡丹皮地骨皮炖老鸽

【配方】牡丹皮、地骨皮各15克，老鸽1只，生姜3片。

【制作】将牡丹皮、地骨皮洗净备用，老鸽清洗干净，与牡丹皮、地骨皮、生姜一起放入炖盅，加入热开水1000毫升，加盖隔水炖约两个半小时，食用时加盐调味即可。

【功用】滋补肝肾，益气理血。

6. 丹皮橘叶肝

【配方】丹皮10克，橘叶10克，羊肝60克，佐料适量。

【制作】将丹皮、橘叶与羊肝一起放入锅内，加入适量清水进行炖煮，肝熟后切片加佐料食用。

【功用】疏肝理气，清热凉血。

四、食用禁忌

脾胃虚寒泄泻者忌用。血虚有寒、孕妇及月经过多者慎服。

《古今录验方》：“忌胡荽。”

《日华子诸家本草》：“忌蒜。”

《本草经集注》：“畏菟丝子。”

《唐本草》：“畏贝母、大黄。”

《本经逢原》：“自汗多者勿用，为能走泄津液也。痘疹初起勿用，为其性专散血，不无根脚散阔之虑。”

赤芍　Chi shao

赤芍来源于毛茛科植物芍药 *Paeonia lactiflora* Pall. 及川赤芍 *Paeonia veitchii* Lynch 的干燥根。

春、秋二季采挖，除去根茎、须根及泥沙，晒干。

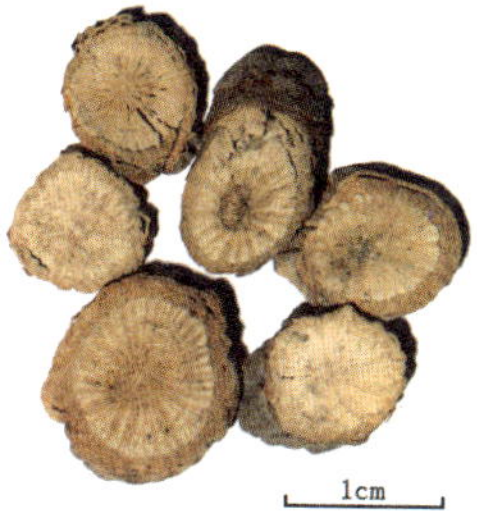

图2-13　赤芍

一、典籍记载

《神农本草经》："主邪气腹痛，除血痹，破坚积，寒热疝瘕，止痛，利小便，益气。"

《名医别录》："通顺血脉，缓中，散恶血，逐贼血，去水气，利膀胱大小肠，消痈肿，时行寒热，中恶腹痛，腰痛。"

《药性论》："治肺邪气，腹中㽲痛，血气积聚，通宣脏腑拥气，治邪痛败血，主时疾骨热，强五脏，补肾气，治心腹坚胀，妇人血闭不通，消瘀血，能蚀脓。"

《日华子诸家本草》："治风补劳，主女人一切病并产前后诸疾，通月水，退热除烦，益气，天行热疾，瘟瘴惊狂，妇人血运，及肠风泻血；痔瘘，发背，疮疥，头痛，明目，目赤，胬肉。"

《开宝本草》："别本注云，利小便，下气。"

《滇南本草》："泻脾火，降气，行血，破瘀，散血块，止腹痛，退血热，攻痈疮，治疥癞。"

《药品化义》："泻肝火。"

二、识别要点

（1）呈圆柱形或类圆形切片。

（2）表面棕褐色，粗糙，有纵沟纹、须根痕及横长皮孔样突起。

（3）质硬而脆，断面粉白色或粉红色，有放射状纹理，有的具裂隙。

（4）气微香，味微苦、酸涩。

传统经验认为，根粗壮，断面粉白色，气味浓厚者为佳。（见图2-13）

三、食用指南

中医学认为，赤芍性味苦、辛、微寒；归心、肝、肾经。具有清热凉血，散瘀止痛的功效。对于热入营血、温毒发斑、吐血衄血、目赤肿痛、肝郁胁痛、经闭痛经、癥瘕腹痛、跌扑损伤、痈肿疮疡有一定的作用。

1. 丹参赤芍汤

【配方】丹参30克，赤芍15克，紫草根20克，大黄、甘草各6克。

【制作】将以上原料一同用水煎。

【用法】每天1剂，分2次服。

【功用】凉血消痈。适用于子宫肌瘤的患者。

2. 赤芍茶

【配方】赤芍10克，花茶3克。

【制作】用300毫升开水冲泡后饮用，冲饮至味淡。

【功用】祛瘀止痛，凉血消肿。用于瘀滞腹痛、痛经、目赤、痈肿、血痢。

3. 茯苓赤芍茶

【配方】茯苓5克，赤芍3克，花茶3克。

【制作】用250毫升开水冲泡10分钟后饮用，冲饮至味淡。

【功用】健脾利水，活血。用于水肿、血肿、耳源性眩晕。

4. 柴胡赤芍茶（《医医偶录》）

【配方】柴胡5克，赤芍3克，枳壳2克，香附2克，甘草3克，花茶3克。

【制作】用350毫升开水冲泡后饮用，冲饮至味淡。

【功用】疏肝理气，祛瘀止痛。用于肝气不疏所致胁痛。

四、食用禁忌

血虚无瘀之证及痈疽已溃者慎服。

《本草经集注》："恶石斛、芒硝，畏硝石、鳖甲、小蓟，反藜芦。"

《本草衍义》："血虚寒人，禁此一物。"

《神农本草经疏》："赤芍药破血，故凡一切血虚病及泄泻、产后恶露已行、少腹痛已止、痈疽已溃，并不宜服。"

玄参

Xuan shen

玄参来源于玄参科植物玄参 *Scrophularia ningpoensis* Hemsl. 的干燥根。

冬季茎叶枯萎时采挖，除去根茎、幼芽、须根及泥沙，晒或烘至半干，堆放"发汗"至内部变黑色，反复数次至干燥。

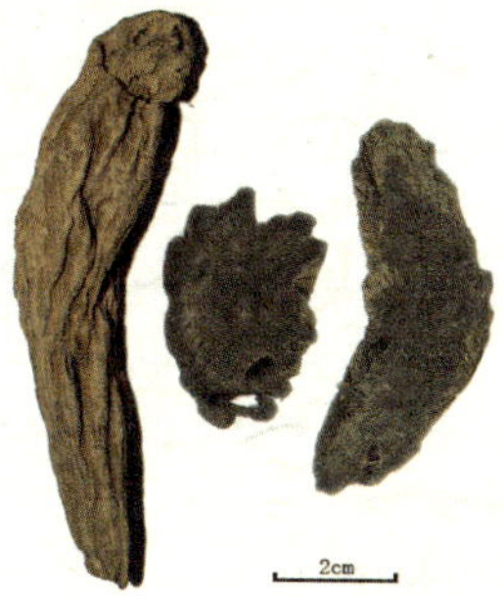

图2-14 玄参

一、典籍记载

《神农本草经》："主腹中寒热积聚，女子产乳余疾，补肾气，令人明目。"

《名医别录》："主暴中风，伤寒身热，支满狂邪，忽忽不知人，温疟洒洒，血瘕下寒血，除胸中气，下水，止烦渴，散颈下核、痈肿。"

《药性论》："能治暴结热，主热风头痛，伤寒劳复，散瘤瘿瘰疬。"

《医学启源》："治心懊侬烦而不得眠，心神颠倒欲绝，血滞小便不利。"

《本草品汇精要》："消咽喉之肿，泻无根之火。"

《本草纲目》："滋阴降火，解斑毒，利咽喉，通小便血滞。"

《本草正义》："疗胸膈心肺热邪，清膀胱肝肾热结。疗风热之咽痛，泄肝阳之目赤，止自汗盗汗，治吐血衄血。"

二、识别要点

（1）呈类圆柱形，或呈椭圆形的薄片。

（2）表面灰黄色或灰褐色，有不规则的纵沟。

（3）质坚实，不易折断，断面黑色，微有光泽。

（4）气特异似焦糖，味甘、微苦。

（5）用水浸泡后，水呈墨黑色。

传统经验认为，条粗壮，质坚实，断面黑色，无裂隙者为佳。（见图2–14）

三、食用指南

中医学认为，玄参性味甘、苦、咸，微寒；归肺、胃、肾经。具有清热凉血，滋阴降火，解毒散结的功效。对于热入营血、温毒发斑、热病伤阴、舌绛烦渴、津伤便秘、骨蒸劳嗽、目赤、咽痛、白喉、瘰疬、痈肿疮毒有一定的功效。不宜与藜芦同用。

玄参茶

【配方】玄参10克，绿茶3克。

【用法】用300毫升开水冲泡后饮用，可加冰糖。

【功用】滋阴降火，除烦，解毒。用于热病烦渴、便秘，自汗盗汗，咽喉肿痛，痈肿，皮肤炎症。

四、食用禁忌

脾胃有湿及脾虚便溏者忌服。

《雷公炮炙论》："使用时勿令犯铜，饵之噎人喉，丧人目。"

《本草经集注》："恶黄芪、干姜、火枣、山茱萸。反黎芦。"

《神农本草经疏》："血少目昏，停饮寒热，支满，血虚腹痛，脾虚泄泻，并不宜服。"

《医林纂要探源》："虚寒则忌。"

清退虚热药

地骨皮 Di gu pi

地骨皮来源于茄科植物枸杞 *Lycium chinense* Mill. 或宁夏枸杞 *Lycium barbarum* L. 的干燥根皮。

春初或秋后采挖，洗净，剥取根皮，晒干。

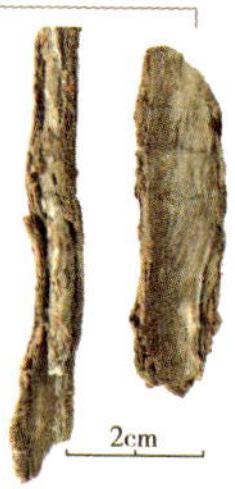

图2-15　地骨皮

一、典籍记载

《神农本草经》："主五内邪气，热中消渴，周痹。"

《名医别录》："主风湿，下胸胁气，客热头痛，补内伤大劳嘘吸，坚筋，强阴，利大小肠，耐寒暑。"

《药性论》："细锉，面拌熟煮吞之，主治肾家风。"

《食疗本草》："去骨热消渴。"

《本草别说》："治金疮。"

《日用本草》："治上膈吐血；煎汤漱口，止齿血，治骨槽风。"

《本草纲目》："去下焦肝肾虚热。"

二、识别要点

（1）呈筒状或槽状。

（2）外表面灰黄色至棕黄色，有裂纹，易呈鳞片状剥落。内表面黄白色至灰黄色，有细纵纹。

（3）质脆，折断面外层较厚，黄棕色，内层灰白色。

（4）气微，味微甘而后苦。

传统经验认为，块大，肉厚，无木心与杂质者为佳。（见图2-15）

三、食用指南

中医学认为，地骨皮性味甘，寒；归肺、肝、肾经。具有凉血除蒸，清肺降火的功效。对于阴虚潮热、骨蒸盗汗、肺热咳嗽、咯血、衄血、内热消渴有一定的疗效。

1. 地骨皮粥

【配方】地骨皮15克，大米50克，白糖适量。

【制作】将地骨皮择净，放入药罐中，浸泡5~10分钟后，水煎取汁，加大米煮粥，待熟时调入白糖，再煮一二沸即成。

【用法】每日1剂，连续3~5天。

【功用】凉血退热，清泻肺热。适用于阴虚内热所致的潮热盗汗、骨蒸、小儿疳积发热、肺热咳喘或咯血等。

2. 二皮麦冬粥

【配方】地骨皮30克，桑白皮15克，麦冬15克，玉米粉100克。

【制作】将二皮、麦冬水煎取汁，加玉米粉煮为稀粥。

【用法】每日2次。

【功用】清肺，生津，止渴。适用于肺热津伤所致的糖尿病。

四、食用禁忌

脾胃虚寒者忌服。

《医学入门》："忌铁。"

《本草汇言》："虚劳火旺而脾胃薄弱，食少泄泻者宜减之。"

第三章 泻下药

攻下药

·番泻叶

润下药

·郁李仁

·火麻仁

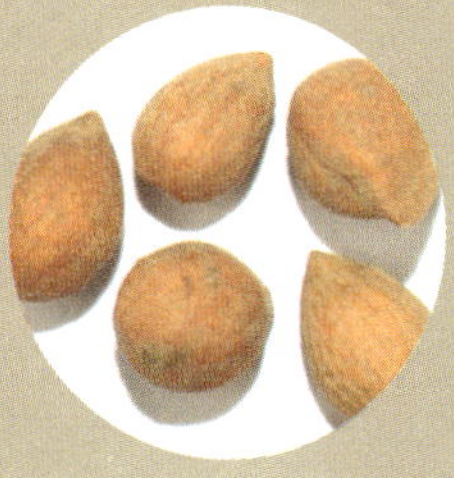

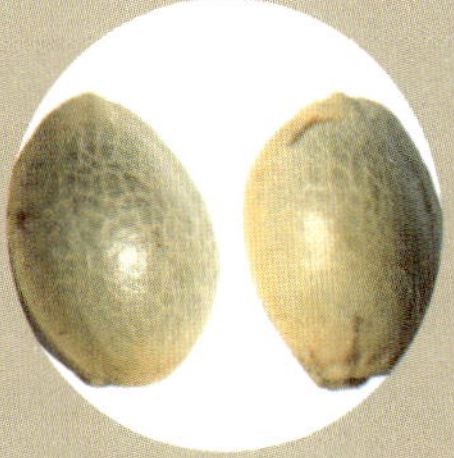

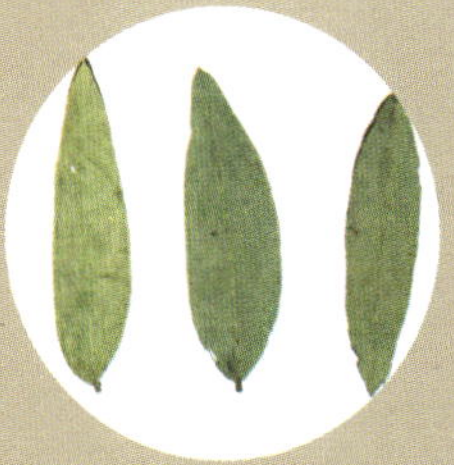

攻下药

番泻叶

Fan xie ye

番泻叶来源于豆科植物狭叶番泻 *Cassia angustifolia* Vahl 或尖叶番泻 *Cassia acutifolia* Delile 的干燥小叶。

狭叶番泻通常在开花前采摘，阴干后用水压机打包；尖叶番泻通常在7~8月果实近成熟时剪取枝条，摘取叶片，晒干。

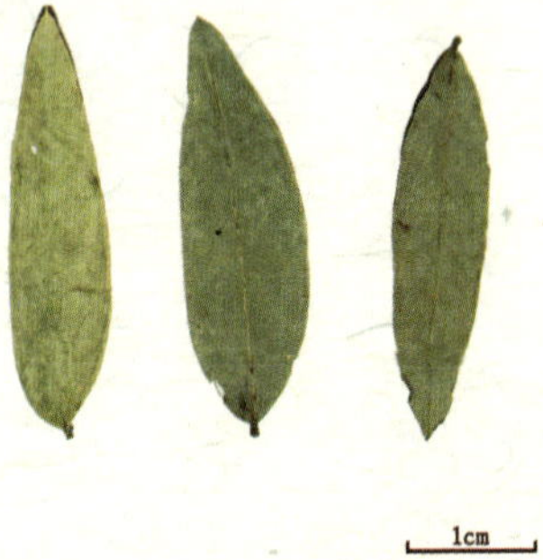

图3-1 番泻叶

一、典籍记载

《饮片新参》："泄热，利肠腑，通大便。"

二、识别要点

（1）狭叶番泻叶呈长卵形或卵状披针形，叶端急尖，基部稍不对称，全缘。

（2）上表面黄绿色，下表面浅黄绿色，叶脉稍隆起，革质。

（3）气微弱而特异，味微苦，稍有黏性。

传统经验认为，叶完整，干燥，色绿，梗少，无黄叶、碎叶及杂质者为佳。（见图3-1）

三、食用指南

中医学认为，番泻叶性味甘、苦，寒；归大肠经。具有泻下导滞的功效。对于热结积滞、便秘腹痛、水肿胀满有一定的作用。

番泻叶茶

【配方】番泻叶3克。

【用法】开水泡后服。

【功用】泻下导滞。适用于热结便秘、习惯性便秘、老年便秘者。

四、食用禁忌

体虚、孕妇、月经期及哺乳期忌服。

《饮片新参》："中寒泄泻者忌用。"

润下药

郁李仁 Yu li ren

郁李仁来源于蔷薇科植物欧李 *Prunus humilis* Bge.、郁李 *Prunus japonica* Thunb. 或长柄扁桃 *Prunus pedunculata* Maxim. 的干燥成熟种子。

夏、秋二季采收成熟果实，除去果肉及核壳，取出种子，干燥。

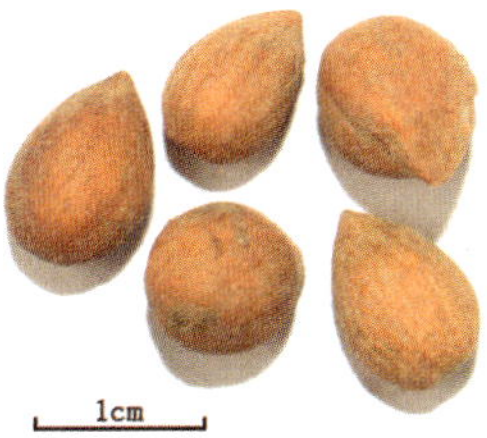

图3-2 郁李仁

一、典籍记载

《本草纲目》记载："郁李仁甘苦而润，其性降，故能下气利水。"

《神农本草经》记载郁李仁："主大腹水肿，面目、四肢浮肿，利小便水道。"

《本草求真》记载郁李仁："其味辛甘与苦，而能入脾下气，行水破血之剂也。"

《食医心鉴·小儿诸病食治诸方》记载其“治小儿水气腹肚疼痛胀满，面目肿”。

《神农本草经疏》记载：“郁李仁，性专降下，善导大肠燥结，利周身水气，然而下后多令人津液亏损，燥结愈甚，乃治标救急之药。”

《日华子诸家本草》中记载：“通泄五脏，膀胱急痛，宣腰胯冷脓，消宿食，下气。”

《本草新编》记载：“郁李仁，入肝、胆二经，去头风之痛。又入肺，止鼻渊之流涕。消浮肿，利小便，通关格，破血润燥，又其余技。”

《药性论》记载：“治肠中结气，关格不通。”

《本草再新》中记载：“行水下气，破血消肿，通关节，治眼长翳。”

二、识别要点

（1）呈卵形，长5~10毫米，直径3~7毫米。

（2）表面黄白色或黄棕色，一端尖，另一端钝圆，尖端一侧有线形种脐，圆端中央有深色合点，自合点处向上具多条纵向维管束脉纹。

（3）种皮薄，子叶2，乳白色，富油性。

（4）气微，味微苦。

传统经验认为，颗粒饱满，完整，黄白色，不泛油者为佳。（见图3-2）

三、食用指南

中医学认为，郁李仁性味辛、苦、甘，平；归入脾、大肠小肠经。具有润燥通便，利尿消肿的功效，对于大便燥结、水肿胀满、小便不利、脚气有一定的作用。

1. 郁李仁粥（《肘后备急方》）

【配方】郁李仁10克，大米100克。

【制作】将郁李仁浸泡洗净，去皮，捣碎，放入锅中，加清水适量煎煮半个小时，去渣取汁备用，在汁中加入洗净的大米，煮成稀粥即成。

【用法】每日1剂。

【功用】润肠通便，利水消肿。适用于大便干燥难解、小便不利、水肿胀满、肝硬化腹水等。

2. 决明子郁李仁方

【配方】决明子 30克，泽泻、郁李仁各 15克，火麻仁、山楂各 10克。

【制作】将以上所有药物研磨成粉末，每袋20克。

【用法】每次1~2袋，每日3次。

【功用】排毒，通便，降压。

3. 郁李苡仁汤（《养老奉亲书》）

【配方】郁李仁50克，薏苡仁60克。

【制作】先煎郁李仁，滤渣，取汁，或将郁李仁捣烂，水研绞取药汁，以郁李仁汁煮薏苡仁成汤即可。

【用法】每日1剂，早、晚各吃1碗，10天为1个疗程，每疗程间停服3天。

【功用】健脾祛湿，利尿通便。适用于急慢性肾疾患之水肿及习惯性便秘等；也可用于中老年人日常保健。

4. 李仁祛斑散（《串雅内编》）

【配方】郁李仁300克。

【制作】将郁李仁去皮，焙干，研成细末状，装瓶备用。

【用法】用时取适量郁李仁末，用鸡蛋清调成稀糊状，临睡前点于患处，晨起清水洗去，7天为一个疗程。

【功用】润肤祛斑。适用于妊娠斑、黄褐斑、色素沉着等；内服也可用于大便燥结。

5. 二仁通幽汤

【配方】桃仁9个，郁李仁6克，当归尾5克，小茴香1克，西红花1.5克。

【制作】将桃仁、郁李仁等药物合煮，去渣。

【用法】不拘时饮用。

【功用】润肠通便，行气消胀。适用于血脉瘀阻，阻隔大肠以致腹部胀满、大小便不通等症。

四、食用禁忌

阴虚液亏及孕妇慎服。

《神农本草经疏》："津液不足者，慎勿轻用。"

《得配本草》："大便不实者禁用。"

《得配本草》："忌面及牛、马肉。"

火麻仁 Huo ma ren

火麻仁来源于桑科植物大麻 *Cannabis sativa* L. 的干燥成熟果实。

秋季果实成熟时采收，除去杂质，晒干。

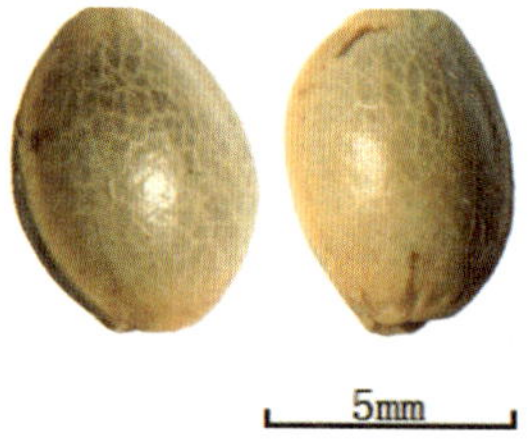

图3-3 火麻仁

一、典籍记载

《神农本草经》："补中益气。"

《名医别录》："主中风汗出，逐水，利小便，破积血，复血脉，乳妇产后余疾。"

《药性论》："治大肠风热结湿及热淋。"

《唐本草》："主五劳。"

《食疗本草》："取汁煮粥，去五脏风、润肺。治关节不通、发落，通血脉。”

《本草拾遗》：“下气，利小便，去风痹皮顽，炒令香捣碎，小便浸取汁服；妇人倒产吞二七枚。”

《日华子诸家本草》：“补虚劳，长肌肉，下乳，止消渴，催生。治横逆产。”

《本草纲目》：“利女人经脉，调大肠下痢；涂诸疮癞，杀虫；取汁煮粥食，止呕逆。”

《分类草药性》：“治跌打损伤，去瘀血，生新血。”

二、识别要点

（1）呈卵圆形，长4~5.5毫米，直径2.5~4毫米。

（2）表面灰绿色或灰黄色，有微细的白色或棕色网纹，两边有棱。

（3）果皮薄而脆。种皮绿色，子叶2，乳白色，富油性。

（4）炒火麻仁有香气。

传统经验认为，颗粒饱满，种仁乳白色者为佳。（见图3-3）

三、食用指南

中医学认为，火麻仁性味甘，平；归脾、胃、大肠经。具有润肠通便的功效。对于血虚津亏、肠燥便秘有一定的作用。

1. 火麻仁粥

【配方】火麻仁10克，粳米50克。

【制作】火麻仁捣烂后水研，去渣取汁，然后倒入锅中，和粳米一起煮成粥，随时食用。

【用法】温热时服用，每日1次。

【功用】改善便秘，活血通脉，润肠通淋。

2. 火麻仁酒（《外台秘要》）

【配方】火麻仁150克，米酒500毫升。

【制作】将火麻仁研成粗末，倒入盛米酒的罐中，密封浸泡15日，即可开封备用。浸泡，酌量服。

【用法】每次可饮30~50毫升，每日1~2次。

【功用】本方取火麻仁补脾以利湿，米酒可以增强其滋养作用和药力。可用作脚气病的辅助治疗。益气养血，润肠通便，可用于习惯性便秘、老年性便秘、产后便秘等。

3. 麻仁苏子粥（《本事方》）

【配方】火麻仁15克，紫苏子10克，粳米适量。

【制作】前二者加水研磨，取汁分两次煮粥食。

【用法】温热顿服，每日1剂，可分1~2次服用。

【功用】润肺止咳，润肠通便。适用于肺虚肠燥之久咳、痰少而黏，或产后大便秘结，或老年人大便秘结。

四、食用禁忌

《本草经集注》："畏牡蛎、白薇，恶茯苓。"

《食性本草》："多食损血脉，滑精气，妇人多食发带疾。"

《本草从新》："肠滑者尤忌。"

第四章 祛风湿药

祛风湿散寒药

· 乌梢蛇

祛风湿清热药

· 桑枝

祛风湿强筋骨药

· 五加皮

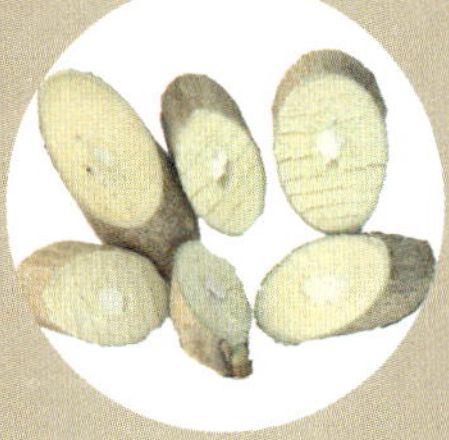

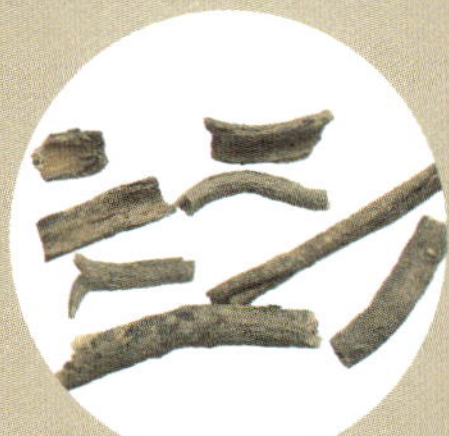

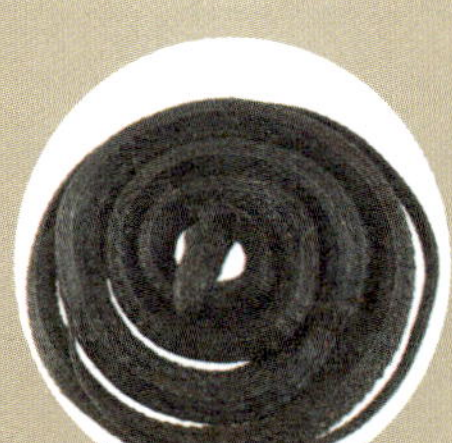

祛风湿散寒药

乌梢蛇 ○

Wu shao she

乌梢蛇来源于游蛇科动物乌梢蛇 *Zaocys dhumnades*（Cantor）的干燥体。

夏、秋二季捕捉，剖开蛇腹或先剥皮留头尾，除去内脏，盘成圆盘状，干燥。

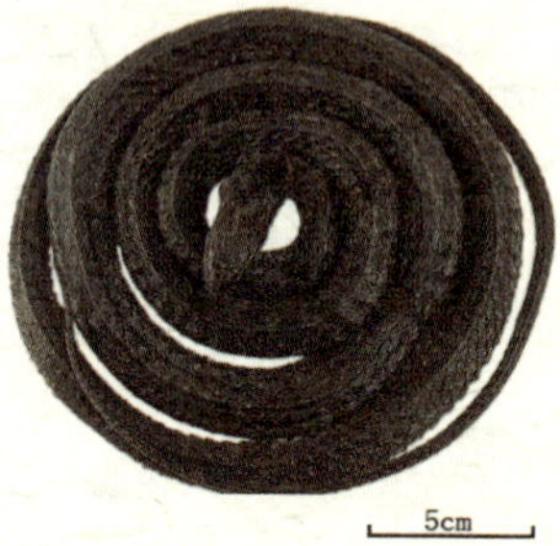

图4-1 乌梢蛇

一、典籍记载

《太平圣惠方》乌蛇丸，乃此药与天南星、干蝎、白僵蚕、羌活等同用，治风痹，手足缓弱，不能伸举者。

《圣济总录》："有小毒，善入肝经，以息风定惊止痉，故常用于小儿惊风、破伤风等证。凡小儿惊风，或破伤中风，颈项强直，角弓反张者，可与蜈蚣、白花蛇配伍。"

《杨氏家藏方》："凡癫痫抽搐者，可与白僵蚕、天南星、全蝎等合用。"

《太平圣惠方》："又治紫白癜风，用本品与防风、天麻、白蒺藜、熟地黄等相配，以祛风养血润燥。"

二、识别要点

（1）呈圆盘状，盘径约16厘米；饮片呈段状。

（2）表面黑褐色或绿黑色，密被菱形鳞片，背鳞行数为偶数，背部中央2~4行鳞片强烈起棱，形成两条纵贯全体的黑线，脊部高耸成屋脊状，称“剑脊”。

（3）上唇鳞8枚，颊鳞1枚，眼前下鳞1枚，眼后鳞2枚，尾下鳞双行；尾部渐细而长。

（4）腹部剖开，边缘内卷，内面黄白色或淡棕色，可见排列整齐的肋骨。

（5）气腥，味淡。

传统经验认为，头尾齐全，皮黑肉黄，质坚实者为佳。（见图4–1）

三、食用指南

中医学认为，乌梢蛇性味甘，平；归肝、脾经，善行走窜。具有祛风湿，通经络，息风止痉，止痒解毒的功效。对风湿顽痹、麻木拘挛、中风口眼㖞斜、半身不遂、小儿惊风、抽搐痉挛、破伤风、麻风疥癣、瘰疬恶疮有一定的疗效。

1. 乌蛇酒

【配方】乌梢蛇1条，白酒适量。

【制作】白酒以能淹过蛇体为度，浸泡10~15日。

【用法】每日服10毫升，一日2次。

【功用】祛风湿，通经络，解毒，可用来治疗风湿痹痛。

2. 红花乌梢蛇酒

【配方】红花15克，乌梢蛇1条，白酒1000克。

【制作】乌梢蛇活杀，去内脏，置瓶中，加红花、白酒，密封2月。无活蛇可取干品。

【用法】分次食用，每日2次，每次15~20克。

【功用】祛风寒，活血止痛。主治风寒湿型腰肌劳损。

四、食用禁忌

血虚生风者慎服。

祛风湿清热药

桑枝 Sang zhi

桑枝来源于桑科植物桑 *Morus alba* L. 的干燥嫩枝。

春末夏初采收，去叶，晒干，或趁鲜切片，晒干。

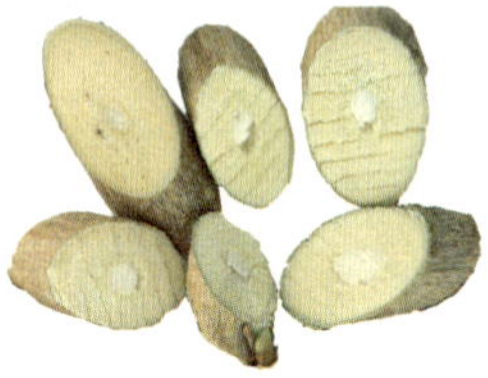

图4-2 桑枝

一、典籍记载

《本草图经》："疗遍体风痒干燥，脚气风气，四肢拘挛，上气，眼晕，肺气嗽，消食；利小便，兼疗口干。"

《本草备要》："利关节，养津液，行水祛风。"

《本草汇言》："去风气挛痛。"

《本草蒙筌》："利喘嗽逆气，消焮肿毒痈。"

《本草再新》："壮肺气，燥湿，滋肾水，通经，止咳除烦，消肿止痛。"

二、识别要点

（1）呈长圆柱形，饮片为类圆形或椭圆形的厚片。

（2）表面灰黄色，有多数黄褐色点状皮孔及细纵纹。

（3）质坚韧，断面纤维性，皮部较薄，木部有放射状纹理，中央有白色或黄白色海绵状髓部。

（4）气微，味淡。

传统经验认为，枝条肥嫩，干燥，断面呈黄白色者为佳。（见图4-2）

三、食用指南

中医学认为，桑枝性味微苦，平；归肝经。具有祛风通络，利水消肿等功效，对于风湿痹病，肩臂、关节酸痛麻木有一定的疗效。

1. 老桑枝煲鸡汤

【配方】老桑枝60克，母鸡一只，生姜3片。

【制作】用清水把老桑枝洗净；母鸡去毛及内脏，洗净。将桑枝、母鸡与生姜一起放进砂锅内，加入清水适量，武火煲沸后，改用文火煲约2个小时，加入适量食盐即可。

【功用】祛风湿，利关节，益精髓。

2. 桑枝酒

【配方】桑枝、五加皮、木瓜、黑大豆（炒香）、金银花、薏苡仁、十大功劳、黄柏、蚕沙、松仁各10克，白酒1000毫升。

【制作】将上述药材捣碎，纳入布袋，置容器中，加入白酒，密封浸泡15天后，过滤去渣即可。

【用法】每次服30毫升，日服3次。

【功用】祛风除湿，清热通络。可用于治疗湿热痹痛、口渴心烦、筋脉拘急等症。

3. 麦冬桑枝茶

【配方】麦冬、桑树枝、盐各适量。

【制作】将桑树枝用菜刀劈开，分成均匀的7小段后冲洗干净。汤锅中装入适量清水，将桑树枝和麦冬一起放入锅中煮至水开后，加入少许盐即可。

【功用】养阴润肺，清心除烦。

4. 桑枝菊花双子粥

【配方】桑枝15克，菊花、莲子、枸杞子各5克，糯米60克。

【制法】将桑枝、菊花加适量清水煮20分钟，去渣留汁。糯米洗净，加水放入砂锅中，同时加入莲子、枸杞子，倒入药汁，武火煮沸后文火熬煮半小时即可。

【功用】此粥具有祛风除湿、通利关节、清热解毒的功效，善治风湿性关节炎或类风湿关节炎所致的关节活动不利、关节红肿疼痛等，还可以改善暑湿所致的食欲不振、消化不良、呕吐、腹泻等。

四、食用禁忌

孕妇忌服。寒饮束肺者不宜服。

祛风湿强筋骨药

五加皮 Wu jia pi

五加皮来源于五加科植物细柱五加 *Acanthopanax gracilistylus* W. W. Smith 的干燥根皮，习称“南五加皮”。

夏、秋二季采挖根部，洗净，剥取根皮，晒干。

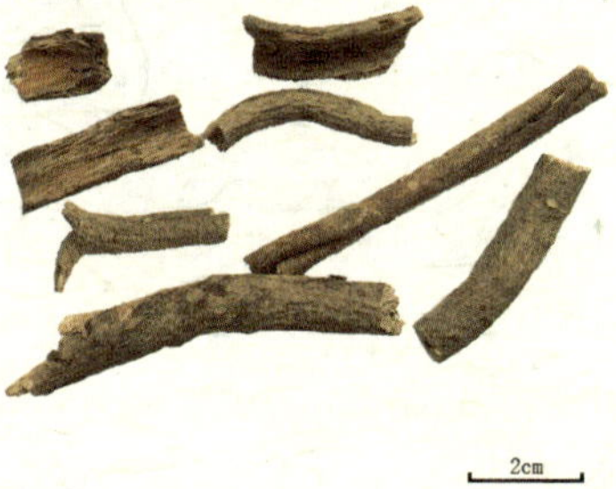

图4-3 五加皮

一、典籍记载

《本草纲目》载其治一切风湿痿痹，壮筋骨，填精髓：“五加皮，洗刮去骨，煎汁和曲米酿成饮之；或切碎袋盛，浸酒煮饮，或加当归、牛膝、地榆诸药。”

二、识别要点

（1）呈不规则卷筒状。

（2）外表面灰褐色，有稍扭曲的纵皱纹和横长皮孔样斑痕；内表面淡黄色或灰黄色，有细纵纹。

（3）体轻，质脆，断面不整齐，灰白色。

（4）气微香，味微辣而苦。

传统经验认为，皮厚，气香，无木心者为佳。（见图4–3）

三、食用指南

中医学认为，五加皮性味辛、苦，温；归肝、肾经。具有祛风除湿，补益肝肾，强筋壮骨，利水消肿的功效。对风湿痹病、筋骨痿软、小儿行迟、体虚乏力、水肿、脚气有一定的疗效。

1. 五加皮瘦肉粥

【配方】五加皮4.5克，瘦肉30克，白米半碗，干香菇、葱、米酒、盐各适量。

【制作】香菇水发，切丝，葱切段，备用。锅中加适量水，放入五加皮煮药汁，用药汁煮粥。再将葱爆香，加入香菇丝、瘦肉、米酒、盐拌炒装盘备用。将所有材料放入粥锅中焖约5分钟即成。

【功用】强关节，祛风湿。

2. 五加皮熘黄鱼

【配方】黄鱼1条（约500克），南五加皮10克，黄酒、糖、醋、盐各适量。

【制作】黄鱼去鳃、鳞、内脏，洗净，两侧切花刀。南五加皮加水煎煮两次，取汤汁，备用。将黄鱼上裹好面糊，用油炸至酥脆，放入盘中。炒锅中放入南五加皮汤汁，加黄酒、糖、醋、盐，加热拌炒，至汤汁稠黏，做汁浇鱼食。

【功用】补虚，祛风，散湿。适用于体虚、风湿病经久不愈者食用。

四、食用禁忌

阴虚火旺者慎服。

第五章

化湿药

- 佩兰
- 砂仁
- 厚朴花
- 豆蔻
- 苍术

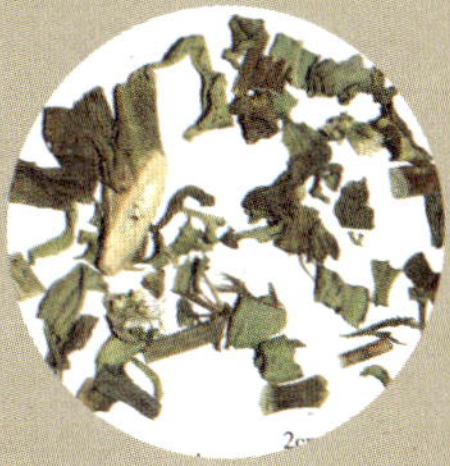

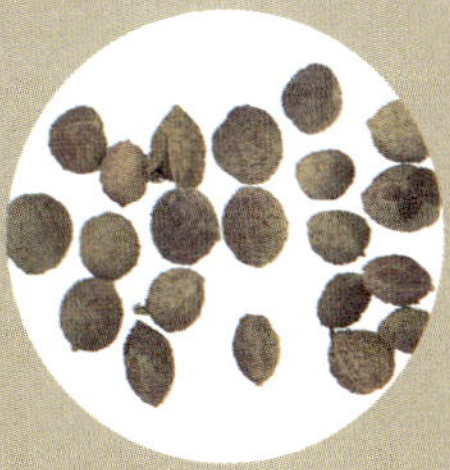

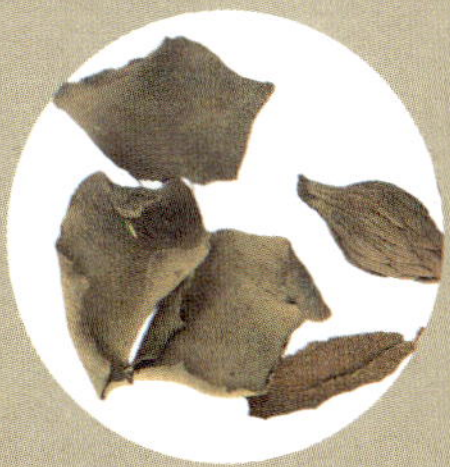

佩兰 Pei lan

佩兰来源于菊科植物佩兰 *Eupatorium fortunei* Turcz. 的干燥地上部分。

夏、秋二季分两次采割，除去杂质，晒干。

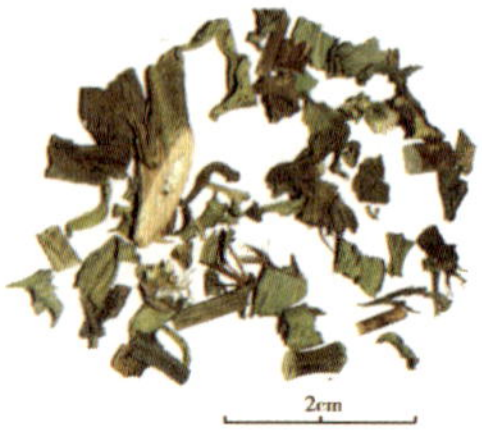

图5-1 佩兰

一、典籍记载

《本草纲目》记载：“佩兰为消渴良药。”

《神农本草经疏》记载：“佩兰为散郁结之圣药也。”

《神农本草经疏》又载：“开胃除恶，清肺消痰，散郁结。”

《本草便读》中曰：“佩兰有行气消痰之效。”

《神农本草经》将佩兰列为上品，能“主利水道，杀蛊毒，辟不祥。久服益气，轻身不老，通神明”。

《雷公炮炙论》中记载佩兰“生血，调气与荣”，可用于产后补虚。

《中药志》记载佩兰能“发表祛湿，和中化浊。治伤暑头痛，无汗发热，胸闷腹满，口中甜腻，口臭”。

二、识别要点

（1）茎呈圆柱形；表面黄棕色或黄绿色，有的带紫色，有明显的节及纵棱线；质脆，断面髓部白色或中空。

（2）叶对生，有柄，叶片绿褐色；完整叶片3裂或不分裂，分裂者中间裂片较大，展平后呈披针形或长圆状披针形，基部狭窄，边缘有锯齿；不分裂者展平后呈卵圆形、卵状披针形或椭圆形。

（3）气芳香，味微苦。

传统经验认为，质嫩，身干，叶多，色绿，香气浓者为佳。（见图5-1）

三、食用指南

中医学认为，佩兰性味辛，平；归脾、胃经。具有芳香化湿，醒脾开胃，发表解暑的功效。对于湿浊中阻、脘痞呕恶、口中甜腻、口臭多涎、暑湿表证、头胀胸闷有一定的作用。

1. 藿香佩兰茶

【配方】佩兰9克，藿香9克，茶叶6克 。

【用法】先把茶叶、藿香、佩兰放入清水中洗净，将茶叶、藿香、佩兰放入茶壶内，沸水泡10~20分钟，代茶饮之。

【功用】解暑热，止吐泻。

2. 佩兰绿豆汤

【配方】绿豆250克，佩兰10克，薄荷5克，藿香5克，薏米30克，冰糖适量。

【制作】将绿豆和薏米洗净，浸泡两小时后放入锅内，加入适量清水，大火煮沸，转小火熬煮20分钟，加入佩兰、薄荷、藿香，继续熬煮15分钟，加入冰糖稍煮即可食用。

【功用】消暑去火，清除毒素。适用于夏季胸闷、牙龈咽喉肿痛、面部生疮长痘的患者。

3. 佩兰煎蛋

【配方】鲜佩兰20克，鸡蛋两个，食盐、花生油各适量。

【制作】将佩兰叶子冲洗干净，切成细末，放入碗中，打入两个鸡蛋，放少许盐，搅拌均匀备用，将锅内加入花生油烧热，将蛋菜液倒入锅中，煎至定型，两面焦黄即可出锅。

【功用】醒脾祛湿，调理脾胃。

4. 佩兰茶

【配方】佩兰叶50克。

【用法】冲洗干净，放入锅内，加适量清水煎煮10分钟，代茶饮。也可以放入茶杯内直接用开水冲泡20分钟，代茶饮。

【功用】解暑化湿，辟秽和中。适用于因胃火旺盛引起的口臭、口苦、苔腻、不思饮食等病症。

5. 三鲜茶

【配方】鲜佩兰叶、鲜荷叶、鲜藿香各10克。

【制作】将上三物洗净、切碎，放入茶壶中，用滚开水冲泡15分钟或稍煮代茶饮用。

【用法】每日1剂。

【功用】和中化湿，升清降浊。适用于痰浊内阻型高血压，症见眩晕头痛、头目昏蒙、胸脘满闷、纳呆恶心、肢体困重、体倦嗜睡、口多痰涎、舌胖质淡、苔白腻、脉弦滑。

6. 佩兰香囊

【配方】桂枝、佩兰各5克，砂仁、蔻仁各5克，丁香、冰片各3克，山柰、丁香、雄黄各3克，冰片、薄荷脑各2.5克，高良姜2克。

【制作】将以上药物研细末并过筛，装入小布袋，每袋10~15克，用别针固定于衣襟，布袋中药末每10天更换一次。

【功用】本方具有预防儿童感冒的作用。

7. 五叶芦根茶（《温热经纬》）

【配方】藿香叶、佩兰叶、枇杷叶、鲜荷叶各9克，薄荷叶6克，冬瓜仁15克，鲜芦根30克。

【用法】将以上所有药物捣碎，放入茶壶中，冲入沸水适量，盖上闷约15分钟，代茶饮用。

【功用】芳香化浊，清肺和胃。适用于夏秋感受暑湿，脘闷泛恶，体倦纳少，咳嗽痰少，微热无汗，口中黏腻不爽或有甜味，小便黄赤短涩。

四、食用禁忌

阴虚、气虚者忌服。

《得配本草》："胃气虚者禁用。"

砂仁 ○

Sha ren

砂仁来源于姜科植物阳春砂 *Amomum villosum* Lour.、绿壳砂 *Amomum villosum* Lour. var. *xanthioides* T. L. Wu et Senjen 或海南砂 *Amomum longiligulare* T. L. Wu 的干燥成熟果实。

夏、秋二季果实成熟时采收，晒干或低温干燥。

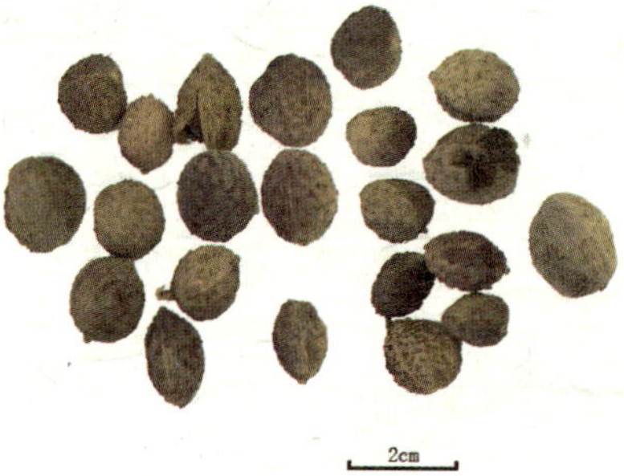

图5-2　砂仁

一、典籍记载

《药性论》云："主冷气腹痛，止休息气痢，劳损，消化水谷，温暖脾胃。"

《本草纲目》里记载，砂仁可健脾、化滞、消食。

《神农本草经疏》云："为开脾胃之要药，和中气之正品。"

二、识别要点

（1）呈椭圆形或卵圆形，有三棱，长1.5~2厘米，直径1~1.5厘米。

（2）表面棕褐色，密生刺状突起，果皮薄而软。

（3）种子结集成团，具三钝棱，中有白色隔膜，将种子团分成3瓣，每瓣有种子3~26粒；种子为不规则多面体；表面棕红色或暗褐色，外被淡棕色膜质假种皮。

（4）气芳香，味辛凉、微苦。

传统经验认为，个大，饱满，坚实，香气浓，味辛凉浓厚者为佳。（见图5-2）

三、食用指南

中医学认为，砂仁性味辛，温；归脾、胃、肾经。具有化湿开胃，温脾止泻，理气安胎的功效。用于湿浊中阻、脘痞不饥、脾胃虚寒、呕吐泄泻、妊娠恶阻、胎动不安。

1. 砂仁鲫鱼汤

【配方】鲜鲫鱼150克，砂仁3克，陈皮6克，葱、生姜、盐各适量。

【制作】将砂仁放入刮去鳞、鳃，去内脏的鲜鲫鱼腹中；后与陈皮同放入加适量水的砂锅内；大火烧开，放入调味品，煮至汤浓味香即可。

【用法】需要时服用，随餐服用。

【功用】醒脾开胃，利湿。

2. 砂仁豆蔻荷叶饮

【配方】砂仁2克，白豆蔻2克，荷叶半张。

【制作】将荷叶洗净，切碎，与洗净的砂仁、白豆蔻一同放入加适量水的砂锅内，煮沸后改用小火煨煮20分钟。

【用法】代茶饮用。

【功用】理气和胃，消食宽胀。尤适用于痰湿体质，高脂血症、脂肪肝伴腹胀、大便黏腻者宜饮之。

3. 砂仁猪肚汤

【配方】砂仁10克，三七8克，猪肚100克。

【制作】将砂仁、三七与沸水洗净、刮去内膜、去除气味的猪肚一起放入砂锅中，加水适量，大火煮沸，改文火煨煮2小时。

【用法】调味后吃肉喝汤。

【功用】理气醒胃，化瘀止痛。适合气滞血瘀型痛经的女性服用。

4. 砂仁粥（《养生随笔》）

【配方】砂仁2~3克，大米50~75克。

【制作】先把砂仁捣碎为细末；再将大米淘洗后，放入小锅内，加水适量，如常法煮粥，待粥将熟时，调入砂仁末，稍煮即可。

【用法】每日可供早、晚餐，温热服食。

【功用】健脾胃，助消化。适用于小儿食欲不振、消化不良。

5. 和胃代茶饮（《清宫代茶饮精华》）

【配方】茯神15克，焦枣仁（酸枣仁）15克，陈皮5克，炒谷芽（谷芽）10克，壳砂（砂仁）3克，甘草3克。

【用法】水煎代茶饮用。

【功用】养心安神，健脾开胃。

四、食用禁忌

阴虚有热者忌服。

《神农本草经疏》：“凡腹痛属火，泄泻得之暑热，胎动由于血热，咽痛由于火炎，小儿脱肛由于气虚，肿满由于湿热，上气咳嗽由于火冲迫肺而不由于寒气所伤，皆须详察鉴别，难以概用。”

《药品化义》：“肺有伏火忌之。”

《得配本草》：“气虚肺满禁用。”

厚朴花 Hou po hua

厚朴花来源于木兰科植物厚朴*Magnolia officinalis* Rehd. et Wils.或凹叶厚朴*Magnolia officinalis* Rehd. et Wils. var. *biloba* Rehd. et Wils.的干燥花蕾。

春季花未开放时采摘，稍蒸后，晒干或低温干燥。

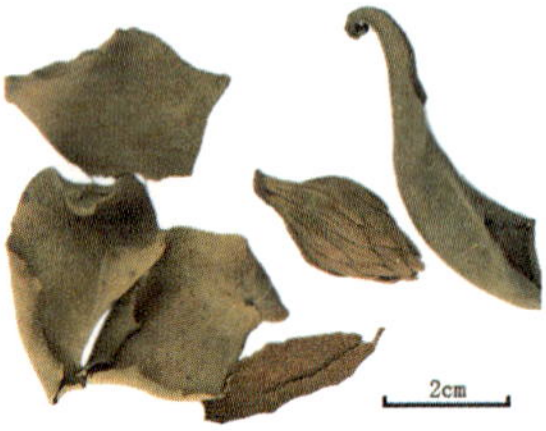

图5-3 厚朴花

一、典籍记载

《饮片新参》记载："宽中理气。治胸闷，化脾胃湿浊。"

《四川中药志》记载："宽胸理膈，降逆理气。"

二、识别要点

（1）呈长圆锥形；红棕色至棕褐色。

（2）花被多为12片，肉质，外层的呈长方倒卵形，内层的呈匙形；雄蕊多数，花药条形；雌蕊心皮多数，分离，螺旋状排列在圆锥形的花托上。

（3）气香，味淡。

传统经验认为，以气香，含苞未放，完整，柄短，色棕红者为佳。（见图5-3）

三、食用指南

中医学认为，厚朴花性味辛、微苦，温；归脾、胃经。具有理气，化湿的功效。用于肝胃气滞、胸脘痞闷胀满、纳谷不香。

1. 厚朴花饮

【配方】厚朴花6克，佛手片12克。

【制作】厚朴花在春末夏初花蕾未开或稍开时采摘，置于蒸笼上蒸，上汽后10分钟取出晒干或文火烘干。

【用法】二味开水冲泡10分钟，代茶饮。

【功用】适用于肝郁气滞导致的脘腹胀满、嗳气等。

2. 厚朴花茶

【配方】厚朴花3克。

【用法】冲泡代茶饮，每日早、晚各1杯。

【功用】适用于急性肠炎、腹泻等病症，但慢性腹泻和孕妇不宜饮用。

3. 二花汤

【配方】厚朴花、凌霄花各10克。

【用法】二味煎汤代茶饮。

【功用】有开郁利气化瘀的作用。

四、食用禁忌

《饮片新参》：“阴虚液燥者忌用。”

豆蔻 Dou kou

豆蔻来源于姜科植物白豆蔻 *Amomum kravanh* Pierre ex Gagnep. 或爪哇白豆蔻 *Amomum compactum* Soland ex Maton 的干燥成熟果实。

夏、秋间采收成熟果实，晒干或低温干燥。

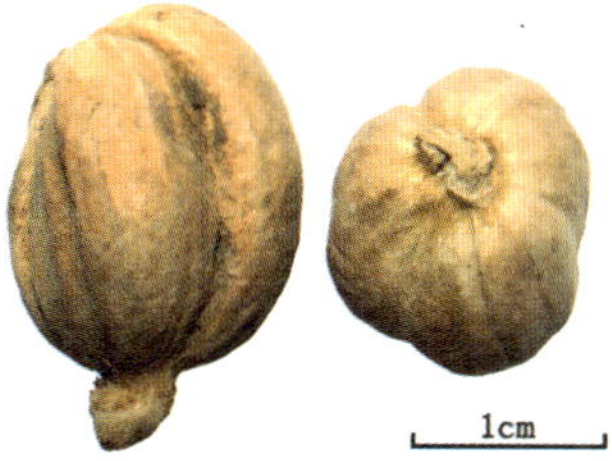

图5-4 豆蔻

一、典籍记载

《开宝本草》记载“主积冷气，止吐逆反胃，消谷下气。”

《名医别录》记载：“主温中，心腹痛，呕吐，去口臭气。”

《珍珠囊》中记载：“益脾胃，去寒，又治客寒心胃痛。”

《本草纲目》：“治瘴疠寒疟，伤暑吐下泄痢，噎膈反胃，痞满吐酸，痰饮积聚，妇人恶阻带下，除寒燥湿，开郁破气，杀鱼肉毒。”

《本草原始》：“补脾胃，磨积滞，调散冷气甚速，虚弱不能饮食者最宜，兼解酒毒。”

《本草通玄》记载：“白豆蔻，其功全在芳香之气，一经火炒，便减功力；即入汤液，但当研细，乘沸点服尤妙。”

二、识别要点

（1）呈类球形，直径1.2~1.8厘米。

（2）表面黄白色至淡黄棕色，有3条较深的纵向槽纹，两端均具有浅棕色绒毛。

（3）果皮薄，体轻，质脆，易纵向裂开，内分3室，每室含种子约10粒。种子呈不规则多面体，背面略隆起，表面暗棕色，被有残留的假种皮。

（4）气芳香，味辛凉略似樟脑。

传统经验认为，个大，饱满，杂质少，气味浓者为佳。（见图5–4）

三、食用指南

中医学认为，豆蔻性味辛，温；归肺、脾、胃经。具有化湿行气，温中止呕，开胃消食的功效。用于湿阻中焦、不思饮食、湿温初起、胸闷不饥、寒湿呕逆、胸腹胀痛、食积不消。

1. 白豆蔻牛奶

【配方】白豆蔻粉10g，牛奶250ml，冰糖15g。

【制作】牛奶用中火煮到近沸腾，但是不可沸腾。加入白豆蔻粉，用小火煮3分钟，边煮边搅拌。最后加入冰糖，关火，搅至冰糖溶化就可以饮用。

【功用】滋补气血，消食行气。

2. 豆蔻首乌馒头

【配方】白豆蔻3克，制何首乌6克，面粉200克，发酵粉适量。

【制作】将白豆蔻除去杂质去壳，然后将它打成细粉放置待用，将制何首乌进行烘干处理，也将它打成细粉。将面粉、白豆蔻、制何首乌粉放入盆中。加水和发酵粉，和匀，揉成面团，等到全部发酵好了之后，就将面团进行揉搓，直到揉搓成长度大概四厘米的长条，放置待用。按量切块，每块约50克。把切好的面块放入蒸笼内摆好。间隔距离合适，盖上笼盖。用武火蒸15分钟即成。

【功用】芳香化湿，滋补肝肾，降低血压。

3. 豆蔻茶

【配方】豆蔻3g，砂仁3g，木香5g，藿香5g。

【制作】将豆蔻、砂仁砸碎，木香切成小碎块，与藿香一起置入茶杯内，倒入刚沸的开水，盖严杯盖，浸泡15分钟左右即可代茶饮，可反复加入沸水浸泡数次，直至无味。

【用法】每日上、下午各泡服1剂。

【功用】用于脾胃不调，气机受阻的胃炎所致胃脘胀痛、呕逆泛恶、不思饮食、食入反胀、嗳气及矢气等。

4. 豆蔻砂仁骨汤

【配方】白豆蔻10克，砂仁6克，带肉猪骨500克，盐5克，姜片10克，葱10克，料酒10克。

【制作】将带肉猪骨用开水烫一下，然后清洗干净，接着剁成长度为五厘米的小段，将白豆蔻、砂仁装纱布袋中，扎紧袋口，与猪骨一起倒进砂锅里。放入姜片、盐、葱、料酒，加入适量清水，加盖炖至骨肉分离，弃纱布药袋，食肉，饮汤。

【功用】健胃补脾。适用于慢性胃炎的患者。

5. 砂仁豆蔻橘皮饮

【配方】砂仁2g，白豆蔻2g，橘皮10g。

【制作】先把白豆蔻，橘皮洗干净，再晒干，白豆蔻敲碎，橘皮切成丝，同放到砂锅加适量的水，先煎20分钟，再加入洗干净的砂仁，再煎2分钟，用洁净纱布过滤，取汁放到容器，即可。

【功用】醒脾开胃，行气启膈。适用于胸脘闷胀、厌食的患者。

四、食用禁忌

阴虚内热者忌食。干燥综合征及糖尿病人忌食。胃火偏盛、口干口渴、大便燥结者忌食。

苍术 Cang zhu

苍术来源于菊科植物茅苍术 *Atractylodes lancea*（Thunb.）DC. 或北苍术 *Atractylodes chinensis*（DC.）Koidz. 的干燥根茎。

春、秋二季采挖，除去泥沙，晒干，除去须根。

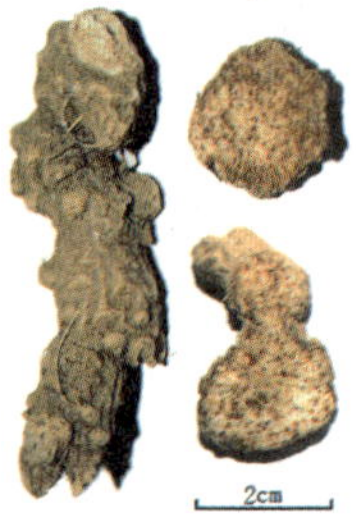

图5-5 苍术

一、典籍记载

《神农本草经》记载：“作煎饵。久服，轻身，延年，不饥。”

《食鉴本草》："苍术酒治诸般风湿疮，脚气下重。用苍术三十斤洗净打碎，以东流水三担，浸二十日。去茎，以汁浸面，如家酿酒法。酒熟，任意饮之。"

《珍珠囊》记载其能"健胃安脾，诸湿肿非此不能除"。

《本草纲目》记载："散风除湿解郁。汁酿酒，治一切风湿筋骨痛。"

二、识别要点

（1）呈不规则连珠状、结节状圆柱形或疙瘩状，饮片呈不规则类圆形或条形厚片。

（2）表面灰棕色或黑棕色，有皱纹、横曲纹及残留须根，顶端具茎痕或残留茎基。

（3）质坚实或较疏松，断面黄白色或灰白色，散有多数橙黄色、棕红色或黄棕色油点；有的暴露稍久可析出白色细针状结晶。

（4）气香特异，味微甘、辛、苦。

传统经验认为，个大，质坚实，断面朱砂点多，香气浓者为佳。（见图5-5）

三、食用指南

中医学认为，苍术性味辛、苦，温；归脾、胃、肝经。具有燥湿健脾，祛风散寒，明目的功效。对于湿阻中焦、脘腹胀满、泄泻、水肿、脚气痿躄、风湿痹痛、风寒感冒、夜盲、眼目昏涩有一定的作用。

1. 苍术苡仁粥

【配方】苍术15克，生薏苡仁、粳米各50克。

【制作】将苍术洗净，用纱布包好，与生薏苡仁、粳米同时放入锅，加水适量。煮至粥熟，去药包，即可服食。

【功用】健脾祛湿。适用于脾虚湿困型排卵期出血，症见排卵期少量阴道出血，伴见平时白带过多、胸闷、纳差食少、大便不适。

2. 苍术冬瓜祛湿汤

【配方】苍术15克，泽泻15克，冬瓜250克，猪瘦肉500克，生姜片、盐各适量。

【配方】将苍术、泽泻洗净，冬瓜和猪肉洗净，切块。锅内烧水，水开后放入猪瘦肉，焯去血水，再将苍术、泽泻、冬瓜、猪瘦肉、生姜片一起放入煲内，加入适量清水，大火煲沸后，用小火煲1小时，调味即可。

【功用】减肥瘦身，清润养生。

3. 苍术芝麻粥

【配方】苍术15克，黑芝麻、核桃仁各30克，大米60克。

【制作】苍术用纱布包好，黑芝麻、核桃仁捣碎。同大米放砂锅内加水适量，文火煮粥，待米烂粥稠，取出药包，空腹食粥。

【用法】每天1次。

【功用】本方适用于夜盲症，也可用于视物昏花、两目干涩等症。

4. 猪肚煨苍术

【配方】猪肚1只，苍术、陈皮各30克。

【制作】将猪肚里外洗净，苍术、陈皮用纱布包好放入猪肚中，麻线扎紧，加水适量，文火炖煮，熟后去掉药包，趁热食肚饮汤，分2天食完。

【功用】健脾和胃，消食化滞。适用于慢性胃炎、溃疡病、胃下垂而见脘腹胀痛、嗳气饱闷、恶心欲吐、食欲不振等。

5. 苍术猪肝粥

【配方】猪肝100克，苍术9克，小米150克。

【制作】将苍术焙干为末，将猪肝切成两片相连，掺药在内，用麻线扎定，与小米加水适量，放入砂锅内煮熟即可。

【功用】养肝明目。适用于长期熬夜、两眼昏花的患者。

6. 苍术羊肉煲

【配方】羊肉（肥瘦）500克，羊骨100克，薏米50克，茯苓25克，苍术10克，白萝卜500克；大葱5克，姜5克，花椒5克，白胡椒1克，盐2克，料酒5克。

【配方】将羊肉、白萝卜切成块，姜切成片，葱切成末备用，将羊肉、羊脊骨放入开水里焯去血腥味，捞出在清水里洗净，然后放入砂锅里，加入姜片、苍术、花椒、茯苓片、薏米、白萝卜，用大火煮开，加入盐、白胡椒、料酒，改用小火炖60分钟左右，调味即可。

【功用】本方具有祛风、祛湿、散寒、健脾胃的作用。

四、食用禁忌

阴虚内热，气虚多汗者忌服。

《本草正》："内热阴虚，表疏汗出者忌服。"

《药性论》："忌桃、李、雀肉、菘菜、青鱼。"

《医学入门》："血虚怯弱及七情气闷者慎用。误服耗气血，燥津液，虚火动而痞闷愈甚。"

《神农本草经疏》："凡病属阴虚血少、精不足，内热骨蒸，口干唇燥，咳嗽吐痰，吐血，鼻衄，咽塞，便秘滞下者，法咸忌之。肝肾有动气者勿服。"

第六章

利水渗湿药

利水消肿药

· 茯苓

· 薏苡仁

· 泽泻

利水通淋药

· 车前草

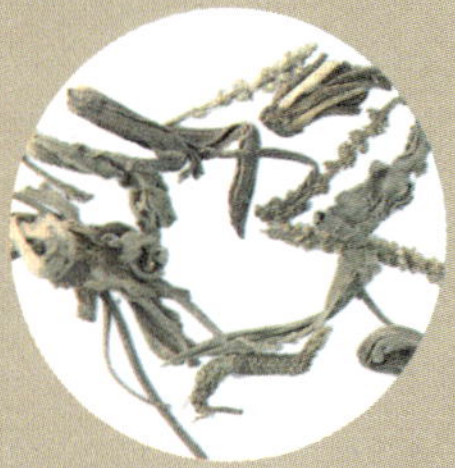

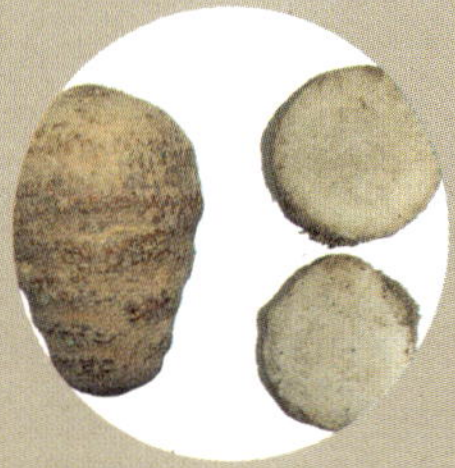

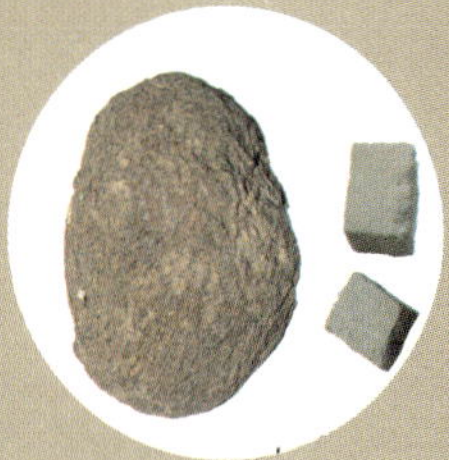

利水消肿药

茯苓 ○

Fu ling

茯苓来源于多孔菌科真菌茯苓*Poria cocos*(Schw.) Wolf的干燥菌核。

多于7~9月采挖，挖出后除去泥沙，堆置“发汗”后，摊开晾至表面干燥，再“发汗”，反复数次至现皱纹，内部水分大部散失后，阴干。或将鲜茯苓按不同部位切制，阴干。

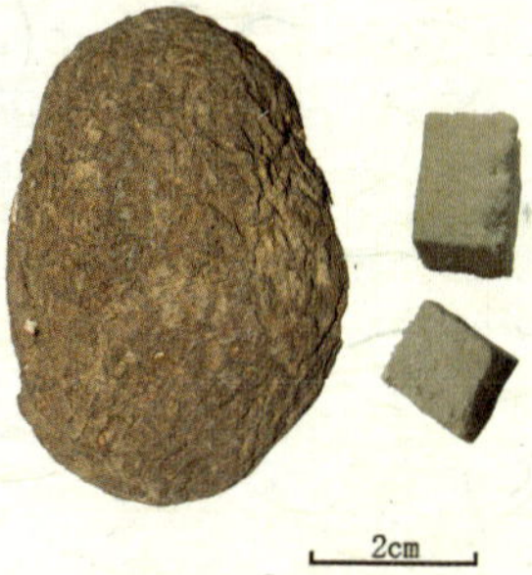

图6-1 茯苓

一、典籍记载

《神农本草经》把茯苓列为上品，认为有“主胸胁逆气……利小便，久服安魂养神，不饥延年”的功效。

陶弘景亦称其为“养神而改灵，和魂而炼魄”的仙药。

《图经本草》记载：“茯苓为末，浸入酒和蜂蜜中封月余，可制成极甘美的茯苓酥。”

苏轼在《东坡杂记》中记载了制茯苓之法：“以九蒸胡麻（即芝麻），用去皮茯苓少入白蜜为饼食之，日久气力不衰，百病自去，此乃长生要诀。”

元代《饮膳正要》有茯苓酒，以茯苓煮汁蒸米加酒曲作酒酿。

明代李时珍《本草纲目》以酒渍茯苓“日食一块，至百日，肌体润泽，延年耐饥，面若童颜”。称“茯苓粥清上实下”。

二、识别要点

（1）呈类球形、椭圆形、立方块状或不规则厚片。

（2）体重，质坚实，不易破碎，断面颗粒性，有的具裂隙，外层淡棕色，内部白色，少数淡红色，有的中间抱有松根。

（3）气微，味淡，嚼之粘牙。

传统经验认为，体重坚实，无裂隙，断面细腻，粘牙力强者为佳。（见图6–1）

三、食用指南

中医学认为，茯苓性味甘、淡，平；归心、肺、脾经。具有渗湿利水，健脾和胃，宁心安神的功效。对水肿尿少、痰饮眩悸、脾虚食少、便溏泄泻等有一定的作用。

1. 茯苓饼

【配方】白茯苓、大米粉、白砂糖各250~500克。

【制作】先将白茯苓研细粉，过筛；再将白茯苓粉、大米粉、白砂糖倒入面盆搅匀，加水调成糊状，用平底锅，以微火摊成薄煎饼。

【用法】需要时服用。

【功用】健脾益气之功，尤适于老人日常保健食用，气虚体弱、纳少、便溏者亦可食用。

2. 茯苓大枣粥

【配方】茯苓粉30克，粳米60克，大枣5枚，冰糖适量。

【制作】枣去核，与粳米浸泡后加水同煮，快熟时加入茯苓粉、冰糖，煮熟即可。

【用法】温热顿服，日服2~3次。

【功用】可健脾补中，利水渗湿，安神。用于脾虚久泻、失眠。

3. 茯苓栗子粥

【配方】茯苓15克，栗子25克，大枣10个，粳米100克。

【制作】加水先煮栗子、大枣、粳米；茯苓研末，待米半熟时徐徐加入，搅匀，煮至栗子熟透。可加糖调味食。

【用法】温热顿服，日服2~3次。

【功用】补脾利湿、止泻。用于脾胃虚弱、饮食减少、便溏腹泻。

4. 茯苓薏米饼

【配方】茯苓、薏米、白面粉各30克，白糖适量。

【制作】以上研成细末和匀压成饼，蒸熟。

【用法】随餐服用，每日1次。

【功用】健脾和胃。适合小儿食用。

5. 茯苓鸡肉馄饨（《养老奉亲书》）

【配方】茯苓50克，鸡肉适量，面粉200克，生姜、胡椒、盐各适量。

【制作】茯苓研为细末，与面粉加水揉成面团，鸡肉剁细，加生姜、胡椒、盐做馅，包成馄饨。煮食。

【用法】每日1次。

【功用】补脾益气，开胃下气。用于脾胃虚弱、呕逆少食、消化不良。

6. 茯苓麦冬粥（《太平圣惠方》）

【配方】茯苓、麦冬各15克，粟米100克。

【制作】粟米加水煮粥；二药水煎取浓汁，待米半熟时加入，一同煮熟食。

【用法】温热顿服，日服2~3次。

【功用】宁心安神，养阴除烦。用于心阴不足、心胸烦热、惊悸失眠、口干舌燥。

7. 开胃汤

【配方】茯苓15克，怀山药12克，谷芽、麦芽各30克，鲜、干鸭肫各1个。

【用法】以上食材煮汤，随餐饮服。

【功用】健脾开胃。适于小儿消化不良，不思饮食。

8. 茯苓陈皮姜汁茶

【配方】茯苓25克，陈皮5克，生姜汁10滴。

【用法】水煎代茶饮用，饮服时加入生姜汁。

【功用】健脾理气，止呕。可用于治疗妊娠呕吐。

9. 茯苓蜂蜜面膜

【配方】茯苓粉15克，蜂蜜30克。

【制作】将茯苓粉与蜂蜜调成糊状。

【用法】晚上睡前敷于面部，翌晨用清水洗去。

【功用】营养肌肤，消除老年斑和黄褐斑。

四、食用禁忌

阴虚而无湿热、虚寒滑精、气虚下陷者慎服。

《本草经集注》："马蔺为之使。恶白敛。畏牡蒙、地榆、雄黄、秦艽、龟甲。"

《药性论》："忌米醋。"

《医学启源》："如小便利，或数服之，则损人目；如汗多人服之，损元气，夭人寿。"

《神农本草经疏》："病人肾虚，小水自利或不禁或虚寒，精清滑，皆不得服。"

《得配本草》："气虚下陷、水涸口干俱禁用。"

薏苡仁 Yi yi ren

薏苡仁来源于禾本科植物薏苡 *Coix lacryma-jobi* L. var. *mayuen*（Roman.）Stapf的干燥成熟种仁。

秋季果实成熟时采割植株，晒干，打下果实，再晒干，除去外壳、黄褐色种皮及杂质，收集种仁。

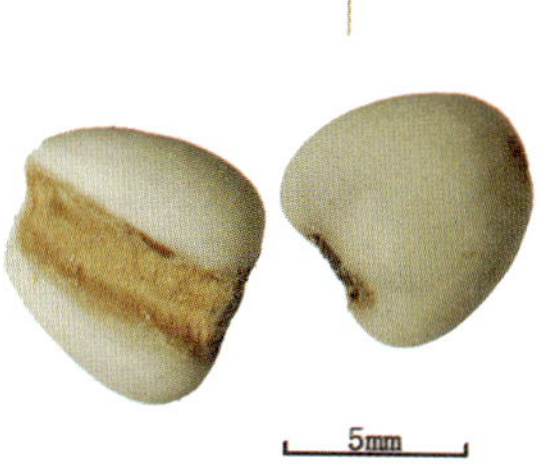

图6-2　薏苡仁

一、典籍记载

《神农本草经》将其列为上品，认为它可以治湿痹，利肠胃，消水肿，健脾益胃，久服轻身益气。

《名医别录》记载："除筋骨邪气不仁，利肠胃，消水肿，令人能食。"

《本草新编》："薏仁最善利水，不至损耗真阴之气，凡湿盛在下身者，最宜用之，视病之轻重，准用药之多寡，则阴阳不伤，而湿病易去。故凡遇水湿之症，用薏仁一二两为君，而佐之健脾去湿之味，未有不速于奏效者也，倘薄其气味之平和而轻用之，无益也。"

《本草纲目》谓薏仁"健脾益胃，补肺清热、祛风胜湿，养颜驻容、轻身延年"。记载了薏苡仁酒：薏苡仁粉，同曲米酿酒，或袋盛煮酒饮之，可去风湿，强筋骨，健脾胃；薏苡仁粥：薏苡仁研为粗末，与粳米等份，加水煮成稀粥，每日1~2次，连服数日，补脾除湿，用于脾虚水肿，或风湿痹痛、四肢拘挛等。

《医学衷中参西录》记载"珠玉二宝粥"：薏苡仁、山药各60克，捣为粗末，加水煮至烂熟，再将柿霜饼25克，切碎，调入溶化，随意服食。用于脾肺阴虚、饮食懒进、虚热劳嗽。

二、识别要点

（1）呈宽卵形或长椭圆形。

（2）表面乳白色，光滑，偶有残存的黄褐色种皮，一端钝圆，另端较宽而微凹，有1淡棕色点状种脐，背面圆凸，腹面有1条较宽而深的纵沟。

（3）质坚实，断面白色，粉性。

（4）气微，味微甜。

传统经验认为，粒大饱满，身干，杂质少，无破碎，色白者为佳。（见图6–2）

三、食用指南

中医学认为，薏苡仁性味甘、淡，凉；归脾、胃、肺经。具有健脾渗湿，除痹止泻，清热排脓的功效。对于水肿、脚气、小便不利、湿痹拘挛、脾虚泄泻、肺痈、肠痈、扁平疣有一定的作用。

1. 薏米红豆汤

【配方】薏米30克，赤小豆15克。

【制作】薏米洗净浸泡20分钟，同红小豆一起放入加水的锅中，武火煮开，改文火煮至薏米熟烂，也可加点冰糖。

【用法】早、晚分服，连续服用7天。

【功用】健脾祛湿，美白减肥。适合夏季及体内湿气较重、肥胖的人食用。

2. 薏米银耳羹

【配方】薏苡仁150克，银耳100克，糖桂花、白糖、水淀粉各适量。

【制作】银耳凉水浸软去杂质，改用开水浸泡至发透；后放入加入白糖、清水的锅中，武火煮开；再放入温水泡好的薏米，入水淀粉勾成稀芡，加糖桂花即可。

【用法】空腹食用，每日2次。

【功用】适用于脾胃虚弱、肺胃阴虚等病症。并可作为各种癌症患者的辅助食谱。

3. 薏米莲子百合粥

【配方】薏米50克，莲子（去心）30克，百合20克，粳米50克，红糖适量。

【制作】将洗净的薏米、莲子、百合放入加入适量水的砂锅内，煎煮至烂，再加入粳米煮至粥熟，放入红糖即可食用。

【用法】温热顿服，每日1~2次。

【配方】健脾润肺，祛湿止泻，健肤美容。适用于大便稀溏、下肢湿疹、面部痤疮等病症。

4. 薏米八宝粥

【配方】薏苡仁10克，莲子肉10克，白扁豆10克，红枣5枚，桂圆肉10克，核桃仁10克，糯米100克，红糖适量。

【制作】上述材料洗净一同放入加适量水的砂锅内，武火煮沸，改文火熬成粥，调入红糖即可。

【用法】温热顿服，每日1~2次。

【功用】健脾开胃，益气养血。适用于脾胃虚弱、气血不足者，也可治疗心烦失眠等病症。

5. 薏米红枣汤

【配方】薏米100克，红枣（去核）12粒。

【制作】以上加适量水同煮即可，也可加白糖调味。

【用法】空腹食用，每日2次。

【功用】活血养颜。滋润美白皮肤，可减少脸部蝴蝶斑。

6. 薏米美容酒

【配方】薏米粉100克，米酒400毫升。

【制作】薏米粉装入瓶内，加入米酒浸泡，一周后即可饮用。

【用法】每次饮20毫升。也可用橘汁、苹果汁、柠檬汁等水果汁调和饮用，效果更好。

【功用】美容养颜，滋润肌肤。适用于皮肤粗糙、皮肤扁平疣等病症。

7. 薏苡仁冬瓜猪肉汤

【配方】薏苡仁10克，扁豆10克，陈皮5克，冬瓜（连皮）500克，猪肉400克，生姜片、盐各适量。

【制作】猪肉洗净切块，焯去血水，同薏苡仁、扁豆、陈皮、切块的冬瓜、生姜片，一同放入砂锅，加水适量，武火煮沸，改文火熬一个半小时，调入盐即成。

【用法】随餐服用。

【功用】健脾祛湿。适用于夏季暑湿保健。

四、食用禁忌

脾虚无湿，大便燥结及孕妇慎服。

《神农本草经疏》："凡病大便燥，小水短少，因寒转筋，脾虚无湿者忌之。妊娠禁用。"

《本草通玄》："下利虚而下陷者，非其宜也。"

泽泻　Ze xie

泽泻来源于泽泻科植物泽泻 *Alisma orientale* (Sam.) Juzep. 的干燥块茎。

冬季茎叶开始枯萎时采挖，洗净，除去须根及粗皮，干燥。

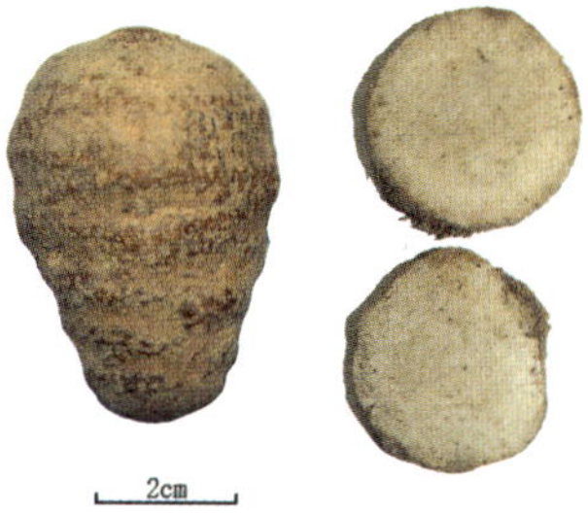

图6-3　泽泻

一、典籍记载

《本草正义》中记载："泽泻，最善渗泄水道，专能通行小便。"

《神农本草经》记载泽泻："主风寒湿痹，乳难，消水，养五脏，益气力，肥健。"

《本草纲目》中记载："泽泻，气平，味甘而淡，淡能渗泄，气味俱薄，所以利水而泄下。"

《药性论》中说泽泻："主肾虚精自出，治五淋，利膀胱热，直通水道。"

《日华子诸家本草》中记载其"治五劳七伤，主头旋、耳虚鸣，筋骨挛缩，通小肠，止遗沥、尿血"。

《名医别录》记载泽泻："补虚损五劳，除五脏痞满，起阴气，止泄精、消渴、淋沥，逐膀胱、三焦停水。”

《药品化义》中记载：“凡属泻病，小水必短数，以泽泻清润肺气，通调水道，下输膀胱，主治水泻湿泻，使大便得实，则脾气自健也。”

《医学启源》：“治小便淋沥，去阴间汗。《主治秘诀》云，去旧水，养新水，利小便，消水肿，渗泄止渴。”

二、识别要点

（1）呈类球形、椭圆形、卵圆形，饮片呈圆形或椭圆形厚片。

（2）表面黄白色或淡黄棕色，有多条横向凸起的环纹，全体密布细小突起的点状根痕。

（3）质较坚实，断面黄白色，粉性，有多数细孔及散在的筋脉点。

（4）气微，味微苦。

传统经验认为，个大，坚实，色黄白，粉性大者为佳。（见图6–3）

三、食用指南

中医学认为，泽泻性味甘，寒；归肾、膀胱经。具有利水渗湿，清热泻火的功效，对于小便不利、水肿胀满、痰饮、泄泻、带下淋浊、阴虚火旺有一定的疗效。

1. 泽泻粥

【配方】泽泻10克，大米100克，白糖少许。

【制作】将泽泻择净，放入锅中，加清水适量，水煎取汁，加大米煮粥，待熟时调入白糖，再煮一二沸即成。

【用法】每日1~2剂。

【功用】健脾渗湿，利水消肿。适用于水湿停滞、小便不利、水肿、下焦湿热带下、小便淋涩等。

2. 薏米泽泻猪骨汤

【配方】扁豆、薏米各80克，猪苓、泽泻各12克，红枣5个，猪骨500克，生姜3片，盐适量。

【制作】将猪骨洗净，敲碎，红枣去核，扁豆、薏米、猪苓、泽泻分别洗净，放入盆中，加入适量水浸泡30分钟，将所有材料一起放入砂锅中，加清水2500毫升，武火滚沸后改文火煲约2小时，加盐调味即可。

【功用】本方具有清热、渗湿、滋润、补益等功效。

3. 泽泻荷叶粥

【配方】泽泻20克，鲜荷叶1张，粳米100克，白糖适量。

【制作】将鲜荷叶洗净，泽泻研磨成粉末，泽泻粉与粳米一起放入锅内，加适量清水，将荷叶盖于水面上，熬煮成稀粥，揭去荷叶，放入白糖即可。

【功用】清热化浊，减肥消脂。能够用于预防动脉硬化和冠心病。

4. 冬瓜泽泻鲫鱼汤

【配方】老冬瓜800克，鲜荷叶半张，猪苓、泽泻各12克，薏米80克，鲫鱼1条，猪瘦肉100克，生姜3片，盐适量。

【制作】将所有的材料分别洗净，冬瓜切块；中药和薏米稍浸泡，鲫鱼宰洗净，煎至微黄，加入少许清水。所有材料一起下汤锅，加清水3000毫升，武火滚沸后以文火煲两个半小时，加入盐调味即可。

【功用】清热，消暑，祛湿。

5. 泽泻健腰茶

【配方】泽泻5克，伏苓3克，杜仲3克，牛膝3克，干姜3克，花茶5克。

【制作】将泽泻、茯苓、杜仲、牛膝、干姜清洗干净，一起放入锅内，加入适量清水煎煮至水沸后，冲泡花茶闷10分钟后饮用。

【功用】除湿强腰。适用于腰痛、水肿的患者。

6. 泽泻茯苓鸡

【配方】母鸡1500克，泽泻60克，茯苓60克，黄酒20克。

【制作】将母鸡收拾干净，把泽泻、茯苓洗净后与黄酒同放入鸡腹内。将鸡放入盆中，置蒸笼内，旺火蒸3~4小时，食用时拣去泽泻、茯苓即可。

【功用】利水消肿。

7. 泽泻枸杞子粥

【配方】泽泻10克，枸杞子20克，大米100克，盐适量。

【制作】大米洗净泡发，枸杞子洗净备用，泽泻洗净放入锅内，加适量清水煎煮30分钟，去渣取汁待用，锅置火上，放入大米、枸杞子，加入适量清水以大火煮开，再倒入熬煮好的泽泻汁，以小火煮至粥呈浓稠状，调入盐拌匀即可。

【功用】利水降压，滋阴补肾，泄热止渴，滋阴润肺，补血养肝。

四、食用禁忌

肾虚精滑者忌服。泽泻不宜与文蛤等蛤类一起食用。

《名医别录》："扁鹊云，多服病人眼涩。"

《医学入门》："凡淋、渴、水肿，肾虚所致者，不可用。"

《神农本草经疏》："病人无湿无饮而阴虚，及肾气乏绝，阳衰精自流出，肾气不固精滑，目痛，虚寒作泄等候，法咸忌之。"

利水通淋药

车前草 Che qian cao

车前草来源于车前科植物车前 *Plantago asiatica* L. 或平车前 *Plantago depressa* Willd. 的干燥全草。

夏季采挖，除去泥沙，晒干。

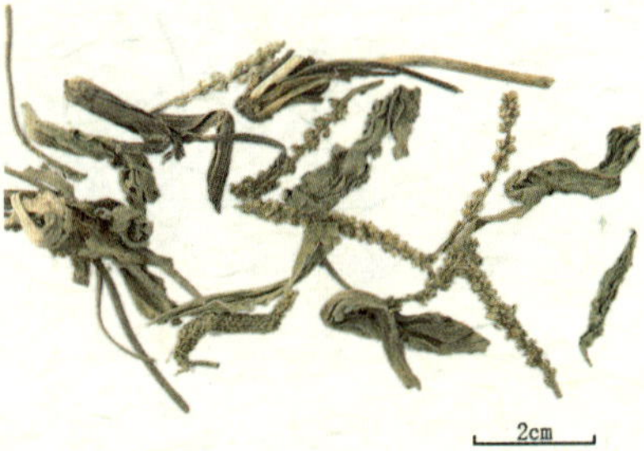

图6-4 车前草

一、典籍记载

《肘后备急方》治小便不通："车前子草一斤，水三升，煎取一升半，分三服。"

《太平圣惠方》治热痢："车前草叶捣绞取汁一盅，入蜜一合，同煎一二沸，分温二服。"

二、识别要点

（1）根须状丛生或主根圆锥状，直而长。

（2）叶基生，具长柄；展平后为卵状椭圆形、宽卵形或长椭圆形或椭圆状披针形，表面灰绿色，具明显弧形脉5~7条；先端钝或短尖，基部宽楔形，全缘或有波状疏钝齿。

（3）穗状花序数条，花茎长。蒴果盖裂，萼宿存。

（4）气微香，味微苦。

传统经验认为，叶片完整，色灰绿者为佳。（见图6-4）

三、食用指南

中医学认为，车前草性味甘，寒；归肝、肾、肺、小肠经。具有清热利尿通淋，祛痰，凉血，解毒的功效。对于热淋涩痛、水肿尿少、暑湿泄泻、痰热咳嗽、吐血衄血、痈肿疮毒有一定的效果。

1. 车前草猪肚汤

【配方】猪肚150克，车前草50克，料酒、姜片、胡椒粉、味精、盐各适量。

【制作】猪肚放入水里浸湿后撒入一些盐，揉搓洗净，放入沸水锅里煮熟，捞出，用清水洗去臊味，再切成小块；车前草拣掉杂质，洗净；将猪肚、车前草放入锅里，倒入适量清水，加料酒、姜片、胡椒粉、味精、盐，开火炖到猪肚熟烂，拣掉车前草、姜片即可。

【功用】利尿通淋，清热利湿。对泌尿系统疾病有很好疗效。

2. 车前草竹叶茶

【配方】车前草、竹叶心、生甘草、白糖各适量。

【制作】煎汤代茶饮用。

【功用】本茶具有抗菌抗病毒作用，对泌尿系感染、病毒性肝炎等均有较好疗效。

3. 车前草砂仁鱼

【配方】金钱草、车前草各60克，砂仁10克，鲤鱼1尾，盐、姜各适量。

【制作】将鲤鱼去鳞、鳃及内脏，同其他3味加水同煮，鱼熟后加盐、姜调味。

【功用】可用于治疗脂肪肝。

4. 车前草粥

【配方】鲜车前叶30克，大米50克，葱白2茎。

【制作】将车前叶、葱白择净，水煎取汁，加大米煮为稀粥。

【用法】服食，每日1剂，连续5~7天。

【功用】利湿通淋。用于热结膀胱、小便不利、淋沥涩痛。

四、食用禁忌

凡内伤劳倦，阳气下陷，肾虚精滑及内无湿热者，慎服。

第七章 温里药

- 干姜
- 肉桂
- 高良姜
- 荜茇
- 吴茱萸
- 花椒
- 丁香
- 小茴香
- 八角茴香
- 刀豆

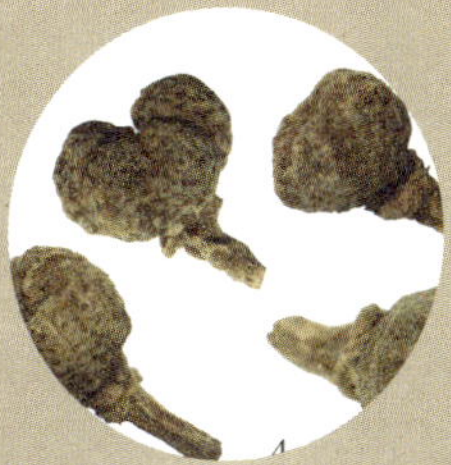

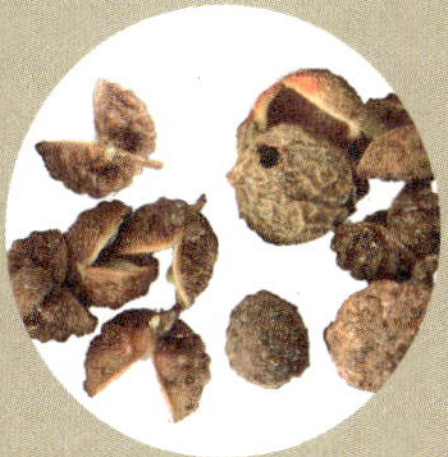

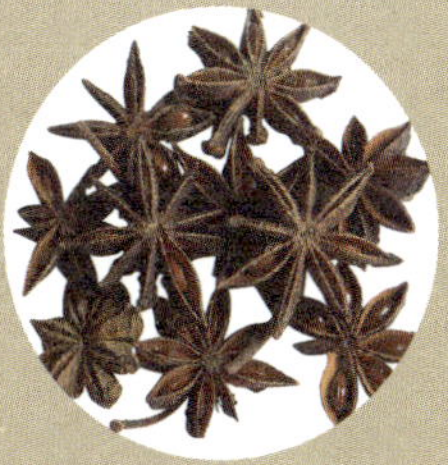

干姜 Gan jiang

干姜来源于姜科植物姜 *Zingiber officinale* Rosc. 的干燥根茎。

冬季采挖，除去须根及泥沙，晒干或低温干燥。趁鲜切片晒干或低温干燥者称为“干姜片”。

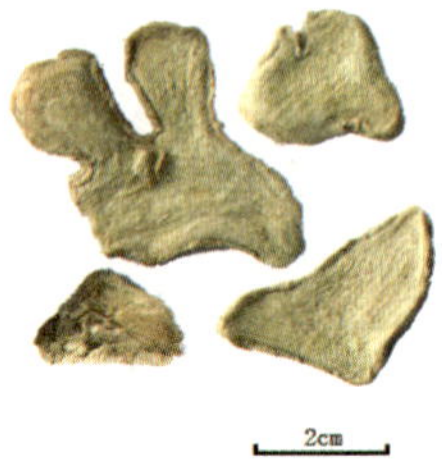

图7-1 干姜

一、典籍记载

《备急千金要方》用于治中寒水泻：“干姜（炮）研末，饮服二钱。”

《金匮要略》用于治妊娠呕吐不止：“干姜、人参各一两，半夏二两。上三味，末之，以生姜汁糊为丸，如梧子大。每服十丸，日三服。”

《补缺肘后方》治卒心痛：“干姜末，温酒服方寸匕，须臾，六七服，瘥。”

《普济方》治暴赤眼：“白姜末，水调，贴脚心。”

《十便良方》治脾胃虚弱，饮食减少，易伤难化，无力，肌瘦：“干姜（频研）四两，以白饧切块，水浴过，入铁铫溶化，和丸梧子大。每空心米饮下三十丸。”

二、识别要点

（1）呈扁平块状或不规则纵切片或斜切片，具指状分枝。

（2）表面灰黄色或浅灰棕色，粗糙，具纵皱纹及明显的环节；分枝处常有鳞叶残存，分枝顶端有茎痕或芽。

（3）质坚实，切面黄白色或灰白色，粉性或颗粒性，可见较多纤维，有的呈毛状。

（4）气香而特异，味辛辣。

传统经验认为，质坚实，外皮灰黄色，断面灰白色，粉性足，少筋脉者为佳。（见图7–1）

三、食用指南

中医学认为，干姜性味辛，热；归脾、胃、肾、心、肺经。具有温中散寒，回阳通脉，温肺化饮的功效。用于脘腹冷痛、呕吐泄泻、肢冷脉微、寒饮喘咳。

1. 干姜羊肉汤

【配方】羊肉（瘦）150克，干姜30克，盐1克，大葱3克，花椒粉1克。

【制作】羊肉切块，与干姜共炖至肉烂，调入盐、葱花、花椒面，即可。

【用法】随餐饮用，每天1次。

【功用】温里，散寒，补虚。适用于脾肾阳虚之肢冷畏寒、腰膝酸软、小便清长或下肢浮肿，泄下量多，月经后期小腹发凉等症。

2. 温肺粥

【配方】五味子9克，干姜9克，细辛3克，大米100克。

【制作】将三味中药洗净，用干净的纱布包好。大米洗净后加入适量清水，再放入用纱布包好的中药，同煮成粥，去掉纱布包。

【用法】分早、晚2次食粥。

【功用】温肺，止咳，化痰。适用于冬季感受风寒引起的咳嗽气喘、痰色稀白者。

3. 姜茶饮

【配方】干姜3克，绿茶3克。

【制作】干姜（切丝）、绿茶用水煎浓汁。

【用法】代茶饮用。

【功用】温中散寒，回阳通脉，燥湿消痰。适用于细菌性痢疾。

4. 姜枣红糖汤

【配方】干姜5克，枣（干）15克，红糖30克。

【制作】将大枣去核，洗净，干姜洗净，切片。大枣、干姜加红糖煎汤。

【用法】温热顿服，每日1~2次。

【功用】暖宫散寒。适用于寒凝痛经。

四、食用禁忌

一般人群均可食用。阴虚内热，血热妄行者忌服。孕妇慎服。

肉桂 Rou gui

肉桂来源于樟科植物肉桂 *Cinnamomum cassia* Presl 的干燥树皮。

多于秋季剥取，阴干。

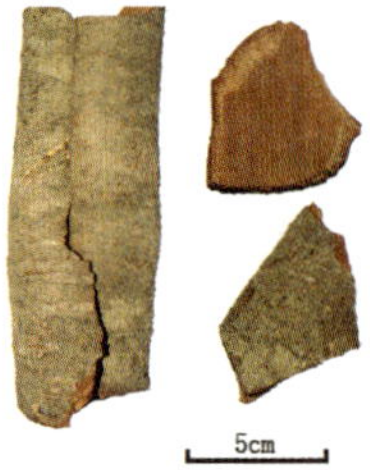

图7-2 肉桂

一、典籍记载

《神农本草经》："主上气咳逆，结气喉痹吐吸，利关节，补中益气。"

《名医别录》："主心痛，胁风，胁痛，温筋，通脉，止烦、出汗。""主温中，利肝肺气，心腹寒热、冷疾，霍乱转筋，头痛，腰痛，止唾，咳嗽，鼻齆；能堕胎，坚骨节，通血脉，理疏不足；宣导百药，无所畏。"

《药性论》："主治九种心痛，杀三虫，主破血，通利月闭，治软脚、痹、不仁、胞衣不下，除咳逆、结气痛痹，止腹内冷气，痛不可忍，主下痢、鼻息肉。杀草木毒。"

《日华子诸家本草》："治一切风气，补五劳七伤，通九窍，利关节，益精，明目，暖腰膝，破痃癖癥瘕，消瘀血，治风痹骨节挛缩，续筋骨，生肌肉。"

《珍珠囊》："去卫中风邪，秋冬下部腹痛。"

《医学启源》："补下焦不足，治沉寒肩冷及表虚自汗。"

《主治秘要》："渗泄，止渴。"

《用药心法》："敌寒邪，治奔豚。"

《本草纲目》："治寒痹，风喑，阴盛失血，泻痢，惊痫。""治阳虚失血，内托痈疽痘疮，能引血化汗化脓，解蛇蝮毒。"

二、识别要点

（1）呈槽状或卷筒状。

（2）外表面灰棕色，有细纵纹及横向突起的皮孔，有的可见灰白色地衣斑。内表面红棕色，略平滑，有细纵纹，划之显油痕。

（3）质硬而脆，断面颗粒性，外层棕色，内层红棕色而油润，中间有一条黄棕色线纹。

（4）气香浓烈，味甜、辣。

传统经验认为，皮细肉厚，油性大，香气浓，味甜辣，嚼之渣少者为佳。（见图7-2）

三、食用指南

中医学认为，肉桂性味辛、甘，大热；归胃、肾、心、肝经。具有补火助阳，引火归元，散寒止痛，温通经脉的功效。对于阳痿宫冷、腰膝冷痛、肾虚作喘、虚阳上浮、眩晕目赤、心腹冷痛、虚寒吐泻、寒疝腹痛、痛经经闭有一定的作用。有出血倾向者及孕妇慎用，不宜与赤石脂同用。

1. 肉桂粉

【配方】桂皮3克。

【制作】研细末。

【用法】一日2次，温水送服。

【功用】可治疗胃气胀，胃寒痛；将肉桂皮粉末加入菜中烹调，可有助于控制血糖和胆固醇。

2. 肉桂红糖茶一

【配方】桂皮3~6克，红糖12克。

【制作】桂皮水煎去渣，加入红糖备用。

【用法】分2次温服。

【功用】可治妇女产后腹痛。

3. 肉桂红糖茶二

【配方】3克桂皮，9克山楂肉，30克红糖。

【制作】前二味适量水煎煮三五分钟，去渣加入红糖，备用。

【用法】月经前，分2次服下。

【功用】可治月经来潮时腹胀痛。

4. 肉桂鸡肝汤（《本草纲目》）

【配方】肉桂15克，鸡肝100克，盐适量。

【制作】将肉桂、鸡肝洗净，鸡肝用少许盐腌渍后，与肉桂一同放锅中，加水适量，小火煮熟，拣去肉桂即可。

【用法】每日1剂，不拘时吃鸡肝饮汤。

【功用】温补肝肾，养血明目。可用于营养性贫血、中老年人视力减退、老花眼等。

5. 肉桂酒（《食鉴本草》）

【配方】肉桂20克，白酒1000毫升。

【制作】将肉桂洗净，焙干，研成细末，过筛，放入酒瓶，密封浸泡15天，即可开封备用。

【用法】每次可饮10~15毫升，每日1~2次。

【功用】温肾助阳，散寒止痛。

注意：所用白酒以45~50度的高粱酒为好。

四、食用禁忌

阴虚火旺者忌服，孕妇慎服。

《名医别录》：“得人参、甘草、麦门冬、大黄、黄芩，调中益气；得柴胡、紫石英、干地黄，疗吐逆。”

《药对》：“忌石脂。”

《神农本草经疏》：“血崩血淋尿血，阴虚吐血咯血，鼻衄齿衄，汗血，小便因热不利，大便因热燥结，肺热咳嗽，产后去血过多，及产后血虚发热，小产后血虚寒热，阴虚五心烦热，似中风口眼㖞斜，失音不语，语言蹇涩，手足偏枯，中暑昏晕，中热腹痛，妇人阴虚少腹痛，一切温病热病头痛口渴，阳证发斑发狂，小儿痧症腹痛作泻，痘疮血热干枯黑陷，妇人血热经行先期，妇人阴虚内热经闭，妇人阴虚寒热往来，口苦舌干。妇人血热经行作痛，男妇阴虚，内热外寒，中暑泻利暴注如火热，一切滞下纯血，由于心经伏热，肠风下血，脏毒便血，阳厥似阴，梦遗精滑，虚阳数举，脱阴目盲等三十余证，法并忌之。”

《本草通玄》：“忌见火。”

《得配本草》：“痰嗽咽痛、血虚内燥、孕妇、产后血热，四者禁用。”《本草求真》：“精亏血少，肝盛火起者切忌。”

高良姜 ○ Gao liang jiang

高良姜来源于姜科植物高良姜 *Alpinia officinarum* Hance 的干燥根茎。

夏末秋初采挖，除去残留的鳞叶及须根，洗净，切段，晒干。

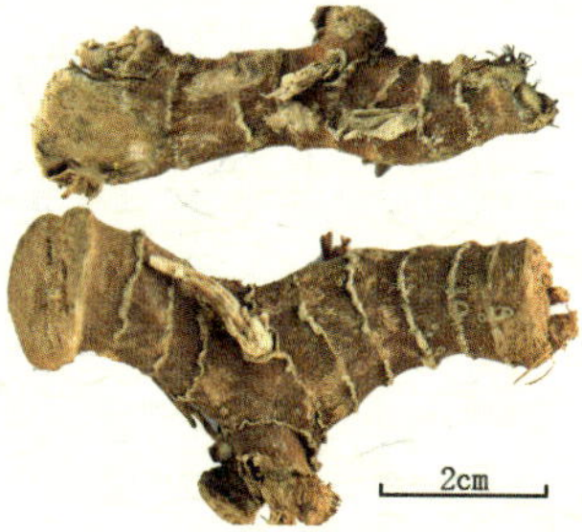

图7-3 高良姜

一、典籍记载

《本草拾遗》记载："下气，益声。煮作饮服之，止痢及霍乱。"

《日华子诸家本草》载："治转筋泻痢，反胃呕食，消宿食。"

《本草图经》记载："治忽心中恶，口吐清水者，取根如骰子块，含之咽津，逡巡即瘥；若（口中）臭亦含咽，更加草豆蔻同为末，煎汤常饮之佳。"

《本草纲目》曰："健脾胃，宽噎膈，破冷癖，除瘴疟。"

《食物本草》载："去白睛翳膜，补肺气，益脾胃，理元气。"

二、识别要点

（1）呈圆柱形，多弯曲，有分枝，或为类圆形或不规则形的薄片。

（2）表面棕红色至暗褐色，有纵皱纹、波状环节及须根痕。

（3）质坚实，断面灰棕色或红棕色，纤维性，具多数散在的筋脉小点。

（4）气香，味辛辣。

传统经验认为，分枝少，色棕红，气味浓者为佳。（见图7-3）

三、食用指南

中医学认为，高良姜性味辛，热；归脾、胃经。具有温中散寒，理气止痛的功效。对于胃寒冷痛、反胃呕吐、泄泻有一定的作用。

1. 二姜粥

【配方】高良姜、干姜各5克，大米50克，白糖适量。

【制作】二姜水煎取汁，加大米煮粥，待沸时加入白糖，煮至粥熟。

【用法】每日于中午空腹时1次顿食，连3~5天。

【功用】温暖脾胃，益气和中，散寒止痛。尤宜于老年人冬季保健，亦适用于中焦虚寒，或寒滞脾胃所致的腹痛、恶心呕吐、泛吐清水、纳差乏力、肠鸣泄泻，形寒背冷、四肢不温等病症。

2. 高良姜米粥

【配方】高良姜10克，粳米150克。

【制作】将洗净的粳米放入锅中，加适量水，先大火烧沸，再小火煮40分钟，然后调入打成细粉的高良姜末，煮沸即可。

【用法】当正餐食用。

【功用】健脾暖胃，缓解疼痛。适用于精神紧张或脾胃虚寒造成脘腹疼痛、厌食等病症。

3. 高良姜炖鸡

【配方】高良姜5克，陈皮3克，草果3克，胡椒2克，鸡肉500克，葱适量。

【制作】先将鸡肉切块放入水中，大火煮沸，撇去浮沫，再将上述洗净的药材一同放入炖盅，同炖一个半小时。

【用法】调味后喝汤吃肉。

【功用】温中散寒，益气补虚。一般情况体质偏于虚寒的人都可食用，尤适用于脾胃虚寒、脘腹冷痛、呕吐泄泻、体虚瘦弱、虚寒痛经者。

4. 高良姜焖鸡

【配方】高良姜6克，陈皮5克，胡椒5克，公鸡1只，苹果1个。

【制作】将洗净切块的公鸡及上述材料放入砂锅内，加水适量，大火煮沸，改小火焖至熟烂，加佐料调味即成。

【用法】每周一剂，分次佐餐食用。

【功用】温暖脾胃，散寒止痛，滋阴养血。尤宜于儿童及老年人冬季保健，亦适用于寒邪犯胃所致的胃脘冷痛，喜暖热饮，口淡乏味，小便清长，舌淡胖、苔白滑，脉弦紧等病症。

5. 姜砂羊骨粥

【配方】高良姜10克，砂仁10克，羊脊骨300克，大米100克。

【制作】将羊脊骨放锅内，加水煎煮2小时，后放入高良姜、砂仁，煨半小时，取汁加大米共煮成粥，加佐料调味即成。

【用法】每周2剂，分次食用，可常食之。

【功用】滋肾填髓，健脾暖胃，和中止痛，散寒祛湿。尤宜用于老年人冬季保健，亦适用于脾胃虚寒所致的胃脘隐痛，喜暖喜按，面色萎黄，神疲乏力，食少，大便稀溏，舌淡胖、苔白滑，脉沉细弱等病症。

四、食用禁忌

阴虚有热者禁服。

《神农本草经疏》："胃火作呕，伤暑霍乱，火热注泻，心虚作痛，法咸忌之。"

荜茇 Bi bo

荜茇来源于胡椒科植物荜茇 *Piper longum* L. 的干燥近成熟或成熟果穗。

果穗由绿变黑时采收，除去杂质，晒干。

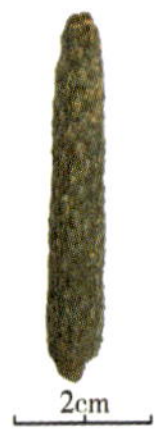

图7-4 荜茇

一、典籍记载

《本草拾遗》曰："温中下气，补腰脚，消食，除胃冷，阴疝，痃癖。"

《本草纲目》曰："治头痛、鼻渊、牙痛，取其辛热能入阳明经散浮热也。"

《独异志》记载治气痢："牛乳半斤，荜茇三钱。同煎减半，空腹顿服。"

《太平圣惠方》记载治痰饮恶心："荜茇，捣细罗为散，每于食前，用清粥饮调下半钱。”

《经验后方》记载治偏头痛：“荜茇为末，令患者口中含温水，左边疼令左鼻吸一字，右边疼令右鼻吸一字。”

二、识别要点

（1）呈圆柱形，稍弯曲，由多数球形小浆果集合而成。

（2）表面黑褐色或棕色，有斜向排列整齐的小突起。

（3）质硬而脆，易折断，断面不整齐，颗粒状。

（4）有特异香气，味辛辣。

传统经验认为，条肥大，色黑褐，质坚，断面稍红，气味浓者为佳。（见图7–4）

三、食用指南

中医学认为，荜茇性味辛，热；归肝经。具有温中，散寒，下气，止痛的功效。对于心腹冷痛、呕吐吞酸、肠鸣泄泻、冷痢、阴疝、头痛、鼻渊、齿痛有一定的功效。

1. 荜茇粥

【配方】荜茇、胡椒各30克，肉桂15克，豉5克，米50克。

【制作】三味为末，每用9克，水三大碗，入豉，同煮，熟后去滓，下米熬成粥。

【用法】空腹食之。

【功用】适用于脾胃虚弱，心腹冷气闷痛不能食者。

2. 荜茇烧黄鱼

【配方】黄鱼500克，荜茇10克，陈皮10克，砂仁10克，葱、酱油、盐、食用油各适量。

【制作】把荜茇、陈皮、砂仁、胡椒装入鱼腹；放入葱、酱油、盐；油锅烧热，下鱼煎熟后，加水适量炖熟。

【功用】补中益气，行气开胃。适用于胃癌、食管癌的辅助治疗。

3. 荜茇粳米粥

【配方】荜茇5克，生姜10克，胡椒1克，粳米60克。

【用法】熬粥食用。

【功用】适用于腹痛。

四、食用禁忌

实热郁火、阴虚火旺者均忌服。

《本草衍义》："多服走泄真气，令人肠虚下重。"

《本草纲目》："辛热耗散，能动脾肺之火，多用令人目昏，食料尤不宜之。"

吴茱萸 Wu zhu yu

吴茱萸来源于芸香科植物吴茱萸 *Euodia rutaecarpa*（Juss.）Benth.、石虎 *Euodia rutaecarpa* (Juss.) Benth. var. *officinalis*（Dode）Huang 或疏毛吴茱萸 *Euodia rutaecarpa*（Juss.）Benth. var. *bodinieri*（Dode）Huang 的干燥近成熟果实。

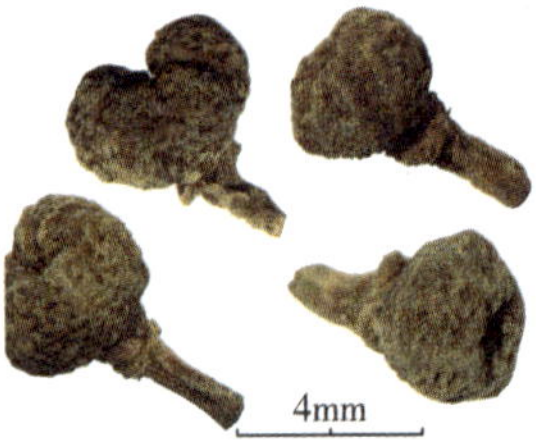

图7-5 吴茱萸

8~11月果实尚未开裂时，剪下果枝，晒干或低温干燥，除去枝、叶、果梗等杂质。

一、典籍记载

《本草纲目》记载吴茱萸："辛热能散能温，苦热能燥能坚，故所治之证，皆取其散寒温中，燥湿解郁之功而已。"

《食疗本草》记载："茱萸煎酒含漱之，可治牙痛。"

《神农本草经》记载吴茱萸："主温中下气，止痛，咳逆寒热，除湿血痹，逐风邪，开腠理。"

《本草拾遗》记载吴茱萸："杀恶虫毒，牙齿虫䘌。"

《名医别录》记载吴茱萸："主痰冷，腹内绞痛，诸冷实不消，中恶，心腹痛，逆气，利五脏。"

《本草汇言》记载："吴茱萸，开郁化滞，逐冷降气之药也。"

《药性论》记载吴茱萸："主心腹疾，积冷，心下结气，疰心痛；治霍乱转筋，胃中冷气，吐泻腹痛不可胜忍者；疗遍身顽痹，冷食不消，利大肠拥气。"

《日华子诸家本草》记载："健脾通关节。治腹痛，肾气，脚气，水肿，下产后余血。"

二、识别要点

（1）呈球形或略呈五角状扁球形。

（2）表面暗黄绿色至褐色，有多数点状突起或凹下的油点，顶端有五角星状的裂隙，基部残留被有黄色茸毛的果梗。

（3）质硬而脆，横切面可见子房5室，每室有淡黄色种子1粒。

（4）气芳香浓郁，味辛辣而苦。

传统经验认为，饱满坚实，身干，杂质少，香气浓烈者为佳。（见图7-5）

三、食用指南

中医学认为，吴茱萸性味辛、苦，热；归脾、胃、肝经。有散寒止痛，降逆止呕，助阳止泻的功效。对于厥阴头痛、寒疝腹痛、寒湿脚气、经行腹痛、脘腹胀痛、呕吐吞酸、五更泄泻有一定的疗效。

1. 吴茱萸汤

【配方】生姜18克，吴茱萸9克，人参9克，大枣4枚。

【制作】将所有材料倒入锅中，加水1升，煮至剩400毫升，去渣取汁。

【用法】一日3次，一次服用100毫升。

【功用】降逆止呕，温中补脾。适用于脾胃虚寒或肝经寒气上逆引起的头痛、干呕等症。

2. 吴茱萸粥（《食鉴本草》）

【配方】吴茱萸2克，粳米50克，生姜2片，葱白2颗。

【制作】将吴茱萸研为细末，粳米加入适量清水先煮粥，待米熟后，下吴茱萸粉、生姜和葱白，同煮为粥。

【用法】每日早、晚服用。3~5天为一个疗程。

【功用】补脾暖胃，温中散寒，止痛止吐。适用于虚寒性痛经以及脘腹冷痛、呕逆吞酸。

3. 羊肉吴茱萸汤

【配方】羊肉150克，橘皮6克，吴茱萸5克，葱白、生姜各15克，白胡椒粉适量。

【制作】将所有材料一起放到砂锅里，加适量清水煮至沸腾，转小火直至将羊肉煮熟即可。

【用法】每日1剂。

【功用】温中助阳，解表散寒。适用于脾阳虚又外感风寒的老年患者。

4. 吴茱萸党参生姜汤

【配方】吴茱萸9克，党参5克，生姜20克，大枣6枚，公丁香（后下）3克。

【制作】将除公丁香外的所有药材一起放入锅内，加适量清水进行煎煮，公丁香后下，连煎2次，取药汁300毫升。

【用法】每日1剂，早、晚温服。

【功用】温中补虚，降浊止呕。适用于肝胃虚寒所致慢性萎缩性胃炎。

5. 山药四神糊

【配方】山药200克，肉豆蔻20克，吴茱萸10克，补骨脂30克，五味子20克，白糖200克。

【制作】将以上各药烘干共研为粉末，加入白糖调匀，盛于容器中保存。

【用法】每次取50克，先用温热水调成浆，再入热水中煮成不厚不薄的糊状，即可食用。

【功用】温肾健脾，止泻。适用于肾虚腹泻，症见晨起腹泻，伴有腰酸腿软、畏冷、四肢冰凉者。

四、食用禁忌

实热及阴虚火旺者忌服。孕妇慎用。本品辛热燥烈，易耗津气动火，故不宜多用、久服。

《本草纲目》："走气，动火，昏目，发疮。"

《本草蒙筌》："肠虚泄者尤忌。"

《本草经集注》："蓼实为之使。恶丹参、硝石、白垩，吴茱萸畏紫石英。"

花椒 Hua jiao

花椒来源于芸香科植物青椒 *Zanthoxylum schinifolium* Sieb. et Zucc. 或花椒 *Zanthoxylum bungeanum* Maxim. 的干燥成熟果皮。

秋季采收成熟果实，晒干，除去种子及杂质。

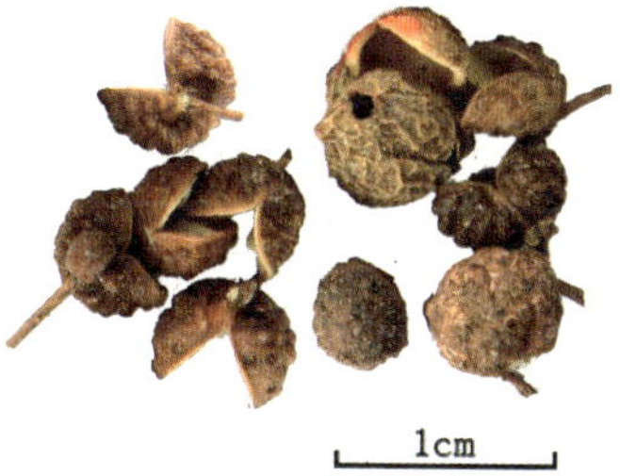

图7-6　花椒

一、典籍记载

《本草纲目》记载："花椒坚齿、乌发、明目，久服好颜色，耐老，增年，健神。"

《普济方》记载："蜀椒研末极细，取3~5克，同面粉100~150克、生姜3片煮粥，有温中补虚、暖胃止痛之效，肠鸣腹泻者适宜。"

《日华子诸家本草》记载："破癥结，开胃，治天行时气温疾，产后宿血，治心腹气，壮阳，疗阴汗，暖腰膝，缩小便。"

《神农本草经》记载："花椒主风邪气，温中，除寒痹，坚齿发，明目。主邪气咳逆，温中，逐骨节皮肤死肌，寒湿痹痛，下气。"

《食疗本草》记载："灭瘢，下乳汁。"

《名医别录》提出花椒具有"开腠理，通血脉，坚齿发，调关节"的功效。

二、识别要点

青椒

（1）多为2~3个上部离生的小蓇葖果，集生于小果梗上，蓇葖果球形，一侧开裂。

（2）外表面灰绿色或暗绿色，散有多数油点及细密的网状隆起皱纹；内表面类白色，光滑。

（3）残存种子（椒目）呈卵形，表面黑色，有光泽。

（4）气香，味微甜而辛。

花椒

（1）蓇葖果多单生。

（2）外表面紫红色或棕红色，散有多数疣状突起的油点，对光观察半透明；内表面淡黄色。

（3）香气浓，味麻辣而持久。

传统经验认为，身干，色红，无枝梗及椒目，香气浓，果皮厚者为佳。（见图7-6）

三、食用指南

中医学认为，花椒性味辛，温；归脾、胃、肾经。具有温中散寒，健胃除湿，止痛杀虫，解毒理气，止痒祛腥的功效。对于积食、停饮、呃逆、呕吐、风寒湿邪所致的关节肌肉疼痛、脘腹冷痛、泄泻、痢疾、蛔虫、阴痒等有一定的疗效。

1. 花椒米粥

【配方】花椒粉5~6克，南糯米50克，葱白三根，砂糖适量。

【制作】将花椒研为细粉，再把南糯米、葱白同入砂锅，加水500毫升，煮至米开汤稠，然后调入花椒粉，改文火煮5~7分钟，锅中微滚数次即可停火，加入砂糖即可。

【用法】每日早、晚两顿温服。

【功用】温中养胃，散寒止痛，杀虫驱蛔。适用于中焦虚寒、脘腹冷痛、寒湿泄泻、呕吐、疝痛、寒痢及蛔虫病等。

2. 花椒山药炖鸡

【配方】花椒10粒，黄芪20克，山药100克，母鸡一只。味精、葱末、姜片、盐各适量。

【制作】将母鸡宰杀清洗干净，山药去皮，洗净切片，同花椒、黄芪、姜片一起放入砂锅里，加水淹没鸡肉，旺火煮沸，加鸡精、盐调味，然后转文火炖熟，直到鸡肉酥烂即可。

【功用】健脾开胃，理气开窍，益气调经。

3. 花椒姜枣茶

【配方】生姜25克，花椒9克，红枣10个，红糖30克。

【制作】将红枣洗净去核，姜去皮切成丝，花椒冲洗一下，将处理好的材料放入小锅内，加入约1000毫升水，大火煮沸转小火煮至500毫升，加入红糖溶化即可。

【功用】祛风散寒，暖宫。适用于寒湿凝滞之痛经、闭经者。

4. 花椒红糖汤

【配方】花椒12克，红糖30克。

【制作】花椒洗净，锅置火上，加水400毫升，放入花椒，煎成250毫升，加入红糖搅拌溶化即可。

【用法】于断奶当天趁热1次服下，日服1次，约1~3次即可。

【功用】散寒下气，用于回乳。

5. 花椒鸡

【配方】花椒5克，鸡1只（约300克），酱油5毫升，味精4克，香油5毫升，姜5克，盐3克，醋4毫升，葱4克。

【制作】将预先处理好的整鸡放入开水锅内煮至九分熟取出，剁成块。把鸡皮朝下在碗内逐块摆放整齐，劈成两块的鸡头和碎鸡块及姜、葱放在上面。用香油在武火上炸焦花椒，连油一起倒进盛有鸡块的碗里，将酱油、醋、盐、味精等一起调匀，也倒进盛有鸡块的碗里即可。

【功用】除湿健胃，温中散寒。

四、食用禁忌

孕妇忌食。阴虚火旺之人忌食。

《千金食治》记载花椒："久食令人乏气失明。"

《唐本草》："畏附子、防风。"

《本草经集注》记载："花椒畏款冬、雌黄，恶栝楼、防葵。"

丁香○

Ding xiang

丁香来源于桃金娘科植物丁香 *Eugenia caryophyllata* Thunb. 的干燥花蕾。

当花蕾由绿色转红色时采摘，晒干。

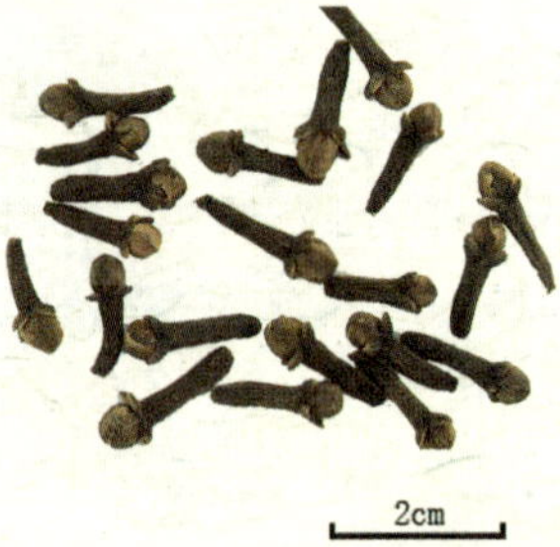

图7-7 丁香

一、典籍记载

《简要济众方》治伤寒咳噫不止，及哕逆不定："丁香一两，干柿蒂一两。焙干，捣罗为散。每服一钱，煎人参汤下，无时服。"

《千金翼方》治霍乱，止吐："丁香十四枚，以酒五合，煮取二合，顿服之。用水煮之亦佳。"

《太平圣惠方》治久心痛不止："丁香半两，桂心一两。捣细，罗为散，每于食前，以热酒调下一钱。"

《证治要诀》治食蟹致伤："丁香末，姜汤服五分。"

《太平圣惠方》治鼻中息肉："丁香绵裹纳之。"

二、识别要点

（1）花蕾略呈研棒状。

（2）花冠圆球形。萼筒圆柱状，略扁，上部有4枚三角状的萼片，十字状分开。

（3）质坚实，富油性。入水则萼管下沉。

（4）气芳香浓烈，味辛辣，有麻舌感。

传统经验认为，完整，个大，油性足，色深红，香气浓郁，入水萼筒下沉者为佳。（见图7–7）

三、食用指南

中医学认为，丁香性味辛，温；归脾、胃、肺、肾经。具有温中降逆，补肾助阳的功效。对于脾胃虚寒、呃逆呕吐、食少吐泻、心腹冷痛、肾虚阳痿有一定的作用。

1. 丁香雪梨粥

【配方】丁香4粒，大雪梨1个，冰糖适量。

【制作】丁香洗净沥干水，研末；雪梨洗净，挖出核和心，塞入丁香封好，放入炖盅内，加少许的水和冰糖适量，置锅内用小火炖1小时，即可食用。

【功用】温中祛寒，暖胃止呕。用于妊娠呕吐，属脾胃虚寒者，妊娠期间症见恶心呕吐，口淡流涎，食少腹胀，舌淡红、苔薄白。

2. 丁香粥

【配方】取丁香5克，大米100克，姜少许，红糖适量。

【制作】将丁香、姜片洗净，一同放入锅中，加入适量清水，煎成汁待用；大米洗净，放入砂锅中，加入清水，以大火煮沸，加入红糖，转小火熬煮，煮至粥将成便可加入丁香汁。

【用法】早、晚空腹温服，每日1剂。

【功用】温中暖胃，补肾助阳。适用于胃脘冷痛、不思饮食、肾虚阳痿以及脾胃虚寒等症。

3. 丁香鸡

【配方】丁香5克，胡椒粉5克，笋片15克，香菇25克，盐少许，葱、姜各适量，料酒少许，鸡1只。

【制作】将材料洗净，笋片、香菇分别切片，鸡剁成块，过沸水汆烫，一同放入砂锅，加入适量清水、葱、姜、料酒、丁香，大火煮沸后转小火煮45分钟，临起锅加入盐调味即可。

【用法】佐餐食用，每周1剂。

【功用】温中降逆，散寒止痛。适用于脾胃虚弱，反胃呕吐所致的胃痛等症。

4. 丁香茶

【配方】丁香3克，人参3克，柿蒂10个。

【制作】将丁香、人参、柿蒂洗净，一同用纱布包好，放入合适的杯中，加入适量的沸水，用盖闷15分钟即可饮用。

【用法】代茶频饮，每日1剂。

【功用】补脾降呃，养胃止呕。适用于脾阳不足、恶心呕吐 、胃寒呃逆等症，同样也适用于脾胃虚弱者。

5. 丁香漱口

【配方】丁香4份、厚朴4份、薄荷2份。

【制作】以上各味用开水浸泡15分钟，滤去药渣后备用。

【用法】用时，取温开水50毫升，加入以上药液0.5~1.0毫升，摇匀后含漱。

【功用】用于口臭。

四、食用禁忌

一般人群均可食用。脾胃虚寒者、呕吐者、热病及阴虚内热者忌服。丁香不宜与郁金同用。

小茴香 Xiao hui xiang

小茴香来源于伞形科植物茴香 *Foeniculum vulgare* Mill. 的干燥成熟果实。

秋季果实初熟时采割植株，晒干，打下果实，除去杂质。

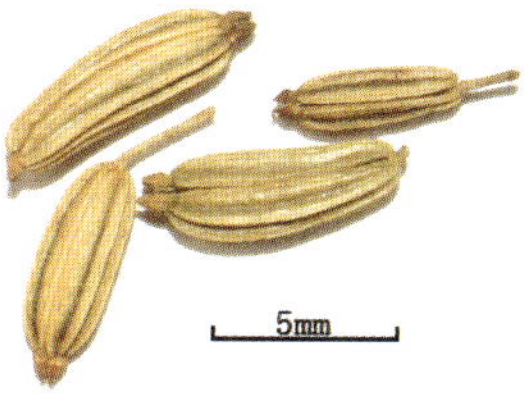

图7-8 小茴香

一、典籍记载

《千金食治》用来“治蛇咬疮久不瘥，捣敷之。又治九种瘘”。《伤寒蕴要》：“暖丹田。”

二、识别要点

（1）双悬果呈圆柱形，有的稍弯曲。

（2）表面黄绿色或淡黄色，顶端残留有黄棕色突起的柱基，基部有时有细小的果梗。分果呈长椭圆形，背面有纵棱5条，接合面平坦而较宽。

（3）横切面略呈五边形，背面的四边近等长。

（4）有特异香气，味微甜、辛。

传统经验认为，果实饱满，色黄绿，身干，杂质少，气味浓者为佳。（见图7–8）

三、食用指南

中医学认为，小茴香性味辛，温；归肝、肾、脾、胃经。具有散寒止痛，理气和胃的功效。对于寒疝腹痛、睾丸偏坠、痛经、少腹冷痛、脘腹胀痛、食少吐泻有一定的疗效。

1. 小茴香姜糖饮

【配方】小茴香60克，干姜15克，红糖适量。

【制作】小茴香、干姜煎煮，红糖为引。

【用法】每天3回。

【功用】用于治疗脾胃虚寒，气虚下陷所导致之白带。

2. 茴香蛋

【配方】小茴香15克，食盐4.5克，两个鸡蛋。

【制作】小茴香食盐同炒焦，研细，和鸡蛋煎饼。

【用法】用米酒送服，连续服用四天。

【功用】用于治疗鞘膜积液。

3. 茴香鲫鱼

【配方】鲫鱼2条，小茴香5克，油、盐少量。

【制作】鲫鱼去鳞、内脏，洗干净；两面各划上三刀斜刀，小茴香冲净，浸泡一会儿，把鱼放置在盘子里，洒上茴香、油、盐。把盘子放进锅里，隔水用小火蒸熟。

【功用】健脾，理气，止疼。适用于男子疝气。

4. 茴香酒

【配方】小茴香120克，黄酒500克。

【制作】小茴香炒黄，置干净器，加黄酒煮数沸，候凉，放到瓶中备用。

【用法】每天三次，每次饭前温饮一至两杯。

【功用】用于治疗寒疝少腹疼、睾丸偏坠牵引腹疼、女性带下、脘腹疼痛胀闷、不思饮食、呕吐。

5. 小茴香粥

【配方】炒小茴香30克，粳米200克，盐、味精各适量。

【制作】把小茴香装入纱布袋内扎口，入锅加水先煮半个小时或者40分钟弃药包，然后加入洗干净的粳米和适量的水同煮到熟。酌加精盐、味精调味即可。

【用法】早晨和晚上趁热服。

【功用】健脾开胃，行气止痛。适用于慢性胃炎脘腹冷痛、纳差等。

6. 萝卜小茴香粥

【配方】新鲜萝卜300 克，小茴香20 克，粳米100 克，盐、味精、麻油少许。

【制作】将萝卜、小茴香洗净，切碎备用；将粳米淘洗净，与萝卜、小茴香一同放入锅内，倒入适量清水，置武火上煮，水沸后，改文火继续煮至米开花时，放入盐、味精、麻油调味即成。

【用法】每日1剂，分次于空腹时服食。

【功用】健脾养胃，消食化积，清暑止泻。适用于脾胃虚弱，食滞难化之脘腹痞满、嗳吐酸腐、口淡乏味、食少呕逆，或夏季暑湿伤中之烦渴喜饮、饥不欲食、泄泻不止等。

四、食用禁忌

阴虚火旺者慎用。

八角茴香 Ba jiao hui xiang

八角茴香来源于木兰科植物八角茴香 *Illicium verum* Hook.f. 的干燥成熟果实。

秋、冬二季果实由绿变黄时采摘，置沸水中略烫后干燥或直接干燥。

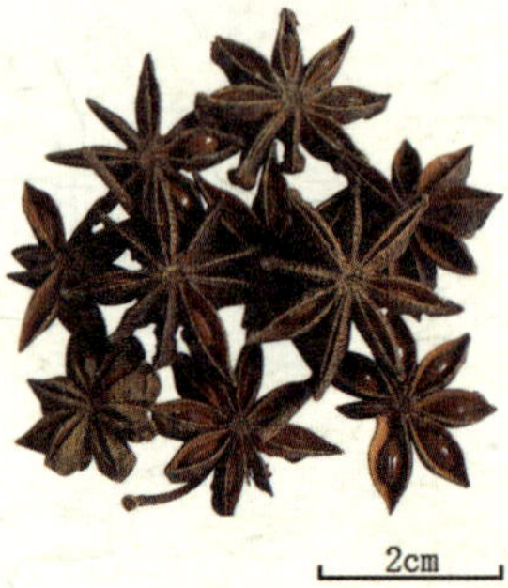

图7-9　八角茴香

一、典籍记载

《仁斋直指方论》治小肠气坠：“八角茴香、小茴香各三钱，乳香少许。水（煎）服取汗。”也治腰重刺胀：“八角茴香，炒，为末，食前酒服二钱。”

《卫生杂兴》治疝气偏坠：“大茴香末一两，小茴香末一两。用猪尿胞一个，连尿入二末于内，系定罐内，以酒煮烂，连胞捣丸如梧子大。每服五十丸，白汤下。”

《简便单方》治腰病如刺：“八角茴香（炒研）每服二钱，食前盐汤下。外以糯米一二升，炒热，袋盛，拴于痛处。”

《永类钤方》治大小便皆秘，腹胀如鼓，气促：“大麻子（炒，去壳）半两，八角茴香七个。上作末，生葱白三七个，同研煎汤，调五苓散服。”

《医统》：“八角茴香一两，红橘皮二两，白豆蔻半两。上为粗末，每服三钱，酒一盏，煎数十沸，滤去滓服。用于血气凝寒，小腹痛，妇人室女小腹痛不可忍，内外着寒，兼治心腹痛。”

二、识别要点

（1）聚合果多由8个蓇葖果组成，放射状排列。

（2）外表面红棕色，顶端呈鸟喙状，上侧多开裂。

（3）每个蓇葖果含种子1粒，扁卵圆形，红棕色或黄棕色，光亮。

（4）气芳香，味辛、甜。

传统经验认为，个大，完整，色红棕，香气浓者为佳。（见图7–9）

三、食用指南

中医学认为，八角茴香性味辛，温；归肝、肾、脾、胃经。具有温阳散寒，理气止痛的功效。对于寒疝腹痛、肾虚腰痛、胃寒呕吐、脘腹冷痛有一定的作用。

黄芪八角鱼丝

【配方】草鱼丝400克，黄芪15克，八角5克，韭黄200克。

【制作】黄芪、八角略洗煎汁备用；草鱼去骨、皮，切丝去腥味处理后，加黄芪八角汁少许略腌；草鱼丝上浆、下油锅滑炒，再加入煸炒过的韭黄略翻调味即可。

【功用】黄芪、八角、韭黄均为温热之物，草鱼性凉且具有滋阴的功效，温寒搭配，阴阳双补，具有益气温胃、增强免疫力和预防疾病的作用。

四、食用禁忌

阴虚火旺的眼病患者和干燥综合征、更年期综合征、活动性肺结核、支气管哮喘、痛风、糖尿病、热盛者少食甚至忌食。八角可能会伤目、长疮，吃多八角，会损伤视力，让人的视力下降，不适宜大量的食用。

刀豆 Dao dou

刀豆来源于豆科植物刀豆 *Canavalia gladiata* (Jacq.) DC. 的干燥成熟种子。

秋季采收成熟果实，剥取种子，晒干。

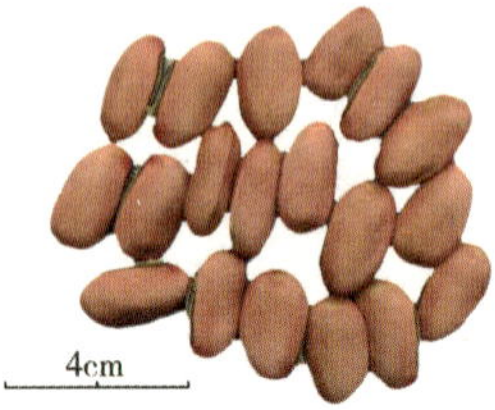

图7-10 刀豆

一、典籍记载

《本草纲目》:“有人病后呃逆不止，声闻邻家，或令取刀豆子烧存性，白汤调服二钱，即止。此亦取其下气归元而逆自止也。”

《滇南本草》:“健脾。”

《中药材手册》:“补肾，散寒，下气，利肠胃，止呕吐。治肾气虚损，肠胃不和，呕逆，腹胀，吐泻。”

二、识别要点

（1）呈扁卵形或扁肾形，长2~3.5厘米，宽1~2厘米。

（2）表面淡红色至红紫色。边缘具眉状黑色种脐，上有白色细纹3条。

（3）质硬。种皮革质，内表面棕绿色而光亮；子叶2，黄白色，油润。

（4）气微，味淡，嚼之有豆腥味。

传统经验认为，粒大，饱满，色淡红者为佳。（见图7-10）

三、食用指南

中医学认为，刀豆性味甘，温；归胃、肾经。具有温中，下气，止呃的功效。对于虚寒呃逆、呕吐有一定的疗效。

1. 刀豆生姜汤

【配方】老刀豆30克，生姜3片，红糖适量。

【制作】将刀豆、生姜洗净，加水300毫升，煮约10分钟，去渣取汤汁，再加红糖，调匀即成。

【用法】每日2~3次，服饮汤汁。

【功用】温中降逆，止呃止呕。适用于虚寒性呕吐、呃逆等病症。

2. 刀豆粥

【配方】刀豆15克，粳米50克，生姜2片。

【制作】将刀豆洗净，捣碎（或炒研末），与淘净的粳米、生姜一起放入砂锅中，加水适量，用武火煮沸后，改用文火熬煮成稀粥。

【用法】每日早、晚餐，温热服食。

【功用】对脾胃虚寒引起的胃痛呃逆、呕吐、腹痛腹泻及肾阳不足导致的腰痛、怯寒均有效果。若用于呃逆，可加大剂量。

3. 二豆粥

【配方】绿豆、刀豆各50克，粳米100克，红糖适量。

【制作】将绿豆、刀豆洗净后浸泡3~5个小时，捞出后再洗一洗，粳米洗净；将粳米、绿豆、刀豆一起放入锅里，加水熬粥，最后加红糖搅匀即可食用。

【功用】生津止渴，健脾和中，消暑化湿。

4. 煨刀豆猪腰子

【配方】刀豆20粒，猪腰子1具。

【制作】先将猪腰子劈成两半，如法洗净，然后把刀豆放入其内，又将两半腰子合拢，外用荷叶包裹，入炭灰中煨熟猪腰子，取出刀豆，将猪腰子切片装盘即可。

【用法】食用时少加佐料，味更鲜美。

【功用】补肾健腰。适用于肾虚腰膝酸软、疼痛活动不利患者食之。或用刀豆壳60克，鸡蛋一个，加水同煮，饮汤食蛋，治肾虚或妊娠腰痛。

5. 刀豆冰糖水

【配方】刀豆50克，冰糖适量。

【制作】先将刀豆洗净，加水500毫升，煎煮约10分钟，去渣加冰糖，每日分3次饮用。

【功用】下气，止咳平喘。对小儿百日咳，老年痰多喘咳等病症有效。

6. 刀豆研末

【配方】刀豆适量。

【用法】带壳老刀豆，焙干研末，每次6克，或用老刀豆蔓焙干研末，每次10克；用黄酒调服，治鼻窦炎。或刀豆60克，炒干研末，每次6克，开水送服，治呃逆、小儿疝气。或刀豆壳烧灰搽患处，治鹅口疮；口服每次10克，治虚寒呃逆。

7. 刀豆黑散

【配方】刀豆子100克。

【制作】将刀豆子置于生铁锅中，武火炒至外黑内焦黄为度，冷却后研成细末，过筛，装瓶备用。

【用法】用时取9克，用白开水送服，无效可再服。

【功用】降逆和胃，平冲止呃。适用于胃失和降之恶心呕吐、嗳气呃逆等；今可用于因膈肌痉挛所致的打呃。

四、食用禁忌

一般人群均可食用。易胃胀气胃热盛者慎服。

第八章 理气药

- 陈皮
- 橘红
- 青皮
- 枳壳
- 香附
- 香橼
- 枳实
- 薤白
- 玫瑰花
- 木香
- 佛手

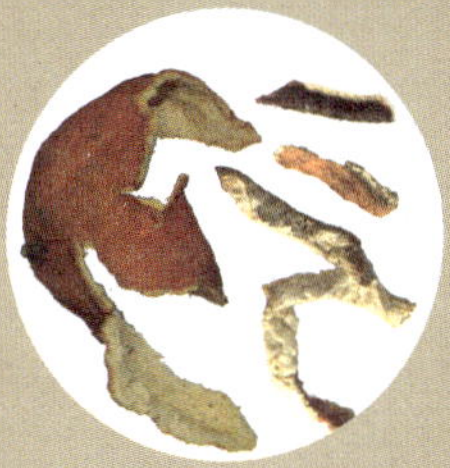

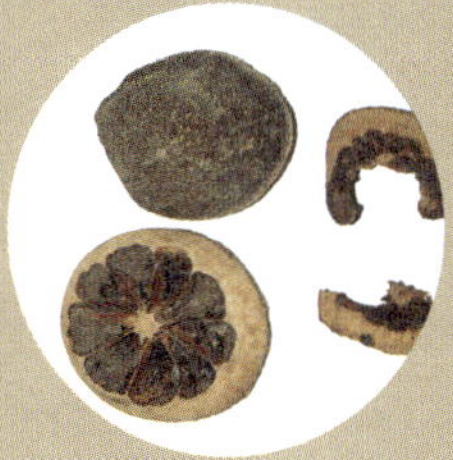

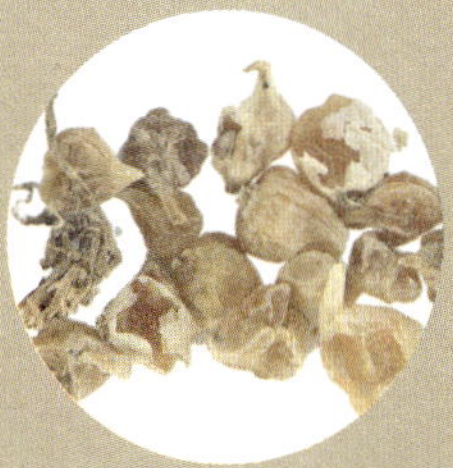

陈皮 Chen pi

陈皮来源于芸香科植物橘 *Citrus reticulata* Blanco 及其栽培变种的干燥成熟果皮。

采摘成熟果实，剥取果皮，晒干或低温干燥。

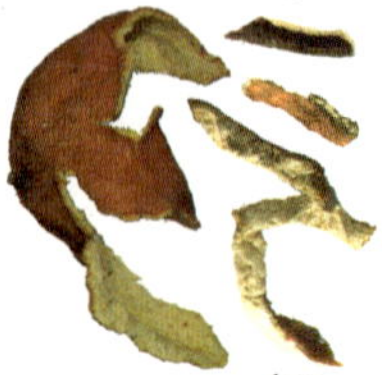
1cm
图8-1 陈皮

一、典籍记载

《本草纲目》记载："疗吐哕反胃嘈杂，时吐清水，痰痞，痎疟，大肠闭塞，妇人乳痈。入食疗，解鱼腥毒。"

《名医别录》："下气，止呕。"

《日用本草》中记载："能散能泻，能温能补，能消膈气，化痰涎，和脾止嗽，通五淋。"

《神农本草经疏》中记载："辛能散，苦能泻，温能通行，则逆气下，呕嗽止，胸中瘕热消矣，脾为运动磨物之脏，气滞则不能消化水谷，为吐逆、霍乱、泄泻等证，苦温能燥脾家之湿，使滞气运行，诸证自瘳矣。"

《本草汇言》："味辛善散，故能开气；胃苦开泄，故能行痰；其气温平，善于通达，故能止呕、止咳，健脾和胃者也。东垣曰：夫人以脾胃为主，而治病以调气为先，如欲调气健脾者，橘皮之功居其首焉。"

《神农本草经》中记载："味辛，温。主胸中瘕热逆气，利水谷。久服去臭，下气，通神。"

二、识别要点

（1）常剥成数瓣，基部相连，有的呈不规则的片状、条状或丝状，厚1~4毫米。

（2）外表面橙红色或红棕色，有细皱纹及凹下的点状油室，内表面浅黄白色，附黄白色或黄棕色筋络状维管束。

（3）气香，味辛、苦。

传统经验认为，外表面油润，质柔软，香气浓者为佳。（见图8–1）

三、食用指南

中医学认为，陈皮性味苦、辛，温；归肺、脾经。具有理气健脾，燥湿化痰的功效。对脘腹胀满、食少吐泻、咳嗽痰多有一定的作用。

1. 陈皮粥

【配方】陈皮10克，大米小半碗。

【制作】将陈皮用温水洗一洗备用，大米洗净后用水泡30分钟，陈皮加清水，大火煮开后小火煎20~30分钟左右。捞出陈皮，只取陈皮水熬粥，将米倒入陈皮水里，熬至米烂稠厚即可食用。

【功用】理气健脾，降逆止呕。适合于腹胀、嗳气、食欲不振、消化不良、胸膈满闷、恶心呕吐、咳嗽痰多等症。

2. 陈皮生姜汤

【配方】陈皮10克，生姜3片，红糖15克。

【制作】将陈皮和生姜一同放入砂锅，加水500毫升，大火煮5分钟，加入红糖略煮即成。

【功用】温胃散寒，理气止呕。适用于胃寒型胃脘胀痛患者。

3. 降脂茶

【配方】陈皮15克，山楂9克，丹参6克，甘草3克。

【制作】加水煮沸，小火再煮20分钟，过滤即可食用。

【功用】具有降低胆固醇及血脂的作用，适用于体质壮实的高脂血症患者，经常腹泻或消化性溃疡者不宜服用。

4. 陈皮醒酒汤

【配方】陈皮500克，香橙皮500克，葛花250克，绿豆花250克，檀香200克，人参100克，白豆蔻仁100克，盐30克。

【制作】将陈皮、香橙皮（去白）、檀香、葛花、绿豆花、人参、白豆蔻仁、盐共研磨成末，拌匀装入瓷罐中备用。

【用法】早、晚各5克，用白开水冲服。

【功用】解酒醒神。适用于饮酒过多、酒醉不醒之症。

5. 陈皮香苏饮

【配方】陈皮10克，紫苏叶10克，藿香10克。

【制作】将陈皮、藿香、紫苏叶一同放入砂锅，加水800毫升，大火煮沸5~10分钟即成。

【用法】代茶饮用。

【功用】疏散风寒，理气止呕。适用于胃肠型感冒。

6. 陈皮山楂神曲粥

【配方】陈皮5克，山楂15克，神曲10克，粳米100 克。

【制作】陈皮切细丝备用。山楂、神曲一同放入砂锅，加适量水，大火煮沸，小火煎15分钟，去渣留汁。粳米洗净，加入药汁，再放适量清水，大火煮沸，小火熬煮成粥，待粥将成时放入陈皮细丝，调入精盐即成。

【功用】消食化滞，活血消积。适用于食滞腹胀、消化不良或高脂血症、脂肪肝的患者。

7. 陈皮核桃粥

【配方】陈皮6克，核桃肉10个，粳米100克，盐少许。

【制作】上述用料洗净，一同放入砂锅，加适量清水，大火煮沸，小火熬煮成粥，调入精盐即成。

【功用】行气通便。适用于便秘伴有平素畏寒、手足不温的患者。

四、食用禁忌

气虚体燥、阴虚燥咳、吐血及内有实热者慎服。陈皮不宜与半夏、南星同用。

橘红 ○

Ju hong

橘红来源于芸香科植物橘 *Citrus reticulata Blanco* 及其栽培变种的干燥外层果皮。

秋末冬初果实成熟后采收，用刀削下外果皮，晒干或阴干。

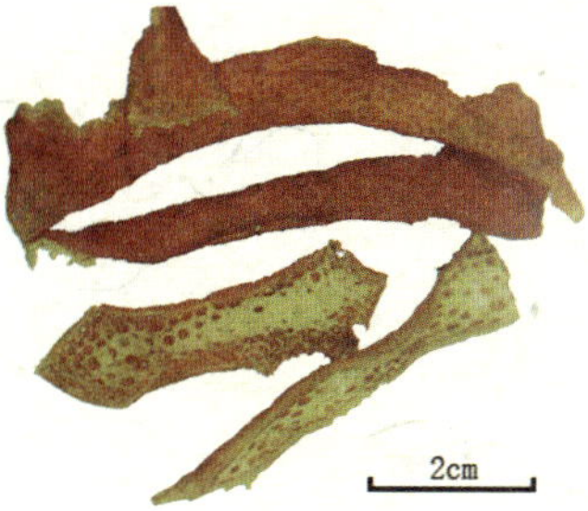

图8-2　橘红

一、典籍记载

《濒湖医案》载："定嗽化痰，百药煎、片黄芩、橘红、甘草各等份，共为细末，蒸饼丸绿豆大。"

二、识别要点

（1）呈长条形或不规则薄片状，边缘皱缩向内卷曲。

（2）外表面黄棕色或橙红色，存放后呈棕褐色，密布黄白色突起或凹下的油室。内表面黄白色，密布凹下透光小圆点。

（3）质脆易碎。气芳香，味微苦、麻。

传统经验认为，以片大，色红，油润者为佳。（见图8-2）

三、食用指南

中医学认为，橘红性味苦、辛，温；归脾、肺经。具有理气宽中，燥湿化痰等功效。对咳嗽痰多、食积伤酒、呕恶痞闷有一定的作用。

橘红生姜蜂蜜水

【功用】橘红60克，生姜30克，蜂蜜250克。

【制作】生姜先煎，再加水，加橘红煎煮，共煎3次。把3次煎液合，并以小火煎熬浓缩至稠黏状态时加入蜂蜜，煮沸即可。

【用法】每日服3次，每次3汤匙。剩下的用瓶子贮存备用。

【功用】可用于治疗小儿风寒咳嗽。

四、食用禁忌

阴虚燥咳及气虚者不宜服。

青皮 Qing pi

青皮来源于芸香科植物橘 *Citrus reticulata* Blanco 及其栽培变种的干燥幼果或未成熟果实的果皮。

5~6月收集自落的幼果，晒干，习称“个青皮”；7~8月采收未成熟的果实，在果皮上纵剖成四瓣至基部，除尽瓤瓣，晒干，习称“四花青皮”。

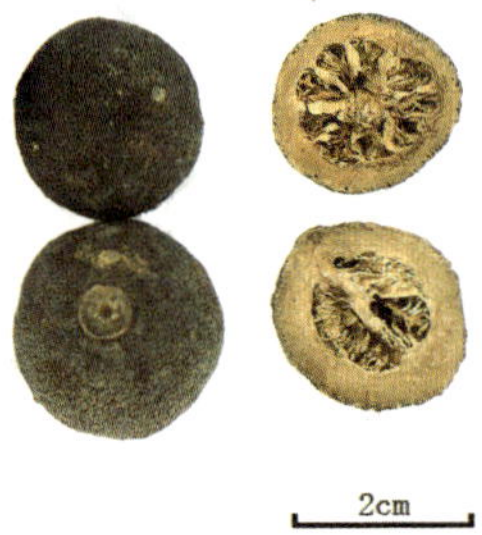

图8-3 青皮

一、典籍记载

《本草图经》：“青皮主气滞，下食，破积结及膈气。”

《本草纲目》记载青皮：“治胸膈气逆，胁痛，小腹疝气，消乳肿，疏肝胆，泻肺气。”

《主治秘诀》：“青皮，厥阴、少阳之分有病用之。破坚癖，散滞气，去下焦诸湿，左胁有积有气。”

《本草备要》：“青皮除痰消痞，治肝气郁结，胁痛多怒，久疟结癖，疝痛，乳肿。”

《现代实用中药》："治胃痛，吐逆，解热，消痰水。"

《外科全生集》："顺逆气开郁，解疔毒。"

二、识别要点

（1）四花青皮果皮剖成4裂片，裂片长椭圆形，或切成厚片或丝状；个青皮呈类球形。

（2）外表面灰绿色或黑绿色，密生多数油室；内表面类白色或黄白色，附黄白色或黄棕色小筋络。

（3）质稍硬，易折断，断面外缘有油室1~2列。有时可见瓤囊8~10瓣，淡棕色。

（4）气香，味苦、辛。

传统经验认为，果未成熟，外皮绿褐色，内表面类白色，正开四瓣者为佳。（见图8-3）

三、食用指南

中医学认为，青皮性味苦、辛，温；归肝、胆、胃经。具有疏肝破气，消积化滞的功效。对于胸胁胀痛、疝气疼痛、乳癖、乳痈、食积气滞、脘腹胀痛有一定的功效。

1. 青皮山楂粥

【配方】青皮10克，生山楂30克，粳米100克。

【制作】将青皮与生山楂分别洗净，切碎后一起放入锅内，加适量清水，煎煮40分钟，去渣取汁待用。将粳米淘洗干净，放入锅内，加适量清水，用小火煮成稠粥，粥将成时，加入青皮、山楂浓煎汁拌匀，继续煨煮至沸腾即可。

【功用】疏肝理气，解郁散结。适用于肝郁气滞所致的乳腺小叶增生。

2. 青皮茴香酒

【配方】小茴香、青皮各20克，黄酒300克。

【制作】将小茴香、青皮洗净，晾干水分，入酒内浸泡3天后饮用。

【用法】每次20克，一日2次。

【功用】疏肝解郁，理气调经。适用于女子青春期月经先后不规律、胸胁闷胀、心情急躁等症。

3. 五色汤

【配方】青皮10克，白木耳5克，黑豆20克，红枣15枚，黄花菜10克。

【制作】将青皮用布包起来放入锅中，加适量清水，与黑豆一起煎煮，白木耳、红枣、黄花菜用温水泡发后捞出入锅共炖，煮至黑豆熟烂即可，加少许调味品，去掉青皮包即可。

【用法】每日1剂。

【功用】和五脏，调气血，消皱纹。适用于预防治疗颜面部过早出现皱纹。

4. 枳壳青皮猪肚汤

【配方】猪肚1个，枳壳12克，青皮6克，生姜4片。

【制作】将猪肚进行处理，漂洗干净，再放入开水氽去腥味。枳壳、青皮、生姜与猪肚一起放入锅内，加适量清水，大火煮沸后，小火煮2小时，调味即可食用。

【功用】理气和胃止痛。

5. 青皮甘草蜜

【配方】青皮100克，甘草100克，蜂蜜适量。

【制作】将青皮、甘草洗净，放入锅中，加适量清水进行煎煮，去渣取汁，每20分钟取汁1次，共3次，将三次的药液合并，用小火再进行煎煮，煎至药液浓缩后，兑入适量蜂蜜，煮沸即可，装瓶。

【用法】每次1汤匙，每日2次。

【功用】疏肝理气，和胃止痛。适用于消化性溃疡，症见胃脘疼痛，每因情志因素而发作，胸闷不舒、纳差嗳气、腹胀易怒等。

四、食用禁忌

气虚者慎服。

《仁斋直指方论》："有汗者不可用。"

《本草蒙筌》："老弱虚羸，尤宜全戒。"

《神农本草经疏》："肝脾气虚者，概勿使用。"

枳壳 Zhi qiao

枳壳来源于芸香科植物酸橙 *Citrus aurantium* L. 及其栽培变种的干燥未成熟果实。

7月果皮尚绿时采收，自中部横切为两半，晒干或低温干燥。

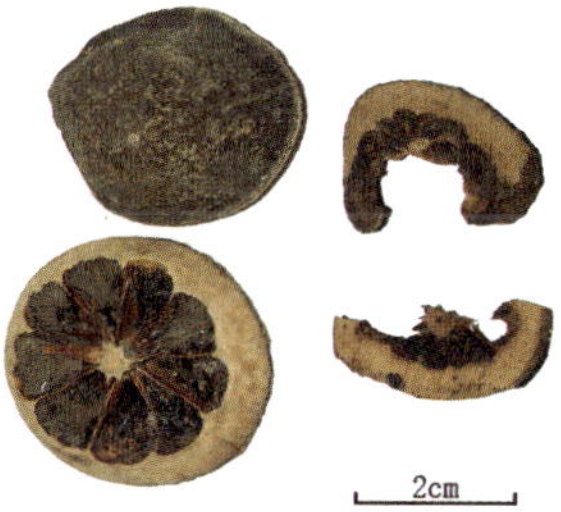

图8-4 枳壳

一、典籍记载

《药性论》载："治遍身风疹，肌中如麻豆恶痒，主肠风痔疾，心腹结气，两胁胀虚，关膈拥塞。"

《日华子诸家本草》云："健脾开胃，调五脏，下气，止呕逆，消痰。"

《开宝本草》云："主风痒麻痹，通利关节，劳气咳嗽，背膊闷倦，散留结、胸膈痰滞，逐水，消胀满、大肠风，安胃，止风痛。"

二、识别要点

（1）呈半球形或不规则弧状条形薄片。

（2）外果皮棕褐色至褐色，有颗粒状突起，突起的顶端有凹点状油室。

（3）切面中果皮黄白色至黄棕色，光滑而稍隆起，厚0.4~1.3

厘米，边缘散有1~2列油室；瓤囊7~12瓣，少数至15瓣，汁囊干缩呈棕色至棕褐色。

（4）气清香，味苦、微酸。

传统经验认为，个大，果肉厚，色白，质坚实，香气浓者为佳。（见图8–4）

三、食用指南

中医学认为，枳壳性味苦、辛，凉；归肺、脾、大肠经。具有破气，行痰，消积的功效。对于胸膈痰滞、胸痞、胁胀、食积、噫气、呕逆、下痢后重、脱肛、子宫脱垂有一定的作用。

1. 枳壳白及粥

【配方】枳壳、白及各15克，大枣5枚，蜂蜜25克，糯米100克。

【制作】先煎枳壳、白及，取汁去渣，再加入大枣、蜂蜜、糯米同煮至粥熟。

【用法】分次温热空腹食，连续食用30天。

【功用】益胃生肌，行气止痛，止血。适用于胃及十二指肠溃疡疼痛、腹胀，或上消化道出血、肺结核、支气管扩张咯血者。

2. 枳壳滚鸡蛋

【配方】枳壳30克，鸡蛋1个。

【制作】枳壳洗净，与鸡蛋一起放进砂锅内，加入清水500毫升，武火滚沸后改文火煮约5~6分钟至蛋熟，去蛋壳再放回，煮约10分钟至一碗量，入盐即可。

【用法】饮汤食蛋，宜每日或隔日1次。

【功用】行气，散寒。适用于阴囊偏坠肿痛，连及少腹痛处不定，常因气恼发作或加剧，胸闷，食少等病症。对治疗疝气有较好辅助作用。

3. 枳壳糖浆

【配方】炒枳壳60克，黄芪30克，升麻15克，红糖100克。

【制作】将上3味药加水800毫升，煎取500毫升，加入红糖即可。

【用法】每次服20毫升，每日3次。

【功用】补气，升举脾胃清阳之气。适用于产后子宫脱垂者。

四、食用禁忌

脾胃虚弱及孕妇慎服。

李杲："气血弱者不可服。"

《神农本草经疏》："肺气虚弱者忌之；脾胃虚，中气不运而痰涌喘急者忌之；咳嗽不因于风寒入肺气壅者，服之反能作剧；咳嗽阴虚火炎者，服之立至危殆；一概胎前产后，咸不宜服。"

《本草汇言》："如肝肾阴亏，血损营虚，胁肋隐痛者，勿用也。下痢日久，中气虚陷，愈下愈坠、愈后重急迫者，勿用也。"

《本草备要》："孕妇及气虚人忌用。"

香附

Xiang fu

香附来源于莎草科植物莎草 *Cyperus rotundus* L. 的干燥根茎。

秋季采挖，燎去毛须，置沸水中略煮或蒸透后晒干，习称"光香附"；或燎后直接晒干，习称"毛香附"。

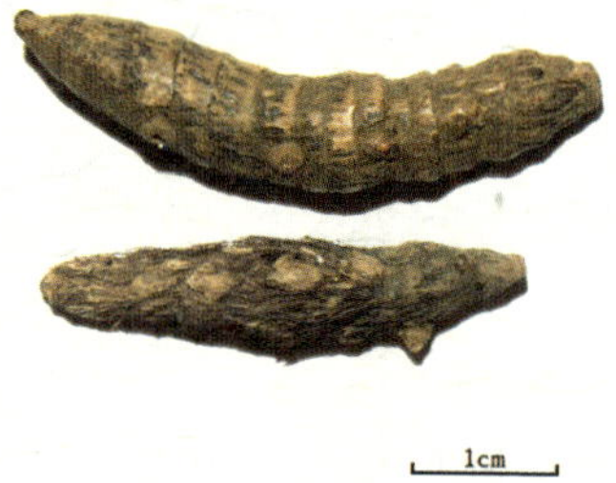

图8-5 香附

一、典籍记载

《名医别录》记载："主除胸中热，充皮毛，久服利人，益气，长须眉。”

《唐本草》载：“大下气，除胸腹中热。”

李杲：“治一切气，并霍乱吐泻腹痛，肾气，膀胱冷，消食下气。”

《滇南本草》曰：“调血中之气，开郁，宽中，消食，止呕吐。”

《本草纲目》：“散时气寒疫，利三焦，解六郁，消饮食积聚，痰饮痞满，跗肿，腹胀，脚气，止心腹、肢体、头、目、齿、耳诸痛，痈疽疮疡，吐血，下血，尿血，妇人崩漏带下，月候不调，胎前产后百病。”

二、识别要点

（1）多呈纺锤形、不规则厚片或颗粒状。

（2）表面棕褐色或黑褐色，有6~10个略隆起的环节，有的节上有棕色的毛须。

（3）质硬，切面色白或黄棕色，内皮层环纹明显，筋脉点散在。

（4）气香，味微苦。

传统经验认为，个大，毛须去净，质坚实，香气浓者为佳。（见图8–5）

三、食用指南

中医学认为，香附性味辛、微苦、微甘，平；归肝、脾、三焦经。具有行气解郁，调经止痛的功效。对于肝郁气滞，胸、胁、脘腹胀痛，消化不良，胸脘痞闷，寒疝腹痛，乳房胀痛，月经不调，经闭痛经有一定的功效。

1. 香附鸡

【配方】香附20克，枳壳10克，金橘饼20克，老母鸡1只。

【制作】将鸡洗净后去脏杂，把香附、枳壳放入鸡腹内，放蒸锅中隔水蒸熟。

【用法】去药渣，吃鸡肉，食后含咽金橘饼。每周1次。

【功用】适用于气郁者。

2. 香附陈皮炒肉

【配方】香附9克，陈皮3克，生姜3片，瘦猪肉200克，盐少许。

【制作】锅内放少许油，烧热后，放入洗净的猪肉片，翻炒片刻；再放入洗净泡软的香附、陈皮丝、生姜和适量清水，烧至猪肉熟，大火翻炒收汁，加盐调味即成。

【功用】疏肝理气，燥湿化痰，补虚强身。

3. 香附芡实粥

【配方】香附10克，芡实15克，粳米50克，白糖适量。

【制作】将香附放入锅中，加清水适量煎煮，去渣；加入洗净捣碎的芡实，淘净的粳米煮粥；粥熟加入白糖即成。

【功用】疏肝理气，固摄乳汁。

4. 香附麦片粥

【配方】香附10克，燕麦片100克，芸豆75克，西芹60克，盐少许。

【制作】清水浸泡芸豆4小时捞出；将香附放入倒入四杯水的锅中，大火煮沸，改用中火，熬至汤汁成三杯水量，滤出汤汁；再将汤汁和燕麦片、芸豆一起放入锅中煮沸，转小火煮至熟烂；再加入西芹继续煮1~2分钟，加入盐即成。

【功用】可以调理糖尿病、高脂血症、便秘、贫血、神经衰弱等。

四、食用禁忌

气虚无滞、阴虚血热者忌服。

《神农本草经疏》："凡月事先期者，血热也，法当凉血，禁用此药。"

《本草汇言》："独用、多用、久用，耗气损血。"

香橼 Xiang yuan

香橼来源于芸香科植物枸橼 *Citrus medica* L. 或香圆 *Citrus wilsonii* Tanaka 的干燥成熟果实。

秋季果实成熟时采收，趁鲜切片，晒干或低温干燥；香橼亦可整个或对剖两半后，晒干或低温干燥。

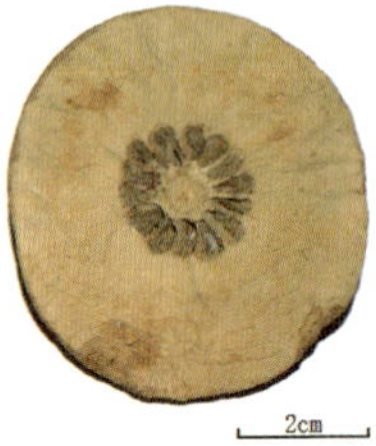

图8-6　香橼

一、典籍记载

《本草拾遗》记载："去气，除心头痰水。"

《饮膳正要》云："下气，开胸膈。"

《本草通玄》载："理上焦之气，止呕逆，进食，健脾。"

《本草再新》曰："平肝舒郁，理肺气，通经利水，治腰脚气。"

二、识别要点

枸橼

（1）为圆形或长圆形片。

（2）横切片外果皮黄色或黄绿色，边缘呈波状，散有凹入的油点；中果皮厚1~3厘米，黄白色，有不规则网状突起的维管束；瓤囊10~17室，纵切片中心柱较粗壮。

（3）质柔韧。气清香，味微甜而苦辛。

香圆

（1）为类球形、半球形或圆片。

（2）表面黑绿色或黄棕色，密被凹陷的小油点及网状隆起的粗皱纹，顶端有花柱残痕及隆起的环圈。

（3）质坚硬，剖面或横切薄片边缘油点明显，中果皮厚约0.5厘米，瓤囊9~11室，棕色或淡红棕色，间或有黄白色种子。

（4）气香，味酸而苦。

传统经验认为，枸橼以片色黄白，香气浓者为佳。香圆以个大，皮粗，色黑绿，质坚，香气浓者为佳。（见图8–6）

三、食用指南

中医学认为，香橼性味辛、苦、酸，温；归肝、脾、肺经。具有疏肝理气，宽中化痰的功效。对于肝胃气滞、胸胁胀痛、脘腹痞满、呕吐嗳气、痰多咳嗽有一定的作用。

1. 香橼麦芽糖

【配方】鲜香橼、麦芽糖各适量。

【制作】两个切碎的鲜香橼和等量的麦芽糖，放入有盖的碗中，隔水蒸数小时，以香橼稀烂为度。

【用法】每服一匙，早、晚各一次。

【功用】行气化痰，止咳平喘。

2. 盐渍香橼

【配方】香橼适量。

【制作】香橼切片，于通风处晾干，用适量食盐腌渍放入玻璃瓶或瓷罐中备用。

【用法】每用开水冲10~20克至咸淡适宜时服。

【功用】行气止痛，和胃消食。适用于气滞、食滞所致的胃痛、腹痛等病症。

3. 香橼粉

【配方】陈香橼30克（焙干），小茴香、花椒各12克。

【制作】三者共研细末，每次服3克，每日2次。

【功用】适用于胸闷、胃痛、消化不良等病症。

4. 香橼蜜酒（《串雅内编》）

【配方】香橼1枚，米酒1000毫升，蜂蜜适量。

【制作】先将香橼洗净，切开去核，再切片，与米酒同装入砂锅中，以文火慢炖8个小时后，再加入蜂蜜搅匀，装瓶备用。

【用法】每次可饮30毫升，饮用时宜用汤匙频频呷服。

【功用】顺气化痰，润肺止咳。可用于急慢性气管炎所致的咳嗽。

四、食用禁忌

气虚及孕妇者慎服。

《本草便读》："阴虚血燥之人仍当禁用耳。"

枳实 Zhi shi

枳实来源于芸香科植物酸橙 *Citrus aurantium* L. 及其栽培变种或甜橙 *Citrus sinensis* Osbeck 的干燥幼果。

5~6月收集自落的果实，除去杂质，自中部横切为两半，晒干或低温干燥，较小者直接晒干或低温干燥。

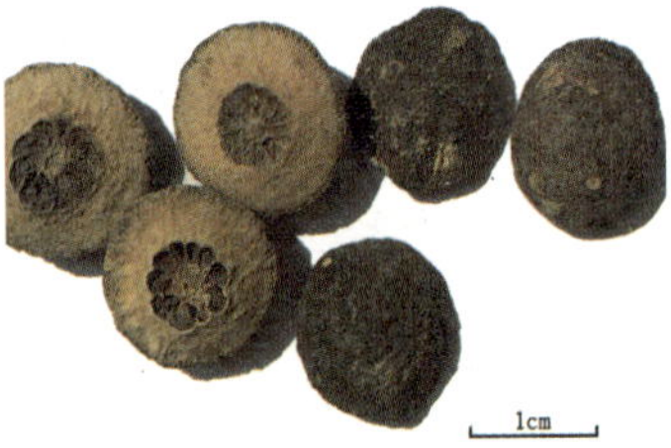

图8-7 枳实

一、典籍记载

《神农本草经》记载："治大风在皮肤中如麻豆苦痒，除寒热结，止痢，长肌肉，利五脏。"

《药性论》曰："解伤寒结胸，入陷胸汤用；主上气喘咳。肾内伤冷，阴痿而有气，加而用之。"

《珍珠囊》云："去胃中湿热。"

《本草再新》曰："破气，化痰，消食宽肠，杀虫，败毒。"

二、识别要点

（1）呈半球形，少数为球形，直径0.5~2.5厘米。

（2）外果皮黑绿色或暗棕绿色，具颗粒状突起和皱纹，有明显的花柱残迹或果梗痕。

（3）切面中果皮略隆起，黄白色或黄褐色，厚0.3~1.2厘米，边缘有1~2列油室，瓤囊棕褐色。

（4）质坚硬；气清香，味苦、微酸。

传统经验认为，外果皮绿褐色，果肉厚，色白，瓤小，质坚实，香气浓者为佳。（见图8-7）

三、食用指南

中医学认为，枳实性味苦、辛，微寒；归脾、胃经。具有化痰散痞，破气消积的功效。对于积滞内停、痞满胀痛、泻痢后重、大便不通、痰滞气阻胸痹有一定的作用。

1. 牛肚枳实砂仁汤

【配方】牛肚250克，枳实12克，砂仁2克，盐适量。

【制作】牛肚洗净，切条备用。枳实、砂仁和牛肚放入锅中，加适量水后大火煮沸，后转小火续煮约2小时。

【用法】食用时加入适量盐调味。

【功用】补气健脾。尤适用于脾胃不调、脘腹胀满、胃下垂者。

2. 油焖枳实萝卜

【配方】枳实10克，萝卜、虾米、姜、葱、盐各适量。

【制作】枳实水煎取汁备用；锅中入油烧热，加入萝卜块、虾米翻炒片刻；再浇上药汁，煨至极烂；加入姜、葱、盐调味即可。

【功用】润肠通便。尤适用于食欲不振、便秘者。

3. 枳实酒（《普济方》）

【配方】枳实适量。

【制作】枳实不拘多少，表面炒黄，切片，去粗皮。

【用法】每服6克，用酒浸少时，去枳实，但饮酒最妙。用水煎枳实，洗患处尤佳。

【功用】治遍身白疹，瘙痒不止。

四、食用禁忌

脾胃虚弱及孕妇慎服。

《医学入门》："虚而久病慎不可误服。"

《本草备要》："孕妇及气虚人忌用。"

《得配本草》："大损真元，非邪实者，不可误用。"

薤白○

Xie bai

薤白来源于百合科植物小根蒜 *Allium macrostemon* Bge. 或薤 *Allium chinense* G. Don 的干燥鳞茎。

夏、秋二季采挖，洗净，除去须根，蒸透或置沸水中烫透，晒干。

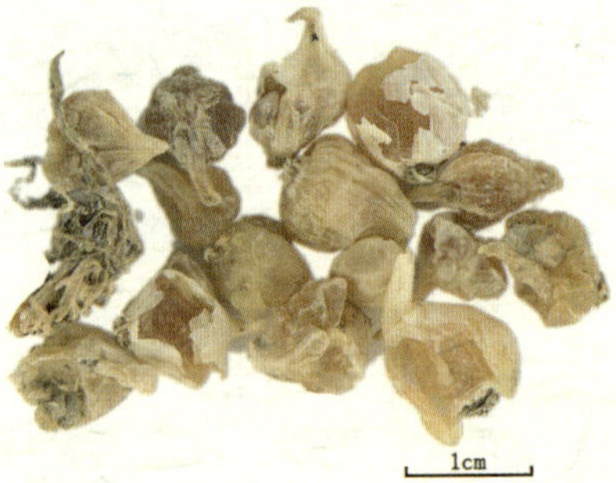

图8-8 薤白

一、典籍记载

《本草纲目》："其根煮食，糟藏，醋浸皆宜。"

《本草衍义》:“与蜜同捣，涂汤火伤。”

《本经逢原》:“捣汁生饮，能吐胃中痰食虫积。”

二、识别要点

（1）呈不规则的卵圆形或扁长卵形。

（2）表面黄白色、淡黄棕色或棕褐色，半透明，有类白色膜质鳞片包被；底部有突起的鳞茎盘。

（3）断面黄白色，角质样。

（4）有蒜臭，味微辣。

传统经验认为，个大，质坚，饱满，黄白色，半透明，不带花茎者为佳。（见图8–8）

三、食用指南

中医学认为，薤白性味辛、苦，温；归心、肺、胃、大肠经。具有通阳散结，行气导滞等功效。对于胸痹心痛、脘腹痞满胀痛、泻痢后重有一定的作用。

1. 人参薤白鸡子粥（《圣济总录》）

【配方】人参9克，薤白（切）9克，鸡子（去黄）1枚，粟米150克。

【制作】先将人参打碎，放入砂锅，加水4000毫升，煮至2000毫升，去渣留人参汁，下粟米煮粥，将熟时下鸡子清、薤白，再煮，候熟即可。

【用法】每日1剂，分2次饮食。

【功用】益气通阳，豁痰宽胸，行气导滞。可用于冠心病、老年慢性支气管炎等。

注:方中所用的人参宜选红参。

2. 杞叶薤白粥（《圣济总录》）

【配方】枸杞叶20克，薤白6克，豆豉10克，粳米50克，葱白7

根，糖、精盐、香油、姜末各适量。

【制作】先将枸杞叶与薤白倒入砂锅，加水煎煮1小时，滤渣留汁，下粳米煮粥，粥将成时，加入葱白、豆豉等佐料，继续煮至粥稠味香，再调味至鲜即可。

【用法】每日1剂，分2次作早、晚餐或当午后点心食用。

【功用】补肾益精，清热生津，通阳导滞。适用于肾虚精亏，相火妄动，阳气闭郁之腰膝酸痛、腿脚软弱、烦热口渴、胸胁憋闷、心悸失眠、潮热盗汗等；亦可用于更年期妇女日常保健。

3. 薤白粥

【配方】薤白25克，粳米100克。

【制作】将薤白、粳米洗净后，入锅煮粥，粥熟后加适量调味品即可。

【功用】宽胸通阳、行气止痛。适宜于冠心病胸闷不舒或心绞痛病患者食用。

4. 薤白煎鸡蛋

【配方】薤白100克，鸡蛋3枚，盐少许。

【制作】将薤白洗净切细，鸡蛋磕入碗内放盐、薤白，用竹筷抽打起泡。将平底锅烧热，放入适量油，油热后倒入鸡蛋液，将鸡蛋一面煎焦黄即可。

【功用】辛香开胃，宽胸除痹。可用于治疗胸痹心痛。

5. 薤白膏

【配方】薤白30克，白砂糖60克。

【制作】将薤白剥皮，加适量水，捣烂如泥，放入砂锅内，与白砂糖熬成膏状。

【功用】止咳平喘。可用于防治急性上呼吸道感染引起的咳嗽、哮喘。

四、食用禁忌

气虚无滞及胃弱纳呆、不耐蒜味者不宜用。忌与韭菜搭配。

《食疗本草》："发热病人不宜多食。"

《本草汇言》："阴虚发热病不宜食。"

《本草从新》："滑利之品，无滞勿用。"

《随息居饮食谱》："多食发热，忌与韭同。"

玫瑰花 Mei gui hua

玫瑰花来源于蔷薇科植物玫瑰 *Rosa rugosa* Thunb. 的干燥花蕾。

春末夏初花将开放时分批采摘，及时低温干燥。

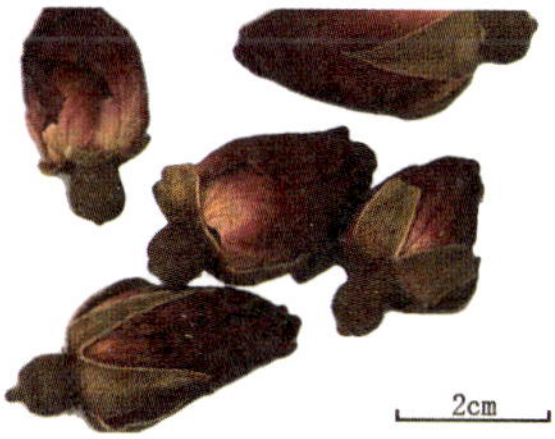

图8-9 玫瑰花

一、典籍记载

《食物本草》记载："主利肺脾，益肝胆，食之芳香甘美，令人神爽。"长期服用，可消除色素沉着，具有美容效果。

《随息居饮食谱》："调中活血，舒郁结，辟秽，和肝。酿酒可消乳癖。"

《本草再新》："舒肝胆之郁气，健脾降火。治腹中冷痛，胃脘积寒，兼能破血。"

《泉州本草》："治肺病咳嗽痰血、吐血、咯血。"

《现代实用中药》："用于妇人月经过多，赤白带下及一般肠炎下痢等。"

《本草纲目拾遗》："和血，行血，理气。治风痹。"

《药性考》："行血破积，损伤瘀痛，浸酒饮。"

《山东中药》："治肝胃气痛，恶心呕吐，消化不良，泄泻，口舌糜破，吐血，噤口痢。"

《广群芳谱》中记载玫瑰花食用方法："采初开花，去其橐蕊并白色者，取纯紫花瓣捣成膏，白梅水浸，少时顺研，细布绞去涩汁，加白糖再研极匀，瓷器收贮，任用最香甜，亦可印作饼，晒干收用，全花白梅水浸去涩汁，蜜煎，亦可食。"

二、识别要点

（1）略呈半球形或不规则团状。

（2）花托半球形，与花萼基部合生；萼片5；花瓣展平后广卵圆形，紫红色，少数黄棕色；雄蕊多数，黄褐色；花柱多数，柱头在花托口集成头状，略突出，短于雄蕊。

（3）体轻，质脆。

（4）香气浓郁，味微苦、涩。

传统经验认为，花朵大，完整，瓣厚，色紫，香气浓者为佳。（见图8-9）

三、食用指南

中医学认为，玫瑰花性味甘、微苦，温；归肝、脾经。具有行气解郁，和血，止痛的功效。用于肝胃气痛、食少呕恶、月经不调、跌扑伤痛。

1. 玫瑰花茶

【配方】大枣3枚，玫瑰花4朵，枸杞子10克，蜂蜜若干。

【制作】将大枣、玫瑰花、枸杞子、蜂蜜一起放入杯中，加入开水300毫升，浸泡5分钟后饮用。

【功用】缓和情绪，平衡内分泌，补血气，消除疲劳，改善体质，润泽肌肤。

2. 玫瑰肉片

【配方】玫瑰花2朵，猪肉片70克，青椒1个，盐、味精各适量。

【制作】将猪肉片放入盐、味精与淀粉拌匀。取下玫瑰花瓣，放入水中充分浸泡，洗净后沥干，青椒洗净切片。油锅烧热，放入青椒翻炒，加入猪肉片一起翻炒，然后放入盐和味精。加入一杯清水稍煮，最后放入玫瑰花瓣煮沸即可。

【功用】补肺健脾，理气和血。适用于脾胃虚弱、阴虚咳嗽、食欲不振、消化不良、便秘等症。

3. 玫瑰桔梗茶

【配方】玫瑰花、月季花、绿茶各3克，桔梗、山萸肉各6克。

【制作】将玫瑰花、月季花、绿茶、桔梗、山萸肉共研磨为细末，沸水冲泡10分钟。

【用法】代茶饮，每日1剂。

【功用】行气活血。用于气滞血瘀所致的梅核气。

4. 玫瑰花粥

【配方】玫瑰花、糯米各适量。

【制作】将糯米加入适量清水煮成粥，粥熟后加入适量的玫瑰花蕾，待粥熬成粉红色时，即可食用。

【功用】本方具有美容、细腻紧致肌肤，镇静、抗抑郁的功效，也可治疗因气郁而引起的胃痛。

5. 玫瑰豆腐

【配方】鲜玫瑰花1朵，豆腐2块，鸡蛋1枚，面粉、白糖、淀粉、青丝各适量。

【制作】玫瑰花择洗干净，切成丝，放在盘内，豆腐切成小块，鸡蛋打入碗内，加上湿淀粉、面粉，搅成鸡蛋糊，炒勺洗净，把豆腐块沾上干淀粉，再挂上蛋糊，下油锅炸至金黄色，捞出，沥去油，炒勺内放少许清水，下入白糖搅炒，使其溶化起大泡，放入炸好的豆腐块翻炒几下，放入鲜玫瑰丝及青丝，见糖发白时盛入盘内，再撒上白糖即成。

【功用】益气和胃，和血散瘀。适用于肝胃气痛、腹胀、消渴、乳痈、肿毒等症。

6. 玫瑰膏

【配方】鲜玫瑰花250克。

【制作】将玫瑰花清洗干净，加水煎汤取汁，煎至浓稠，加等量白糖，煎沸成膏，待冷备用。

【用法】每次1~2匙，沸水冲服。

【功用】补血养气，滋养容颜。

7. 玫瑰李仁绿豆饮

【配方】玫瑰花6克（布包），绿豆15克，甜李仁10克，红枣4枚。

【制作】将上4味药同放锅内，加适量清水大火煮沸，转小火煎汤取汁，去玫瑰花布包，加白糖调味即可。

【功用】清热解毒，疏肝理气。用于肺胃积热所致寻常痤疮。

8. 二花调经茶

【配方】玫瑰花、月季花各9克，红茶3克。

【制作】将上三味共研磨为粗末，以沸水冲泡，加盖10分钟，即可饮用。

【用法】每日1剂，在经行前几天服用最好。

【功用】活血，散瘀，止痛。用于气滞血瘀所致的痛经、经闭，或经色黯且夹有血块等。

四、食用禁忌

不适合长期服用。便秘者、虚火旺盛者、孕妇、月经量过多的女性不宜食用。

木香

Mu xiang

木香来源于菊科植物木香*Aucklandia lappa* Decne.的干燥根。

秋、冬二季采挖，除去泥沙及须根，切段，大的再纵剖成瓣，干燥后撞去粗皮。

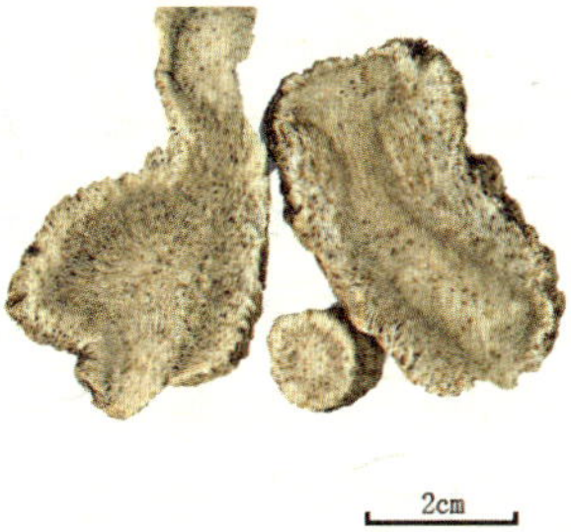

图8-10 木香

一、典籍记载

《简便单方》治一切气不和，走注痛："木香，温水磨汁，热酒调下。"

《卫生易简方》治宿食腹胀，快气宽中："木香、牵牛子（炒）、槟榔等份为末，滴水丸如桐子大，每服三十丸，食后生姜、萝卜汤下。"

二、识别要点

（1）呈圆柱形、半圆柱形或为纵剖片。

（2）表面黄棕色或灰褐色，有时可见不规则菱形网纹。

（3）质坚，断面灰褐色至暗褐色，形成层环棕色，有放射状纹理及散在的褐色油点，老根中心常呈朽木状。

（4）气香特异，味微苦。

传统经验认为，质坚实，香气浓，油性大者为佳。（见图8-10）

三、食用指南

中医学认为，木香性味辛、苦，温；归脾、胃、大肠、三焦、胆经。具有行气止痛，健脾消食的功效。对于胸胁、脘腹胀痛，泻痢后重，食积不消，不思饮食有一定的作用。

1. 大枣木香粥

【配方】木香6克，粳米30~60克，大枣20枚，白糖适量。

【制作】将大枣去核，浸泡后连水同粳米煮粥，粥将熟时加木香再煮片刻，放入白糖调匀即可。

【用法】每日2~3次，温服。

【功用】健脾和胃，燥湿止泻。适用于小儿脾虚腹胀泄泻。

2. 陈皮木香鸡

【配方】陈皮6克，木香6克，仔鸡肉100克，蘑菇30克，姜5克，葱5克，盐5克，素油30克。

【制作】把木香、陈皮烘干，打成细粉；仔鸡肉洗净，切成3厘米见方的块；蘑菇发透，去蒂根一切两半；姜切片，葱切段。把炒锅置武火上烧热，加入素油，烧六成熟时，下入姜、葱爆香，随即下入鸡肉、蘑菇、盐、药粉，再加清水50毫升，用文火煲15分钟即成。

【用法】每日1次，每次吃鸡肉50克。

【功用】健脾养胃。用于慢性肝炎脾胃虚弱者。

3. 大枣木香汤

【配方】大枣10个，木香10克。

【制作】将大枣洗净去核，放锅中，加适量清水煎煮30分钟，再放木香煮5分钟即可。

【功用】健脾理气。适宜于慢性肝病属脾虚肝郁者。

四、食用禁忌

阴虚津液不足者慎服。孕妇慎用。忌生冷油腻食物。

佛手 Fo shou

佛手来源于芸香科植物佛手 *Citrus medica* L. var. *sarcodactylis* Swingle 的干燥果实。

秋季果实尚未变黄或刚变黄时采收，切成薄片。

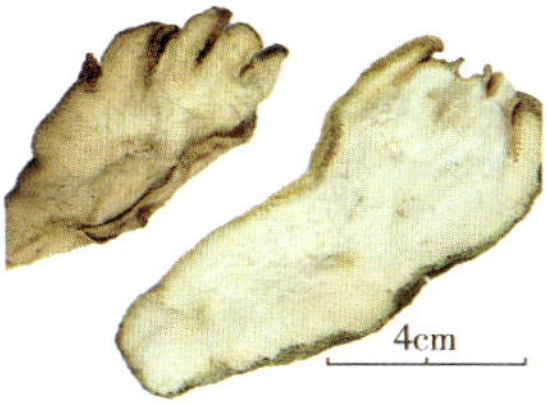

图8-11　佛手

一、典籍记载

《本草纲目》："煮酒饮，治痰气咳嗽；煎汤，治心下气痛。"

《本草再新》："佛手，治气舒肝，和胃化痰，破积，治噎膈反胃，消癥瘕瘰疬。"

《本草便读》："佛手，理气快膈，惟肝脾气滞者宜之，阴血不足者，亦嫌其燥耳。"

《滇南本草》记载："补肝暖胃，止呕吐，消胃寒痰，治胃气疼痛，止面寒疼，和中行气。"

《随息居饮食谱》中记载："醒胃豁痰，辟恶，解酲，消食止痛。"

《本经逢原》记载："专破滞气。治痢下后重，取陈年者用之。"

二、识别要点

（1）为类椭圆形或卵圆形的薄片。顶端稍宽，常有3~5个手指状的裂瓣。

（2）外皮黄绿色或橙黄色，有皱纹及油点。

（3）质硬而脆，受潮后柔韧。果肉浅黄白色，散有凹凸不平的线状或点状维管束。

（4）气香，味微甜后苦。

传统经验认为，片大，切面色白，皮黄绿，气香浓厚者为佳。（见图8-11）

三、食用指南

中医学认为，佛手性味辛、苦、甘，温，无毒；归肝、脾、胃三经。具有疏肝解郁，理气和中，燥湿化痰的功效。用于肝气郁结之胁痛、胸闷，肝胃不和、脾胃气滞之脘腹胀痛。

1. 茉莉花佛手粥

【配方】茉莉花6克，鲜佛手10克，粳米60克，白糖适量。

【制作】将茉莉花、鲜佛手用水煮开捞出，然后同粳米加入锅中煮粥，煮至米开花、粥稍稠即加白糖适量服用。

【功用】清热化湿，行气止痛。适用于胃及十二指肠溃疡患者。

2. 佛手陈皮丝瓜络饮

【配方】佛手10克，陈皮3克，丝瓜络15克。

【制作】将佛手、陈皮与丝瓜络一同放入砂锅，加适量清水，大火煮沸，小火熬煮15分钟，当茶饮用。

【功用】理气化痰。适用于咳嗽痰多、咳痰色白，甚至咳嗽时伴有胸胁疼痛的患者。

3. 佛手姜汤

【配方】佛手10克，生姜6克，白糖适量。

【制作】把生姜去皮，与佛手一起放入清水中洗净，将生姜切成片，将砂锅洗净，把生姜片、佛手放入锅内，加清水适量，置于火上煮1小时，去渣留汁，加入白糖即成。

【功用】疏气宽胸，和胃止呕。适用于妊娠恶阻，肝胃不和的胸脘堵闷、疼痛作胀、呕吐频繁。

4. 佛手柑冰糖粥

【配方】佛手柑15克，冰糖15克，粳米100克。

【制作】先将佛手柑洗净，加水煎煮后去渣取汁，再与淘洗干净的粳米和冰糖一同煮粥。

【功用】健脾养胃，理气止痛。适用于年老胃弱、胸闷气滞、食欲不振、消化不良、嗳气呕吐。

5. 佛手车前猪肉汤

【配方】佛手10克，车前草（鲜品）50克，生姜3片，猪瘦肉300克，盐少许。

【制作】将猪瘦肉切块，佛手、车前草洗净切段，与猪瘦肉、生姜一同放入砂锅，大火煮沸，小火熬煮1~1.5小时，调入精盐即可食用。

【功用】理气祛湿。适用于胃脘胀闷、不思饮食、大便溏薄患者。

6. 佛手郁金粥

【配方】佛手9克，郁金6克，海藻15克，粳米100克，红糖适量。

【制作】将前3味入锅共煎煮，去渣留汁，再加入粳米、红糖煮成粥。

【用法】每日1次温热服食，连服10~15天。

【功用】疏肝解郁，化痰散结。适用于肝郁气滞导致的急躁易怒、胁肋胀痛、纳呆食少。

7. 佛手山楂粥

【配方】佛手10克，山楂15克，小米50克。

【制作】将佛手、山楂放入砂锅，加适量清水，大火煮沸，小火煎煮20分钟，去渣留汁，小米淘洗干净，放入砂锅，加入煎好的药汁及适量沸水，大火煮沸后小火熬煮成粥。服食时可调入冰糖。

【功用】理气健脾，消食化积。适用于脂肪肝、高脂血症或胃脘胀闷，消化不良，食欲不振者。

四、食用禁忌

阴虚体热者、无气滞症状者慎服。体质虚弱的人应少食。

第九章 消食药

- 鸡内金
- 山楂
- 麦芽

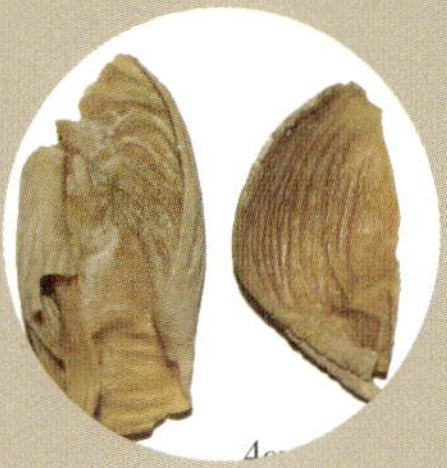

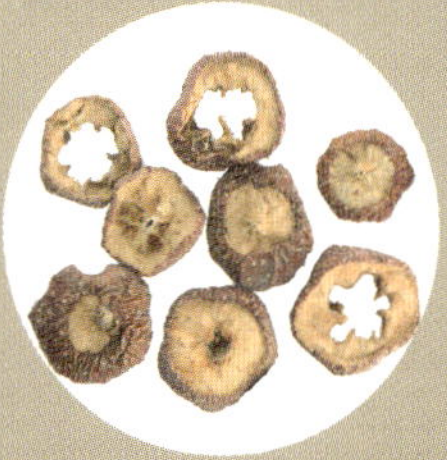

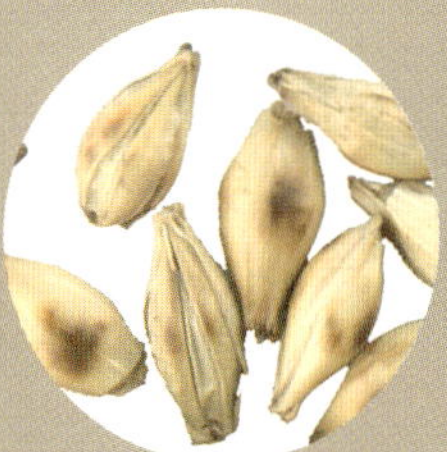

鸡内金 Ji nei jin

鸡内金来源于雉科动物家鸡 *Gallus gallus domesticus* Brisson 的干燥沙囊内壁。

杀鸡后，取出鸡肫，立即剥下内壁，洗净，干燥。

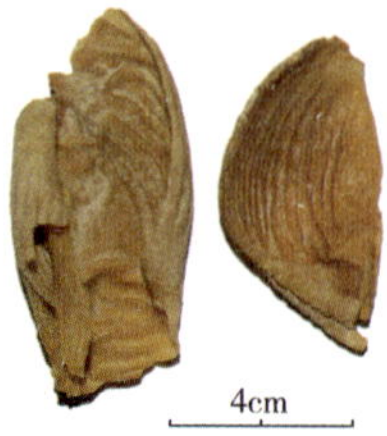

图9-1 鸡内金

一、典籍记载

《医学衷中参西录》中记载："鸡内金，鸡之脾胃也……中有瓷、石、铜、铁皆能消化，其善化瘀积可知……无论脏腑何处有积，鸡内金皆能消之。"

《陆川本草》提到鸡内金有生肌收口的作用，可治疗消化性溃疡。

《备急千金要方》中提到将鸡内金烧灰，用酒送服可改善脾胃功能差、反胃、容易呕吐等症状。

《活幼新书》记载将鸡内金烧灰之后研磨成末外敷，可以治疗口疮。

《本草纲目》记载："治小儿食疟，疗大人（小便）淋漓、反胃，消酒积，主喉闭、乳蛾，一切口疮，牙疳诸疮。"

二、识别要点

（1）呈不规则囊片状，厚约1毫米。

（2）表面黄色、黄绿色或黄褐色，薄而半透明，具多数明显的条状皱纹，呈波浪形。

（3）质脆易碎，断面角质样，有光泽。

（4）气微腥，味微苦。

（5）炒鸡内金表面暗黄褐色或焦黄色，用放大镜观察，显颗粒状或微细泡状。

传统经验认为，色黄，完整，破碎少者为佳。（见图9-1）

三、食用指南

中医学认为，鸡内金性味甘，平；归脾、胃、小肠、膀胱经。具有健胃消食，涩精止遗，通淋化石的功效。对于食积不消、呕吐泻痢、小儿疳积、遗尿遗精、石淋涩痛、胆胀胁痛有一定的作用。

1. 芝麻内金饼

【配方】芝麻5克，鸡内金3克，面粉及食盐、花椒粉各适量。

【制作】将鸡内金研末，与面粉、食盐、花椒混匀，加适量清水调匀，制成饼状，外撒上芝麻，置锅中烙熟服食。

【用法】每日1剂。

【功用】健脾消食。适用于小儿厌食、疳积。

2. 鸡内金粥

【配方】鸡内金5克，大米50克。

【制作】先将鸡内金研为细末备用。取大米淘净，放入锅内，加清水适量煮粥，待沸后调入鸡内金粉，煮至粥成服食。

【用法】每日1剂，连续3~5天。

【功用】健胃消食，固精止遗。适用于消化不良，食积不化，小儿疳积、遗尿，成人遗精及泌尿系结石等。

3. 红枣益脾糕

【配方】红枣30克，白术、鸡内金各10克，干姜1克，面粉500克，白糖300克，发面、碱水各适量。

【制作】将大枣、白术、鸡内金、干姜水煎取汁，加面粉、白糖、发面等揉成面团，待发酵后，加碱水，试好酸碱度，做成糕坯，上笼蒸熟。

【用法】每日1次，作早餐食用。

【功用】健脾消食。适用于食欲不振、食后腹痛、肠鸣腹泻等。

4. 砂仁鸡内金橘皮粥

【配方】鸡内金、陈皮各5克，砂仁3克，粳米60克，白糖适量。

【制作】将鸡内金、砂仁、陈皮共研成细粉末备用，把粳米放入锅内加适量清水熬煮，待粥熬至将熟时下入研磨好的粉末，直至粥熟烂离火，调入白糖即成。

【用法】每日1剂，连用7~10日。

【功用】消食导滞。主治小儿疳积、胃纳减少、恶心呕吐、消化不良、烦躁哭闹等。

5. 赤豆内金粥

【配方】赤小豆30克，鸡内金10克。

【制作】将鸡内金烘干，研末；赤小豆洗净，加水煮至八成熟时，下鸡内金粉，续煮至豆熟。

【用法】每日1剂，作早餐服食。

【功用】清热利湿，消积化瘀。适用于尿频尿急、尿道疼痛、尿液浑浊、小腹作胀等。

6. 山药鸡内金粥

【配方】山药30克，鸡内金9克，山楂9克，粟米120克。

【制作】将山药、鸡内金、山楂、粟米洗净。把全部用料一齐放入锅内，加适量清水，小火煮成粥，调味即可。

【功用】健脾开胃，消食导滞。适用于脾胃虚弱，饮食积滞引起的食少难化、胃脘饱胀、嗳气酸腐、肠鸣腹泻者。

四、食用禁忌

脾虚无积滞者慎用。鸡内金不要与柿子、苹果、茶叶、咖啡等一起食用。

山楂　Shan zha

山楂来源于蔷薇科植物山里红 *Crataegus pinnatifida* Bge. var. *major* N. E. Br. 或山楂 *Crataegus pinnatifida* Bge. 的干燥成熟果实。

秋季果实成熟时采收，切片，干燥。

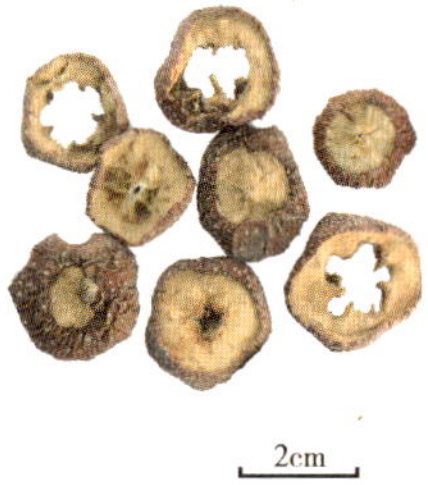

图9-2　山楂

一、典籍记载

《日用本草》："化食积，行结气，健胃宽膈，消血痞气块。"

《本草撮要》："冻疮涂之。"

二、识别要点

（1）为圆形片，皱缩不平，直径1~2.5厘米。

（2）外皮红色，具皱纹，有灰白色小斑点。

（3）果肉深黄色至浅棕色，中部横切片具5粒浅黄色果核，多脱落。

（4）气微清香，味酸、微甜。

传统经验认为，片大，皮红，肉厚者为佳。（见图9-2）

三、食用指南

中医学认为，山楂性味酸、甘，微温；归脾、胃、肝经。具有消食健胃，行气散瘀，化浊降脂的功效。对于肉食积滞、胃脘胀满、泻痢腹痛、瘀血经闭、产后瘀阻、心腹刺痛、胸痹心痛、疝气疼痛、高脂血症有一定的作用。焦山楂消食导滞作用增强，对于肉食积滞，泻痢不爽有一定的功效。

1. 蜜山楂

【配方】山楂、蜂蜜各适量。

【制作】将山楂洗净，去掉果柄、果核，放在锅内，加水适量，煎煮至七成熟、水将耗干时加入蜂蜜，再以小火煮熟透收汁即可。冷却后放入瓶罐中贮存。

【用法】每天服用。

【功用】开胃，消食，活血化瘀。用于治疗冠心病以及肉食不消、腹泻。

2. 山楂蜜枣炖山药

【配方】山药280克，蜜枣6个，山楂6个，冰糖30克，蜂蜜适量。

【制作】山药去皮切滚刀块，蜜枣对切，山楂去核心切片。山药入锅中煮沸，至透明捞出备用。另起锅，加入适量水、冰糖，加入山药、蜜枣、山楂。然后大火煮开，转中小火慢炖，至汤汁黏稠、山药熟软关火。放至微热，加入适量蜂蜜调味。

【功用】健脾益胃，滋肾益精，益肺止咳，降低血糖。

3. 山楂银花茶

【配方】取山楂30克，金银花6克，白糖20克。

【制作】先将山楂、金银花放在勺内，用文火炒热，加入白糖，改用小火炒成糖饯，用开水冲泡。

【用法】日服一剂。

【功用】山楂破气散瘀，银花清热解毒。二味同用，适用于风寒感冒患者。

4. 山楂核桃茶

【配方】核桃仁150克，山楂50克，白糖200克。

【制作】将核桃仁加水浸泡半小时，洗净后再加水，磨成浆，调匀待用。山楂加水熬 3 次，每次20分钟，去渣取汁浓缩至1000毫升，放入锅中，加白糖、核桃浆，搅匀微烧沸装碗代茶频饮。

【功用】补肺肾，润肠燥，消饮食，通血脉，生津液。本方可作冠心病患者膳食，也可治虚咳、气喘。

四、食用禁忌

孕妇忌用。多食耗气，损齿，易饥，空腹及羸弱人或虚病后忌之。脾胃虚弱者慎服。

山楂不宜与猪肝、海产品同食。

山楂与含维生素C分解酶的果蔬不宜同食。黄瓜、南瓜、胡萝卜等果蔬中均含有维生素C分解酶，与山楂同食，会破坏分解山楂中的维生素C，降低营养价值。

处在换牙期的儿童不宜多食山楂，以防损伤牙齿。

麦芽

Mai ya

麦芽为禾本科植物大麦 *Hordeum vulgare* L. 的成熟果实经发芽干燥的炮制加工品。

将麦粒用水浸泡后，保持适宜温、湿度，待幼芽长至约5毫米时，晒干或低温干燥。

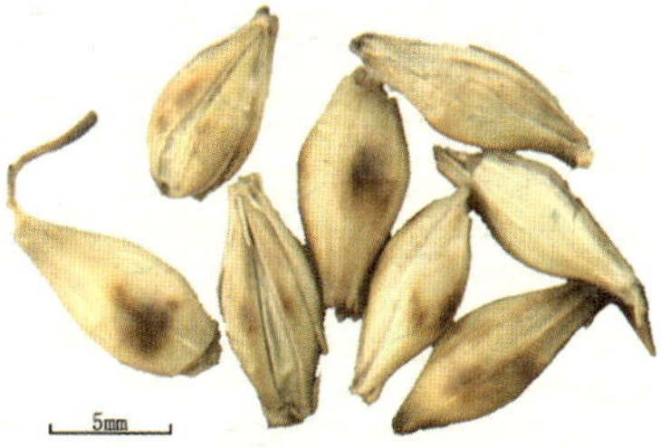

图9-3 麦芽

一、典籍记载

《医学启源》记载："补脾胃虚，宽肠胃，捣细炒黄色，取面用之。"

《日华子诸家本草》："温中，下气，开胃，止霍乱，除烦，消痰，破癥结，能催生落胎。"

《药品化义》："大麦芽，炒香开胃，以除烦闷。生用力猛，主消麦面食积，癥瘕气结，胸膈胀满，郁结痰涎，小儿伤乳，又能行上焦滞血。"

《滇南本草》记载麦芽："宽中，下气，止呕吐，消宿食，止吞酸吐酸，止泻，消胃宽膈，并治妇人奶乳不收，乳汁不止。"

《本草汇言》记载："大麦芽，和中消食之药也。补而能利，利而又能补，如腹之胀满，膈之郁结，或饮食之不纳，中气之不利，以此发生之物而开关格之气，则效非常比也。"

《药性论》："消化宿食，破冷气，去心腹胀满。"

《医学衷中参西录》记载："大麦芽，能入脾胃，消化一切饮食积聚，为补助脾胃之辅佐品，若与参、术、芪并用，能运化其补益之力，不致作胀满，为其性善消化，兼能通利二便，虽为脾胃之药，而实善舒肝气。夫肝主疏泄，为肾行气，为其力能舒肝，善助肝木疏泄以行肾气，故又善于催生。至妇人乳汁为血所化，因其善于消化，微兼破血之性，故又善回乳。"

二、识别要点

（1）呈梭形。

（2）表面淡黄色。基部胚根处生出幼芽和须根，幼芽长披针状条形，长约5毫米。须根数条，纤细而弯曲。

（3）质硬，断面白色，粉性。

（4）气微，味微甘。

传统经验认为，色淡黄，胚芽完整者为佳。（见图9–3）

三、食用指南

中医学认为，麦芽性味甘，平；归脾、胃经。具有行气消食，健脾开胃，退乳消胀的功效。用于食积不消、脘腹胀痛、脾虚食少、乳汁郁积、乳房胀痛、妇女断乳。

1. 麦芽粥

【配方】粳米150克，生麦芽、炒麦芽各50克，红糖适量。

【制作】将麦芽放入锅内，加适量清水煎煮，去渣。锅置火上，放入药汁、粳米煮粥，待粥熟时，加入红糖搅拌溶化即可。

【功用】回乳。适于因小儿断乳需停乳者食用。

2. 炒麦芽茶

【配方】炒麦芽25克，茶叶5克。

【制作】将炒过的麦芽与茶叶一起放入杯中。加入沸水冲泡10分钟即可饮用。

【功用】助消化，改善食欲。

3. 麦芽陈皮小米粥

【配方】生麦芽、陈皮各15克，小米150克，白糖适量。

【制作】将陈皮、麦芽、小米分别洗净，再放入锅中，大火煮沸后改用小火慢煮，待粥稠时加入白糖调味即可。

【用法】晨起空腹温服，每日1剂。

【功用】开胃消食，健脾和中。善治脾胃不足、食积不化所致的不思饮食、反酸呕吐、消化不良、脘腹胀痛等。

4. 麦芽山楂蛋羹

【配方】麦芽15克，鸡蛋2个，山楂20克，山药15克，淀粉、盐各适量。

【制作】将麦芽、山楂、山药洗净，放入药锅内，加清水适量，煮1小时左右，去药渣，备用。蛋去壳搅拌均匀，淀粉用水调成糊状。将药煮沸，加入蛋液及淀粉糊，边下边搅拌，加适量食盐调味。

【功用】健脾开胃，消食导滞。适宜于小儿消化不良，症见脘腹痞胀、大便溏薄等。

5. 麦芽青皮饮

【配方】生麦芽30克，青皮10克。

【制作】将二者放入砂锅中，加入适量清水，大火烧开后改用小火煎煮半小时，去渣取汁即可。

【用法】代茶频饮，温服，每日1剂。

【功用】开胃消食，疏肝理气。适用于肝气郁结，肠胃不适所致的不思饮食、两胁胀痛、食少纳差等。

6. 麦芽党参牛肚汤

【配方】牛肚块500克，生麦芽100克，党参、山药、茯苓各50克，陈皮、大料、茴香各6克，姜片、红枣（去核）、盐、鸡精各适量。

【制作】牛肚块用清水浸泡。锅置火上，加水，下入牛肚块，小火炖煮30分钟，再加入其他的所有材料，用小火炖2小时，加入盐、鸡精调味即可。

【功用】健脾养胃，行气消食，退乳消胀。

7. 麦芽参术健脾茶

【配方】取炒麦芽100克，党参30克，白术15克，冰糖适量。

【制作】将党参、白术分别切片。麦芽洗净，放入锅中，加适量水，大火煮沸后改用小火煎煮5分钟左右，下入党参片、白术片，继续煎煮20分钟，调入冰糖，至冰糖溶化，过滤取汁，装瓶备用即可。

【用法】代茶频饮，每日2次，每次饮用50毫升。

【功用】健脾燥湿，和胃消食。善治消化不良、食积不化、食欲不佳等症状。

四、食用禁忌

哺乳期妇女不宜使用。

《食性本草》："久食消肾，不可多食。"

《神农本草经疏》："无积滞，脾胃虚者不宜用。"

《药品化义》："凡痰火哮喘及孕妇，切不可用。"

《本草正》："妇有胎妊者不宜多服。"

《汤液本草》："豆蔻、缩砂、木瓜、芍药、五味子、乌梅为之使。"

第十章 止血药

凉血止血药
- 大蓟
- 小蓟
- 槐花
- 槐角
- 白茅根

化瘀止血药
- 蒲黄
- 茜草
- 三七

收敛止血药
- 白及

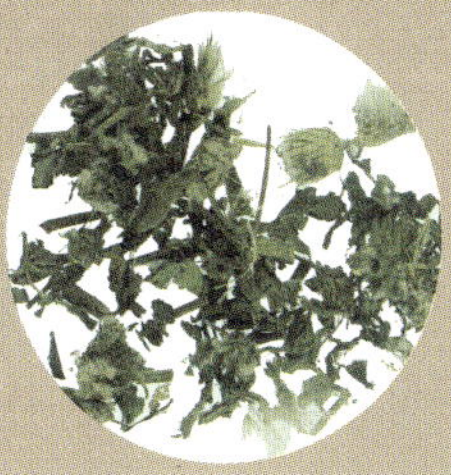

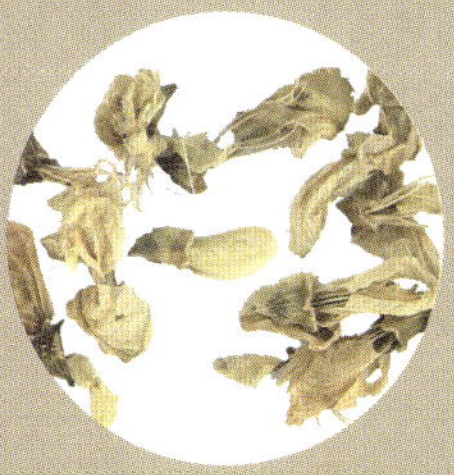

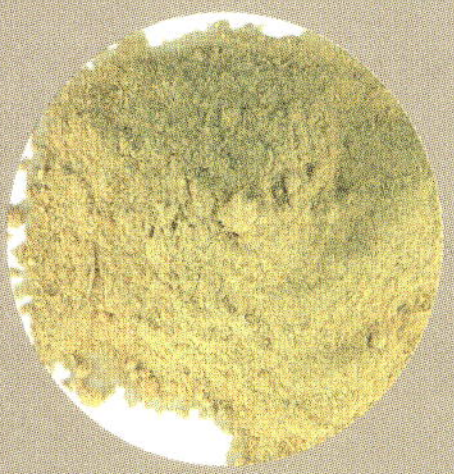

凉血止血药

大蓟 Da ji

大蓟来源于菊科植物蓟 *Cirsium japonicum* Fisch. ex DC. 的干燥地上部分。

夏、秋二季花开时采割地上部分，除去杂质，晒干。

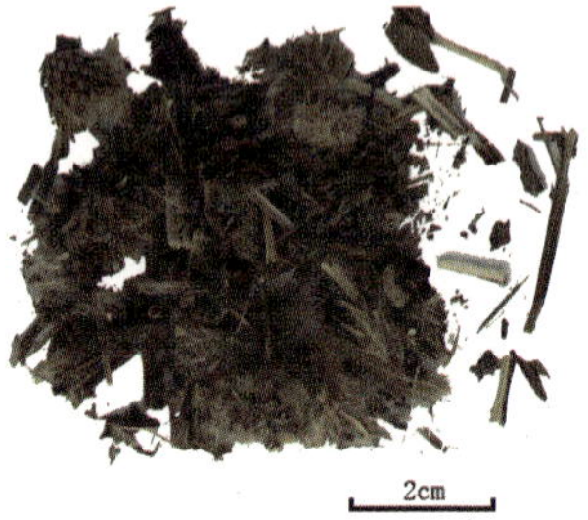

图10-1　大蓟

一、典籍记载

《备急千金要方》用治崩中下血："大、小蓟根一升，酒一斗，渍五宿，任饮。亦可酒煎服，或生捣汁。温服。也用治癣疮作痒：刺蓟叶，捣汁服之。"

《太平圣惠方》用治小便热淋："马蓟根，捣汁服。也治心热吐血、口干：刺蓟叶及根，捣，绞取汁，每服一小盏，频服。"

《简要济众方》用治小儿浸淫，疮痛不可忍，发寒热者："刺蓟叶新水调敷疮上，干即易之。"

《全展选编·五官科》用治副鼻窦炎："鲜大蓟根三两，鸡蛋二至三个。二味同煮，吃蛋喝汤。"

二、识别要点

（1）茎呈圆柱形；表面绿褐色或棕褐色，有数条纵棱，被丝状毛；断面灰白色，髓部疏松或中空。

（2）完整叶片展平后呈倒披针形或倒卵状椭圆形，羽状深裂，边缘具不等长的针刺；上下表面均具灰白色丝状毛。

（3）头状花序顶生，球形或椭圆形，总苞黄褐色，羽状冠毛灰白色。

（4）气微，味淡。

传统经验认为，色灰绿，叶多者为佳。（见图10-1）

三、食用指南

中医学认为，大蓟性味甘、苦，凉；归心、肝经。具有凉血止血，散瘀解毒消痈的功效。对于衄血、吐血、尿血、便血、崩漏、外伤出血、痈肿疮毒有一定的作用。

1. 大蓟小蓟牛奶膏

【配方】大蓟、小蓟、鲜牛奶各适量。

【制作】将大、小蓟放在鲜牛奶中泡软后，捣成膏。

【用法】外敷。

【功用】本膏有清热解毒功效，用于带状疱疹。

2. 大蓟酒

【配方】大蓟草500克，黄酒少许。

【制作】大蓟洗净，捣烂成汁，和入黄酒。

【用法】每次饮1小杯，1日2~3次。

【功用】本方有清热解毒，凉血止血功效，用于血友病。

3. 炒大蓟

【配方】大蓟嫩叶500克，精盐、葱花、味精、猪油各适量。

【制作】将大蓟叶去杂质洗净，入沸水锅焯一下，捞入清水中洗净，挤干水分，切段。猪油入锅烧热，入葱花煸香，投入大蓟煸炒，加入精盐炒至入味，点入味精，出锅装盘即成。

【功用】清热降火。适用于吐血、衄血、带下、肠风、痈疡肿毒等病症。

4. 大蓟炒鸡蛋

【配方】鲜大蓟嫩叶200克，鸡蛋3个，精盐、味精、葱花、猪油各适量。

【制作】将大蓟叶去杂质，洗净，入沸水锅内焯一下，捞入清水中洗去苦味，挤干水切碎；鸡蛋磕入碗内搅匀。猪油入锅烧热，下葱花煸香，投入大蓟叶煸炒，加入精盐炒至入味，倒入鸡蛋炒匀，炒至成块，划成小块，加入少量清水炒至入味，点入味精，出锅即成。

【功用】适用于虚劳吐血、衄血、咽喉肿痛、目赤、痢疾、痈疡肿毒、营养不良等病症。

5. 大蓟烧牛肉

【配方】鲜大蓟嫩叶250克，鲜黄牛肉500克，料酒、精盐、味精、胡椒粉、酱油、葱段、姜片各适量。

【制作】将大蓟叶去杂质，洗净，入沸水锅内焯一下，捞入清水中洗去苦味，挤干水切段；牛肉洗净切大块。锅内放入牛肉和适量水，煮至牛肉熟，捞出切片，放入锅内，加入料酒、精盐、酱油、葱段、姜片，用小火烧至牛肉入味，投入大蓟叶烧至入味，点入味精、胡椒粉，出锅即成。

【功用】对妇女干血痨、肺痨、形体消瘦、精神短少、头痛以及消渴、吐血、消化不良、腰膝酸软、带下、肠风、痈疡肿痛等病症有一定疗效。

四、食用禁忌

脾胃虚寒而无瘀滞者忌服大蓟。大蓟忌犯铁器。

小蓟 Xiao ji

小蓟来源于菊科植物刺儿菜 *Cirsium setosum*（Willd.）MB. 的干燥地上部分。

夏、秋二季花开时采割，除去杂质，晒干。

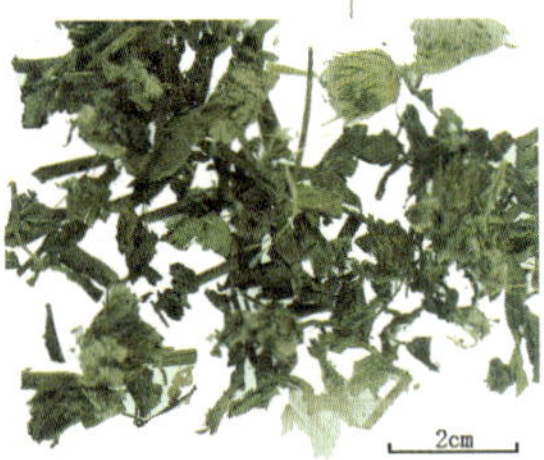

图10-2 小蓟

一、典籍记载

《食疗本草》记载："取菜煮食之，除风热。根，主崩中，又女子月候伤过，捣汁半升服之。金疮血不止，挼叶封之。夏月热，烦闷不止，捣叶取汁半升服之。"

《备急千金要方》治鼻窒、气息不通："小蓟一把。以水三升，煮取一升，分二服。"

《卫生易简方》治九窍出血："用小蓟一握，捣汁，水半盏和顿服。如无青者，以干蓟末，冷水调三钱匕服。"

二、识别要点

（1）茎呈圆柱形；表面灰绿色或带紫色，具纵棱及白色柔毛；质脆，断面中空。

（2）叶互生，叶片完整者展平后呈长椭圆形或长圆状披针形；全缘或微齿裂至羽状深裂，齿尖具针刺；上下表面均具白色柔毛。

（3）头状花序，总苞钟状，苞片5~8层，黄绿色；花紫红色。

（4）气微，味微苦。

传统经验认为，色灰绿，叶多者为佳。（见图10-2）

三、食用指南

中医学认为，小蓟性味甘、苦，凉；归心、肝经。具有凉血止血，散瘀解毒消痈的功效。用于衄血、吐血、尿血、血淋、便血、崩漏、外伤出血、痈肿疮毒。

1. 小蓟速溶饮

【配方】鲜小蓟（或大蓟）2500克，白砂糖500克。

【制作】将鲜小蓟洗净后切碎，加水3000毫升，中火煮1小时，去渣，再用文火浓缩，停火待温，入白砂糖吸净药液，冷却晾干，轧粉装瓶备用。

【用法】每次10克，滚开水冲服，每日3~4次。

【功用】凉血止血。用于治疗血热型无排卵型功能性子宫出血，症见阴道出血毫无规律，时出时止，或良久方来，或淋漓难止，量多，血色深红或紫红，质地黏稠有块，口干便秘，心烦易怒。

2. 小蓟锅巴茶

【配方】小蓟炭30克，糯米锅巴50克。

【制作】将以上2味加水煎汤，取汁。

【用法】代茶饮用，每天1剂。

【功用】凉血止血。适用于功能性子宫出血。

3. 小蓟根酒

【配方】大蓟根、小蓟根各500克（切）。

【用法】上药以酒1斗，浸5宿。服之，随意多少。

【功用】凉血止血。主治妇人崩中，下血不止。

4. 小蓟益母饮

【配方】小蓟（全草）、益母草各60克。

【制作】将小蓟、益母草等放入砂锅内加水煎煮1小时，去渣，再煎至浓稠即成。

【用法】每日1剂，分2次饮完。

【功用】祛瘀止血，利尿通淋。适用于胎堕后或产后恶漏不尽，出血不止，或月经过多，崩漏，或尿血、血淋等；今可用于产后或流产后出血、功能性子宫出血、月经过多，或泌尿系出血等。

四、食用禁忌

脾胃虚寒而无瘀滞者忌服。小蓟忌犯铁器。

槐花○

Huai hua

槐花来源于豆科植物槐 *Sophora japonica* L. 的干燥花及花蕾，前者习称“槐花”，后者习称“槐米”。

夏季花开放或花蕾形成时采收，及时干燥，除去枝、梗及杂质。

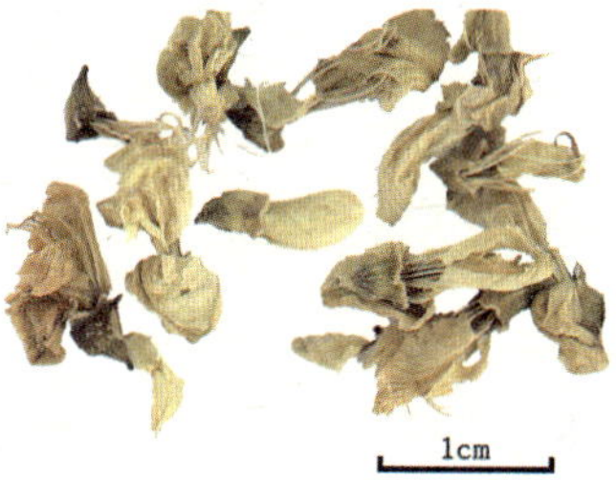

图10-3　槐花

一、典籍记载

《本草纲目》载其炒香频嚼，治失音及喉痹，又疗吐血衄血，崩中漏下。

《药品化义》：“槐花味苦，苦能直下，且味厚而沉，主清肠红下血，痔疮肿痛，脏毒淋沥，此凉血之功能独在大肠也，大肠与肺为表里，能疏皮肤风热，是泄肺金之气也。”

二、识别要点

（1）槐花花瓣多散落，完整者花萼钟状，黄绿色，先端5浅裂；花瓣5，黄色或黄白色，旗瓣1片较大，近圆形，其余4片长圆形；雄蕊10，分离或基部稍连合，花丝细长；雌蕊圆柱形。

（2）槐米呈卵圆形或椭圆形。花萼下部有数条纵纹；萼上方为黄白色未开放的花瓣，呈扁圆形，疏生白色短柔毛；花梗细小。

（3）体轻，手捻即碎。气微，味微苦涩。

传统经验认为，槐花以色黄白，整齐，无枝梗者为佳；槐米以粒大，紧缩，色黄绿者为佳。（见图10-3）

三、食用指南

中医学认为，槐花性味苦，微寒；归肝、大肠经。具有凉血止血，清肝泻火功效。对便血、痔血、血痢、崩漏、吐血、衄血、肝热目赤、头痛眩晕有一定疗效。

1. 槐花清蒸鱼

【配方】鲫鱼或鲤鱼500克，槐花15克，紫皮蒜20克，葱白7枚，盐、料酒、姜、蒜、味精、香油各适量。

【制作】将鱼洗净，去鳞、鳃、内脏，鱼体躯干部斜切3~5刀，放入砂锅内，加入调料和适量清水，文火蒸20分钟后放入洗净的槐花，加味精、香油少许，即可食用。

【功用】清热利湿。对表现为红色丘疹上覆盖多层银白色鳞屑，口渴，便秘，苔黄腻的寻常型银屑病且湿热盛者，有较好疗效。

2. 槐花炒鸡蛋

【配方】槐花、鸡蛋、葱、味精、盐各适量。

【制作】将槐花洗净，下入开水锅内焯一下，捞出挤水；鸡蛋磕入碗内，加精盐、味精打散，放入槐花拌匀；葱切花；炒锅注油烧热，下入葱花爆香，倒入槐花蛋液炒松熟透即成。

【功用】清肝，凉血，止血。

3. 马齿苋槐花粥

【配方】槐花30克，鲜马齿苋100克，粳米100克，红糖20克。

【制作】将鲜马齿苋洗净，入沸水中焯软，捞出，切成碎末，备用。槐花洗净，晾干或晒干，研成极细末，待用。粳米淘洗干净，放入砂锅，加水适量，大火煮沸，小火煮成稀粥，粥将成时，兑入槐花细末、马齿苋碎末及红糖，再用小火煮至沸，即成。

【功用】清热解毒，凉血止血。适用于便血、血色鲜红者。

4. 槐花茶调散（《摄生众妙方》）

【配方】槐花、绿豆粉各等量，细茶30克。

【制作】前二味炒后研末，细茶煎汁。

【用法】调敷患处。

【功用】散瘀消肿。治各种疖毒。

5. 槐菊茶

【配方】槐花、菊花、绿茶各3克。

【用法】沸水冲泡，代茶频饮。

【功用】清热平肝。治慢性中耳炎，听力减弱。

6. 槐花茶（《本草纲目》）

【配方】槐花5克，白糖适量。

【用法】沸水冲泡，代茶频饮。

【功用】清热，凉血止血。对痔疮出血有良好效果。

四、食用禁忌

平素脾胃虚寒的人不宜食用；糖尿病人最好不要多吃；过敏性体质的人应谨慎食用槐花；孕妇不宜食用。

《时病论》说："清肠之槐花，去寒之姜、桂，利湿之米仁……皆为犯胎之品，最易误投，医者不可不敬惧乎。"

槐角 Huai jiao

槐角来源于豆科植物槐 *Sophora japonica* L. 的干燥成熟果实。

冬季采收，除去杂质，干燥。

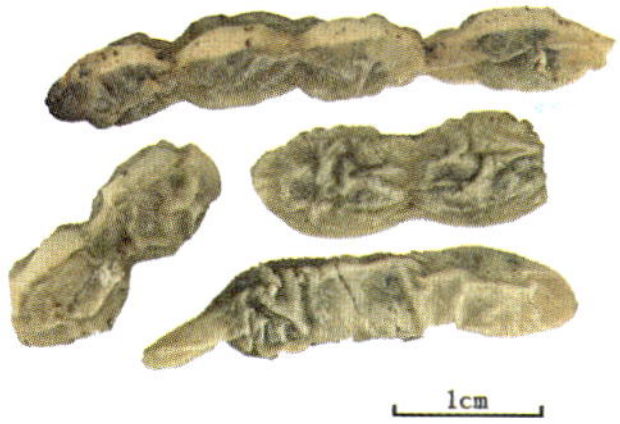

图10-4 槐角

一、典籍记载

《神农本草经》认为，槐角"久服明目，益气，头不白，延年"。

《本草拾遗》："杀虫去风，明目除热泪，头脑心胸间热风烦闷，风眩欲倒，心头吐涎如醉，漾漾如船车上者。"

《日华子诸家本草》载其可治丈夫女人阴疮湿痒。

二、识别要点

（1）呈连珠状。

（2）表面黄绿色或黄褐色，背缝线一侧呈黄色。

（3）质柔润，易在收缩处折断，断面黄绿色，有黏性。种子1~6粒，肾形。

（4）果肉气微，味苦，种子嚼之有豆腥气。

传统经验认为，以肥大，角长，黄绿色，充实饱满，身干，无杂质者为佳。（见图10-4）

三、食用指南

中医学认为，槐角性味苦，微寒；归肝、大肠经。具有凉血止血，清肝明目等功效。对肠热便血、痔肿出血、肝热头痛、眩晕目赤有一定作用。

1. 槐角茶一

【配方】槐角8粒。

【用法】将槐角翻入杯中以沸水冲泡，3分钟后即可饮用，可多次续水继饮。

【功用】清热泻火，润肠通便。心胸烦闷，目赤流泪，晕眩欲倒，痔疮出血者常饮此茶颇有益处。

2. 槐角茶二

【配方】槐角若干，红糖适量。

【制作】将槐角折成小段，加红糖，细砂炒黄碾粗末。

【用法】每次4~6克，沸水冲代茶饮。

【功用】清热润肝，凉血止血。治痔疮出血。

四、食用禁忌

脾胃虚寒，食少便溏及孕妇忌服。

白茅根 Bai mao gen

白茅根来源于禾本科植物白茅 *Imperata cylindrica* Beauv. var. *major*（Nees）C. E. Hubb. 的干燥根茎。

春、秋二季采挖，洗净，除去须根及膜质叶鞘，捆成小把。

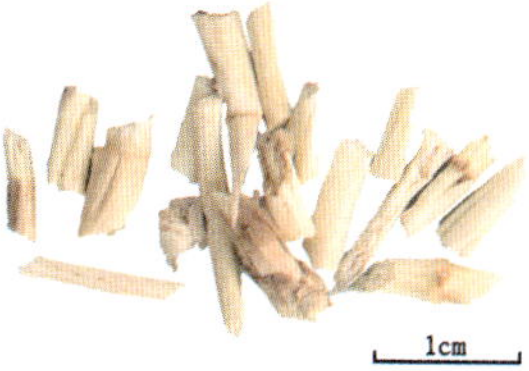

图10-5 白茅根

一、典籍记载

《肘后备急方》载："竹木入肉，白茅根烧末，猪脂和涂之。风入成肿者，亦良。"

《备急千金要方》中记载："解中酒毒，恐烂五脏，茅根汁，饮一升。"《千金翼》中记载："用白茅根一握，水煎服之，可治吐血不止。"

《谈野翁方》记载："小便出血，茅根煎汤，频饮为佳。"

二、识别要点

（1）呈长圆柱形，直径0.2~0.4厘米。

（2）表面黄白色或淡黄色，微有光泽，节明显，稍突起。

（3）体轻，断面皮部白色，多有裂隙，放射状排列，中柱淡黄色，易与皮部剥离。

（4）气微，味微甜。

传统经验认为，条粗，色白，味甜者为佳。（见图10-5）

三、食用指南

中医学认为，白茅根性味甘，寒；归肺、胃、膀胱经。具有凉血止血，清热利尿的功效。对于血热吐血、衄血、尿血、热病烦渴、湿热黄疸、热淋涩痛等有一定疗效。

1. 白茅根瘦肉汤

【配方】猪肉（瘦）250克，白茅根60克，盐3克。

【制作】将白茅根洗净，切段；猪瘦肉洗净，切块；把全部用料一齐放入锅内，加清水适量，武火煮沸后，文火煮一小时，调味即可。

【功用】清热生津，利湿退黄。可用于急性黄疸型肝炎、泌尿系感染而属湿热者。

2. 鲜白茅根猪肝汤

【配方】鲜白茅根100克，猪肝150克，生姜3片，生粉、生油、生抽、盐各适量。

【制作】鲜白茅根浸泡，洗净；猪肝漂洗净，切为薄片，用生粉、生油、生抽各1小汤匙拌腌均匀片刻。在砂锅内加入鲜白茅根和2000毫升清水，煮沸后改为文火煲约20分钟，把药液放入锅内，下姜片，再滚沸后下猪肝，至熟，调入适量食盐、少许油便可。

【功用】清热，养肝，疏泄。男女老少皆宜。

3. 茅根银花茶

【配方】鲜白茅根40克，金银花20克，冰糖20克。

【制作】在锅内放入两药及1000毫升清水，煮沸去渣，加冰糖调味即可。

【功用】清热解毒，疏咽利喉。

4. 白茅根茶一

【配方】白茅根10克，茶叶 5 克。

【制作】将白茅根摘净根须，洗净，同茶叶一起加水煎服。

【用法】每日 1 次。

【功用】清热利尿，凉血解毒。用于治疗尿血。

5. 白茅根茶二

【配方】绿茶 1 克，白茅根鲜品50~100克（干品25~50克），车前草鲜品150克。

【制作】先将后两味药加水300毫升，煮沸10分钟后加绿茶。

【用法】分2次服，每日 1 剂。

【功用】清热利尿，凉血止血。用于鼻衄。

四、食用禁忌

脾胃虚寒，溲多不渴者忌服。

《神农本草经疏》："因寒发哕，中寒呕吐，湿痰停饮发热，并不得服。"

《本草从新》："吐血因于虚寒者，非所宜也。"

化瘀止血药

蒲黄

Pu huang

蒲黄来源于香蒲科植物水烛香蒲 *Typha angustifolia* L.、东方香蒲 *Typha orientalis* Presl或同属植物的干燥花粉。

夏季采收蒲棒上部的黄色雄花序，晒干，碾碎，筛取花粉。剪取雄花后，晒干，成为带雄花的花粉，习称"草蒲黄"。

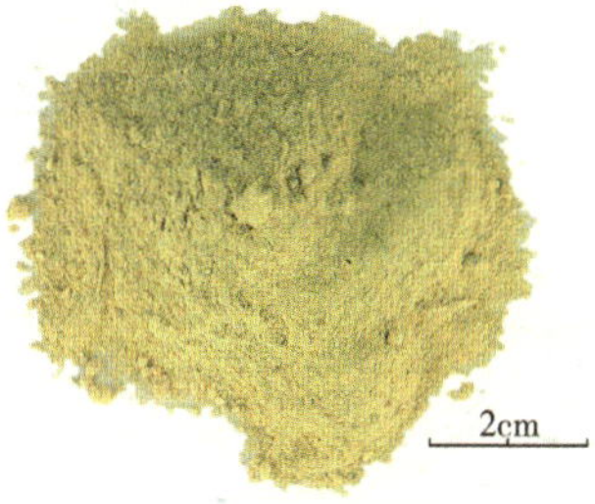

图10-6　蒲黄

一、典籍记载

《本草纲目》："凉血活血，止心腹诸痛。"

《本草衍义》："蒲黄，处处有，即蒲槌中黄粉也。初得黄，细罗，取萼别贮，以备他用。将蒲黄水调为膏，擘为块，人多食之，以解心脏虚热，小儿尤嗜。涉月则燥，色味皆淡，须蜜水和。"

二、识别要点

（1）蒲黄为黄色粉末，手捻有滑腻感，易附于手指上，入水中则漂浮水面。

（2）草蒲黄为蒲黄花粉与花丝、花药的混合物，花丝黄棕色，不光滑。

（3）体轻松，气微，味淡。

传统经验认为，粉细，质轻，色鲜黄，滑腻感强，杂质少者为佳。（见图10-6）

三、食用指南

中医学认为，蒲黄性味甘，平；归肝、心包经。具有止血，化瘀，利尿通淋等功效。对于吐血、衄血、咯血、崩漏、外伤出血、经闭痛经、胸腹刺痛、跌扑肿痛、血淋涩痛有一定功效。

荠菜蒲黄粥

【配方】蒲黄粉10克，鲜荠菜150克，玉米100克。

【制作】将鲜荠菜去杂，洗净，连根、茎切碎，备用。将玉米洗净，入锅加水适量，大火煮沸，用小火煮30分钟，调入荠菜细末泥及蒲黄粉，拌匀，继续用小火煮至玉米酥烂即成。

【用法】每日早、晚分食。

【功用】温中利气，补虚散瘀，通脉降脂。适用于高脂血症、冠心病。

四、食用禁忌

孕妇慎用。

《本草品汇精要》："妊娠不可生用。"

《本草衍义》："不可多食，令人自利，不益极虚人。"

《神农本草经疏》："一切劳伤发热，阴虚内热，无瘀血者禁用。"

茜草 Qian cao

茜草来源于茜草科植物茜草 *Rubia cordifolia* L. 的干燥根和根茎。

春、秋二季采挖，除去泥沙，干燥。

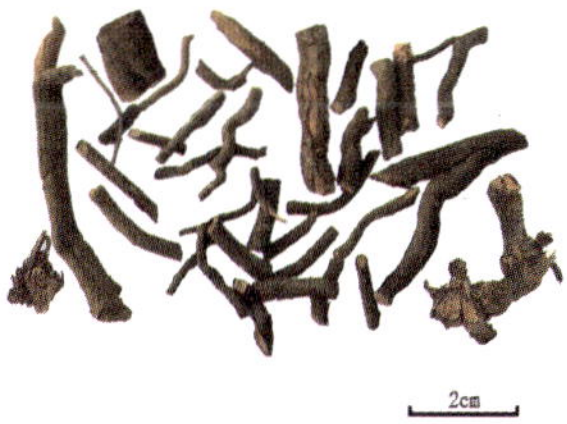

图10-7　茜草

一、典籍记载

《黄帝内经》记载乌骨丸，将茜草、乌贼骨、麻雀蛋，研末为丸，以鲍鱼汤送服。主要用于治疗血枯病。

《本草纲目》："茜根，色赤而气温，微酸而带咸。色赤入营，气温行滞，味酸入肝而咸走血，手足厥阴血分之药也，专于行血活血。俗方用治女子经水不通，以一两煎酒服之，一日即通，甚效。"

《医林纂要探源·药性》记载："茜草，色赤入血分，泻肝则血脏不瘀，补心则血用而能行，收散则用而不费；故能剂血气之平，止妄行之血而祛瘀通经，兼治痔瘘疮疡扑损。"

《萃金裘本草述录》记载："茜草，惟宜血滞，缘血证滞者多也。虚劳亦因于瘀血者多，故宜治之。"

二、识别要点

（1）根茎呈结节状，丛生粗细不等的根，根呈圆柱形。

（2）表面红棕色或暗棕色，皮部脱落处呈黄红色。

（3）质脆，断面皮部窄，紫红色；木部宽广，浅黄红色，有多数导管小孔。

（4）气微，味微苦，久嚼刺舌。

传统经验认为，条粗，表面红棕色，断面红黄色，无茎基者为佳。（见图10–7）

三、食用指南

中医学认为，茜草性味苦，寒；归肝经。具有凉血，止血，祛瘀，通经的功效。对于吐血、衄血、崩漏、外伤出血、经闭瘀阻、关节痹痛、跌扑肿痛有一定功效。

1. 茜草炖猪蹄

【配方】猪蹄400克，茜草25克，大枣20克。

【制作】茜草用纱布包好，猪蹄洗净剁成小块，加大枣、水炖30分钟，猪蹄熟烂后，去茜草食用猪蹄。

【功用】养血滋阴。

2. 茜草章鱼汤

【配方】茜草25克，章鱼800克，寻骨风50克。

【制作】将洗净的章鱼同茜草、寻骨风一起入锅内，加水适量，熬至鱼肉熟烂，去渣即可食之。

【功用】清热解毒，活血抗癌。适用于鼻咽癌及其他热象明显的癌瘤、鼻咽癌、肝癌、宫颈癌、血癌患者。

3. 茜草黄酒煎（《经验广集》）

【配方】茜草一两，黄酒适量。

【用法】以黄酒煎茜草，空腹服。

【功用】治疗妇女经水不通。

4. 跌打损伤方

【配方】茜草根120克，红花20克，川芎30克，白酒1000毫升。

【制作】将上药置白酒中浸泡7天。

【用法】每次服30毫升，每日2次。

【功用】适用于跌打损伤者。

5. 外伤出血方

【配方】茜草根、三七各适量。

【用法】研细末，外敷伤处，每日一次。

四、食用禁忌

脾胃虚寒及无瘀滞者慎服。

《本草蒙筌》："勿犯铜铁。"

《神农本草经疏》："病人虽见血症，若加泄泻、饮食不进者，勿服。"

《本草正》："气虚不摄血及脾寒者勿用。"

《本草汇言》："精虚血少者，脾虚胃弱者，阴虚火胜者，俱禁用之。"

《本草从新》："无瘀滞者忌投。"

《本草求真》："血虚发热者忌用。"

三七 San qi

三七来源于五加科植物三七 *Panax notoginseng*（Burk.）F. H. Chen 的干燥根及根茎。

秋季开花前采挖，洗净，分开主根、支根及根茎，干燥。

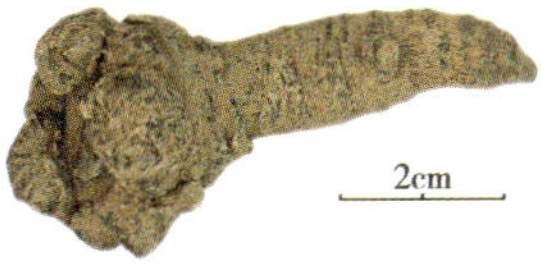

图10-8 三七

一、典籍记载

《本草纲目》言其止血散血定痛，用于金刃箭伤、跌扑杖疮、血出不止者，嚼烂涂，或为末掺之，其血即止。

《本草纲目拾遗》载，人参补气第一，三七补血第一，味同而功亦等，故称人参三七，为中药之最珍贵者。

二、识别要点

（1）主根呈类圆锥形或圆柱形，顶端有茎痕，周围有瘤状突起。

（2）表面灰褐色或灰黄色，有支根痕及少数皮孔。

（3）体重，质坚实，断面灰绿色、黄绿色或灰白色，皮部散有棕色小点，木部微呈放射状排列。

（4）气微，味苦回甜。

传统经验认为，个大，体重质坚，断面灰绿或黄绿色，无裂隙，气味浓厚者为佳。（见图10-8）

三、食用指南

中医学认为，三七性味甘、微苦，温；归肝、胃经。具有散瘀止血，消肿定痛的作用。对于咯血、吐血、衄血、便血、崩漏、外伤出血、胸腹刺痛、跌扑肿痛有一定功效。

1. 三七炖鸡或炖排骨

【配方】三七主根6克，鸡肉（排骨）500克，盐少许。

【制作】用冷水浸泡半小时左右，洗净，将其敲成蚕豆大小，用纱布包好，加鸡肉或排骨，盐少许，用文火炖1~2小时即可食用。

【功用】益气养血，滋补强壮。治疗血崩、产后虚弱、盗汗，也治疗老年人的头风痛、腰肌酸软无力等症。

2. 三七木耳炖猪肉

【配方】三七5克，木耳、猪肉、葱、姜、盐各适量。

【制作】三七研为细末，木耳用水发开，洗净备用。将猪肉洗净、切片，锅中加清水适量煮沸后，调入调料煮沸后，纳入猪肉、木耳等煮至猪肉烂熟后，调入三七粉，即可食用。

【用法】常食。

【功用】适用于卒中后遗症的调养、康复。

3. 三七药酒

【配方】三七100克，50度左右白酒适量。

【制作】可直接用三七主根，也可将其敲碎成黄豆大小，用白酒，泡30天以上即可服用。

【用法】每次约10毫升，每日3次。

【功用】消肿定痛，活血散瘀，舒筋止痛。用于瘀血滞痛、腰酸背痛、四肢酸软、劳伤疼痛、跌打损伤、无名肿痛等症。

4. 三七藕蛋羹

【配方】三七粉5克，鲜藕1节，生鸡蛋1枚，猪油、食盐各适量。

【制作】将藕洗净，捣烂，绞取汁1小杯，加入少许水，煮沸；将三七粉与鸡蛋调匀，倒入藕汁中，加入猪油、食盐煮沸即可。

【用法】温服。

【功用】养胃，止血。适用于胃痛、胃出血等症。

5. 三七炖猪心

【配方】三七粉8克，猪心适量。

【制作】猪心洗净，将三七粉纳入猪心中，扎紧，加清水适量，武火煮沸后，改用文火炖煮至猪心熟烂，取出切片。

【用法】调味服食。

【功用】益气养心，活血化瘀。可防治冠心病。

6. 三七阿胶大米粥

【配方】三七粉5克，阿胶10克捣碎，大米50克，白糖适量。

【制作】将大米淘净，加清水适量煮粥，煮20分钟后，调入三七粉、阿胶，煮至粥熟调入白糖服食。

【功用】用于治妇女血瘀崩漏、下血有块、小腹刺痛等症。

7. 三七红枣炖鲤鱼

【配方】三七粉8克，红枣15枚，鲤鱼一条约250克，陈皮5克，食盐适量。

【制作】三七粉、红枣、陈皮切丝，鲤鱼去内脏洗净后，加清水同煮，文火炖2小时左右，加食盐，服食。

【功用】用于治疗肝硬化腹水。

8. 三七内金饼

【配方】三七 2 克，鸡内金10克，面粉及调料适量。

【制作】将三七、鸡内金研为细末，与面粉、调料及清水适量调匀，如法制成面团，压为面饼，烙熟服食。

【用法】每日 1～2 次。

【功用】化食消疳。适用于小儿疳积。

9. 三七红参鸡肉汤

【配方】三七15克，红参10克，当归20克，鸡肉150克，生姜2片，红枣4颗，盐少许。

【制作】三七、红参、红枣分别洗净，三七打碎，红参切片，红枣去核；鸡肉洗净，切块；将适量清水和全部材料放入锅内，武火煮沸后改用文火煮2小时，以盐调味，分2次饮用。

【功用】安神益智，活血通窍。对老年痴呆，健忘，失眠，多梦有疗效。

10. 三七山楂粥

【配方】三七3克，山楂（连核）30克，粟米100克。

【制作】将三七研成极细末，将山楂洗干净，切成薄片。将粟米淘洗干净，放入砂锅，加适量水，先用大火煮沸，加入山楂片，改用小火共煮至粟米酥烂，粥黏稠时调入三七细末，拌和均匀即成。

【用法】早、晚餐食用。

【功用】活血，滋肾养肝，化痰降脂。适用于脂肪肝。

11. 三七百合兔肉

【配方】三七粉5克，百合30克，兔肉250克，黄酒、葱花、生姜末、精盐、味精、五香粉各适量。

【制作】将百合洗干净，放入清水中浸泡一下，待用。将兔肉洗干净，切成小块，放入砂锅，加适量水，大火煮沸后撇去浮沫，加入百合、黄酒、葱花、生姜末，改用小火煮至兔肉、百合熟烂酥软，趁热调入三七粉，加精盐、味精、五香粉，拌匀即成。

【用法】佐餐食用。

【功用】清热除烦，化痰降浊，活血降脂。适用于脂肪肝。

12. 三七鹌鹑

【配方】鹌鹑两只（约500克），三七粉1克，食盐、味精少许。

【制作】将鹌鹑洗干净切块，放入碗内，撒上三七粉并拌匀；加适量盐、味精，隔水蒸熟即成。

【功用】补血活血，强筋壮骨。适宜运动少的骨质疏松症患者。

13. 三七蛋汤

【配方】三七 5 克，鸡蛋1个，葱、姜、椒、盐各适量。

【制作】将三七研为细末，鸡蛋打入碗中调匀。锅中加清水适量煮沸后，调入调料，煮沸，纳入蛋汤调匀煮沸即成。

【用法】每日1~ 2 次。

【功用】化瘀止血。适用于上消化道出血。

14. 三七米粥

【配方】三七6克，大米50克，白糖适量。

【制作】将三七研为细末备用。先取大米淘净，加清水适量煮沸后纳入三七粉，煮至粥成，加入白糖服食。

【用法】每日1剂。

【功用】活血化瘀，行气止痛。适用于跌打损伤、瘀血肿胀、时作疼痛。

四、食用禁忌

孕妇慎用。月经期间不要用三七。血虚无瘀者忌服用，血虚吐衄，血热妄行者禁用。

服用三七粉当日，应忌食蚕豆、鱼类及酸冷食物。三七每人每天不要超过8克，一次不要超过5克，外用止血除外。

收敛止血药

白及

Bai ji

白及来源于兰科植物白及 *Bletilla striata* (Thunb.) Reichb.f. 的干燥块茎。

夏、秋二季采挖，除去须根，洗净，置沸水中煮或蒸至无白心，晒至半干，除去外皮，晒干。

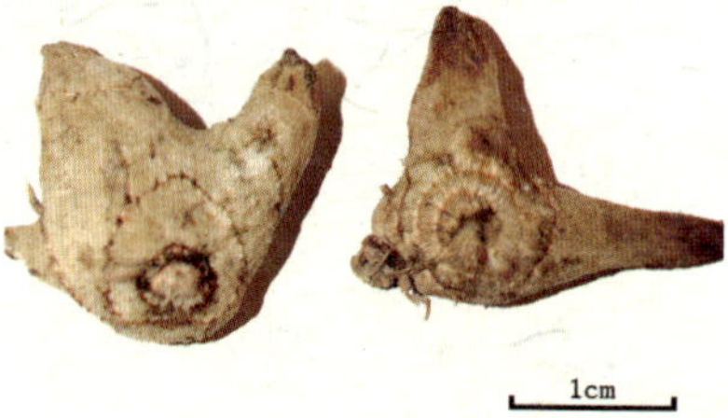

图10-9 白及

一、典籍记载

《神农本草经》："主痈肿恶疮，败疽，伤阴死肌，胃中邪气，贼风鬼击，痱缓不收。"

《本草逢原》："白及性涩而收，得秋金之气，故能入肺止血，生肌治疮。"

《本草纲目》："气味（根）苦，平，无毒。"

二、识别要点

（1）呈不规则扁圆形或呈不规则的薄片，多有2~3个爪状分枝。

（2）表面灰白色或黄白色，有数圈同心环节和棕色点状须根痕，上面有凸起的茎痕，下面有连接另一块茎的痕迹。

（3）质坚硬，断面类白色，半透明，角质样，有散在的筋脉小点。

（4）气微，味苦，嚼之有黏性。

传统经验认为，以个大，饱满，色白，半透明，质坚实者为佳。（见图10-9）

三、食用指南

中医学认为，白及性味苦、甘、涩，寒；归肺、胃、肝经。具有收敛止血，消肿生肌的功效。对于咯血、吐血、外伤出血、疮疡肿毒、皮肤皲裂有一定的疗效。不宜与川乌、制川乌、草乌、制草乌、附子同用。

1. 白及粥

【配方】白及6~15克，云母15克，大米适量。

【用法】上二味药研末，每次3~6克，大米煮白粥调食之。

【功用】用于小儿赤白痢及水痢。

2. 白及地榆散

【配方】白及、地榆等量。

【制作】炒焦，研末。

【用法】每服3克，温开水送服，每日2~3次。

【功用】用于肠胃出血。

四、食用禁忌

不宜与川乌、制川乌、草乌、制草乌、附子同用。外感咯血，肺痈初起及肺胃有实热者忌服。

《本草经集注》："紫石英为之使。恶理石。畏李核、杏仁。"

《蜀本草》："反乌头。"

《神农本草经疏》："痈疽已溃，不宜同苦寒药服。"

第十一章 活血祛瘀药

活血止痛药

- 姜黄
- 川芎

活血调经药

- 桃仁
- 红花
- 牛膝
- 川牛膝
- 丹参
- 泽兰

活血疗伤药

- 骨碎补

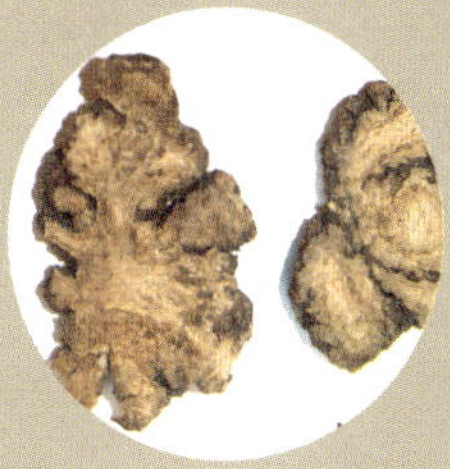

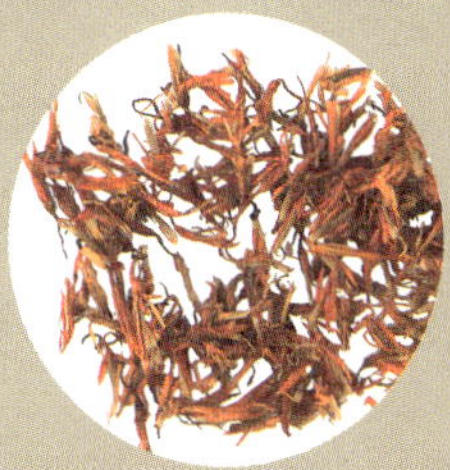

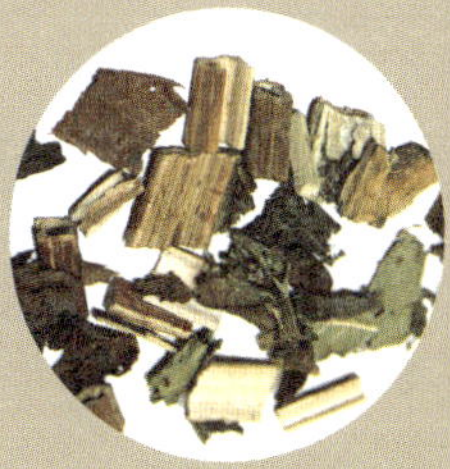

活血止痛药

姜黄 Jiang huang

姜黄来源于姜科植物姜黄 *Curcumae longa* L. 的干燥根茎。

冬季茎叶枯萎时采挖，洗净，煮或蒸至透心，晒干，除去须根。

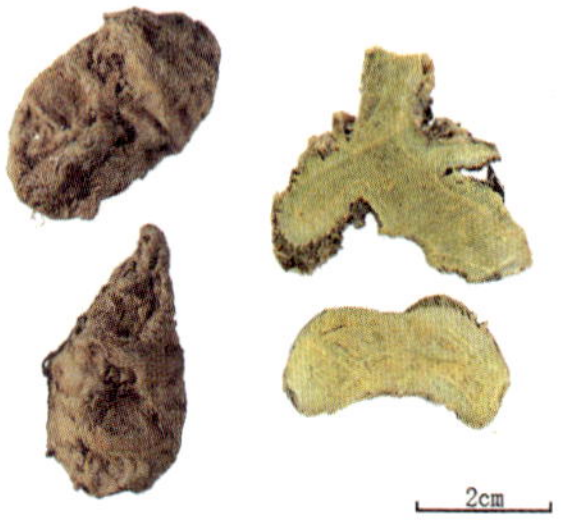

图11-1　姜黄

一、典籍记载

《唐本草》云：“主心腹结积，疰忤，下气，破血，除风热，消痈肿。功力烈于郁金。”

《日华子诸家本草》曰：“治癥瘕血块，痈肿，通月经，治跌扑瘀血，消肿毒；止暴风痛冷气，下食。”

《本草正》云：“除心腹气结气胀，冷气食积疼痛。”

《现代实用中药》称其：“为芳香健胃药，有利胆道及肝脏之消毒作用。用于黄疸、胸满痞闷疼痛。又为止血剂，治吐血、衄血、尿血，并治痔疾。外用于脓肿创伤。”

二、识别要点

（1）呈不规则卵圆形、圆柱形、纺锤形，切片呈不规则或类圆形的厚片，有的具短叉状分枝。

（2）表面深黄色，有皱缩纹理和明显环节，并有圆形分枝痕及须根痕。

（3）质坚实，断面棕黄色至金黄色，角质样，有蜡样光泽，内皮层环纹明显，维管束呈点状散在。

（4）气香特异，味苦、辛。

传统经验认为，条粗，质坚实，断面棕黄色，气味浓者为佳。（见图11-1）

三、食用指南

中医学认为，姜黄性味辛、苦，温；归脾、肝经。具有破血行气，通经止痛的功效。对于血瘀气滞诸证、胁腹痛疼、妇女痛经、闭经、产后瘀滞腹痛、风湿痹痛、跌打损伤、痈肿有一定的疗效。

1. 蒜味奶油姜黄饭

【配方】奶油一小块，蒜头两瓣切末，姜黄粉、大米各适量。

【制作】将奶油放入锅内小火加热，再加入蒜头爆香，味出来后即加入洗好的大米；翻炒时，撒入姜黄粉，让奶油和姜黄粉均匀的裹在米粒上；最后加入两杯水，连米带水倒入电饭锅，正常煮米饭即可。

【功用】可用于糖尿病、癌症、炎症疾病的调理。

2. 姜黄大米粥

【配方】大米50克，姜黄粉10克。

【制作】大米加水煮沸后放入姜黄粉，继续煮成粥即可服用。

【功用】活血化瘀，行气止痛。适用于跌打损伤或血瘀所致的肿胀、疼痛等。

四、食用禁忌

血虚而无气滞血瘀者忌服。

川芎 Chuan xiong

川芎来源于伞形科植物川芎 *Ligusticum chuanxiong* Hort. 的干燥根茎。夏季当茎上的节盘显著突出并略带紫色时采挖，除去泥沙，晒后烘干，再去须根。

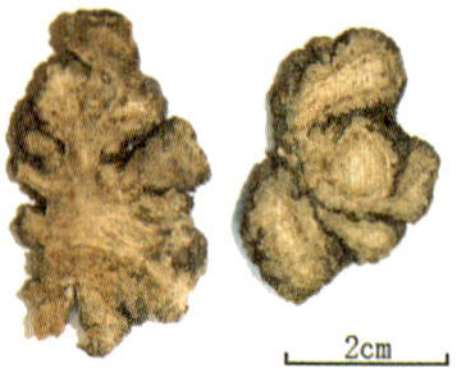

图11-2 川芎

一、典籍记载

《简便单方》治风热头痛："川芎一钱，茶叶二钱。水一盅，煎五分，食前热服。"

《全幼心鉴》治小儿脑热，好闭目，太阳痛或目赤肿："川芎、薄荷、朴硝各二钱，为末，以少许吹鼻中。"

二、识别要点

（1）呈不规则结节状拳形团块或不规则厚片。

（2）表面黄褐色，粗糙皱缩，有多数平行隆起的轮节，顶端有凹陷的类圆形茎痕，下侧及轮节上有多数小瘤状根痕。

（3）质坚实，断面黄白色或灰黄色，散有黄棕色油点，具波状环纹。

（4）香气浓郁，味苦、辛，稍有麻舌感，微回甜。

传统经验认为，个大，质坚实，断面色黄白，油性大，香气浓者为佳。（见图11-2）

三、食用指南

中医学认为，川芎性味辛，温；归肝、胆、心包经。具有活血行气，祛风止痛的作用。对于胸痹心痛、胸胁刺痛、跌扑肿痛、月经不调、经闭痛经、癥瘕腹痛、头痛、风湿痹痛有一定的疗效。

1. 川芎药袋

【配方】优质川芎30克，药棉纱布1块。

【制作】将川芎研细末，过筛，用药棉纱布作里层，将药末加入棉花纤维空隙中，缝好，制成药袋敷在患处即可。

【用法】每日1次，每次敷1个小时左右，5~7天换一次药，12次为一个疗程。

【功用】川芎性味辛温而入肝经，善治筋之疾患，活血而力雄，可治外伤之瘀滞；又善行气祛风，可治风寒湿邪之壅阻，使血气通，经脉舒则病自除，对调治颈椎病有很好的作用。

2. 川芎菊花饮

【配方】川芎6克，菊花9克，茶叶适量。

【用法】开水冲服，每日一次。

【功用】祛风清热止痛。适用于外感风热头痛、偏正头痛或太阳穴痛、鼻塞声重、肢体烦疼。平时也可服用，有“常服头目清”的说法。

3. 川芎当归艾叶饮

【配方】川芎9克，当归9克，艾叶6克，红糖适量。

【制作】加适量清水，大火煮沸，小火熬煮即可。

【用法】饮用时加适量红糖。

【功用】温通血脉，行气散瘀止痛。适用于体质虚寒、血虚、血瘀之妇女月经不调、经行少腹冷痛、痛经、闭经等。

4. 川芎天麻饮

【配方】川芎10克，天麻10克，猪脑一个。

【制作】猪脑洗净，加适量清水，隔水炖。以上所有材料先大火煮沸，再小火慢炖一小时，根据个人口味加适量调料即可。

【功用】活血行气，祛风止痛。适用于头风头痛、头晕目眩、肢体麻木。

5. 当归川芎生姜饮

【配方】当归10克，川芎6克，生姜5片。

【制作】加适量清水，大火煮沸，小火熬煮即可。

【功用】补血活血，祛风止痛。适用于妇女产后血虚头痛、少气懒言、面色苍白。

6. 川芎煮鸡蛋

【配方】川芎8克，鸡蛋2个，红糖适量。

【制作】将川芎、鸡蛋加水同煮，鸡蛋熟后去壳再煮片刻，去渣加红糖调味即成。

【用法】吃蛋饮汤，每日分2次服，每月连服5~7剂。

【功用】活血行气。适用于气血瘀滞型闭经。

7. 当归川芎蛋

【配方】鸡蛋8个，当归5克，川芎5克，香附10克，桃仁6克，酒糟30克，盐10克，八角茴香适量。

【制作】将鸡蛋煮熟后剥壳；当归、川芎、香附洗净，桃仁用水泡去皮，并去尖。锅中另用开水1000毫升，放入熟蛋、酒糟、川芎、香附、桃仁、盐、八角茴香，用小火煮20分钟，即可食用。

【用法】每日早、晚各1个，并少量饮汤。

【功用】调补经血。

四、食用禁忌

月经过多，孕妇及出血性疾病慎服；阴虚火旺者禁服。

《本草蒙筌》：“川芎恶黄芪、山茱萸、狼毒，畏硝石、滑石、黄连，反黎芦。”

活血调经药

桃仁 ○

Tao ren

桃仁来源于蔷薇科植物桃 *Prunus persica*（L.）Batsch 或山桃 *Prunus davidiana*（Carr.）Franch. 的干燥成熟种子。

果实成熟后采收，除去果肉及核壳，取出种子，晒干。

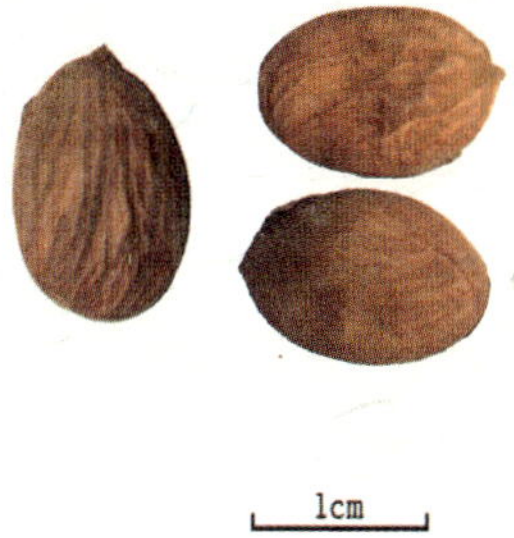

图11-3　桃仁

一、典籍记载

《本草纲目》记载："偏核桃出波斯，形薄而尖，头偏，状如半月，其仁酷似新罗松子，可食，性热。"

《用药心法》："桃仁，苦以泄滞血，甘以生新血，故凝血须用。又去血中之热。"

《食疗本草》云："每夜嚼一颗，和蜜涂手、面良。"

《饮膳正要》记载："桃仁粥：治心腹痛，上气咳嗽，胸膈妨满，喘急。桃仁三两，汤煮熟，去尖、皮，研。上件取汁，和粳米同煮粥，空腹食之。"

二、识别要点

（1）桃仁呈扁长卵形，山桃仁呈类卵圆形，较小而肥厚。

（2）表面黄棕色至红棕色，密布颗粒状突起；一端尖，中部膨大，另端钝圆稍偏斜，边缘较薄，尖端一侧有短线形种脐，圆端有颜色略深不甚明显的合点，自合点处散出多数纵向维管束。

（3）种皮薄，子叶2，类白色，富油性。

（4）气微，味微苦。

传统经验认为，颗粒饱满，均匀，完整者为佳。（见图11-3）

三、食用指南

中医学认为，桃仁性味苦、甘，平；归心、肝、大肠经。具有活血祛瘀，润肠通便的功效。对于经闭、痛经、癥瘕痞块、跌扑损伤、肠燥便秘有一定的疗效。

1. 桃仁决明蜜茶

【配方】桃仁10克，草决明子12克，蜂蜜适量。

【用法】水煎，加蜂蜜饮用。

【功用】健脾和胃，补中益气。

2. 白糖桃仁

【配方】桃仁适量，白糖适量。

【制作】将桃仁入水中浸泡3昼夜后取出，去皮尖，和白糖混匀，冷却后食用。

【用法】每次嚼食10粒，每日2次，连服3个月。

【功用】适用于白发增多者。

3. 墨西哥桃仁咖啡卷

【配方】烙饼（标准粉）200克，桃仁20克，杏仁50克，咖啡粉10克，香蕉100克，燕麦片30克，奶酪200克，蜂蜜10克。

【制作】桃仁、杏仁分别碾碎；香蕉去皮切成小块；杏仁放入烤箱烤至金黄色；将咖啡粉、奶酪和蜂蜜搅拌均匀，与其他材料混合均匀成馅；取适量馅平铺在薄饼上卷起即成。

【功用】增强体力，延年益寿，美容。

4. 桃仁红枣粥

【配方】桃仁50克，红枣100克，大米50克，冰糖100克，桂圆肉适量。

【制作】将洗净的红枣、大米、桃仁、桂圆肉及适量清水放入锅中，武火烧开后，改用文火煮约1小时成粥，加入冰糖，即可食用。

【功用】益五脏，补气血，悦容颜，抗衰老。

5. 桃仁炒香菇

【配方】桃仁100克，鲜香菇250克，姜末、绍酒、白糖、盐、味精、淀粉、麻油各适量。

【制作】每个去蒂洗净的香菇用斜坡刀片成三片；淀粉加适量水调匀成水淀粉备用；油锅烧至七八成热，把香菇片、去皮洗净的桃仁投入速炸一分钟，炸去水分，半熟时捞出沥油，原锅留少许底油，烧至七成热，下姜末炝锅，放入炸过的香菇片和桃仁，加入绍酒，颠翻几下，放白糖、盐和素汤，烧开后滚上两滚，加味精拌匀，再用湿淀粉勾芡，淋上麻油即成。

【功用】益智补脑，抗癌。

6. 桃仁酒（《太平圣惠方》）

【配方】桃仁（烫浸，去皮尖）1200枚，清酒1800毫升。

【制作】先将桃仁放入药钵中，捣碎，再倒入盆中，加少许清酒浸润，用木杵研细如泥，用双层纱布包裹，绞榨取汁，可反复进行，至桃仁尽为止；然后将桃仁汁与余下的清酒装入小瓷瓮子中，置于蒸锅内，蒸至其色黄，质地如稀汤样，出锅备用。

【用法】每次可饮30毫升，每日2次。

【功用】温经活血，化瘀止痛，润肺止咳，滑肠通便。今可用于软组织扭挫伤、骨折瘀肿、颅脑外伤后遗头痛、卒中后遗症、风湿或类风湿关节炎、急慢性支气管炎、冠心病、心绞痛、习惯性便秘等。

7. 薏苡仁冬瓜桃仁汤（《备急千金要方》）

【配方】薏苡仁15克，冬瓜子30克，桃仁（去皮，捣碎）、牡丹皮各10克。

【制作】将方中各味同入罐中，加水煎煮至薏苡仁熟烂，滤取汤汁备用。

【用法】每日1剂，分次饮完，服至病愈。

【功用】清热利湿，排脓消痈。可用于急性阑尾炎、急性盆腔炎、附件炎等。

四、食用禁忌

孕妇忌服。

《医学入门》："血燥虚者慎之。"

《神农本草经疏》："凡经闭不通由于血枯，而不由于瘀滞；产后腹痛由于血虚，而不由于留血结块；大便不通由于津液不足，而不由于血燥秘结，法并忌之。"

红花 Hong hua

红花来源于菊科植物红花 *Carthamus tinctorius* L. 的干燥花。

夏季花由黄变红时采摘，阴干或晒干。

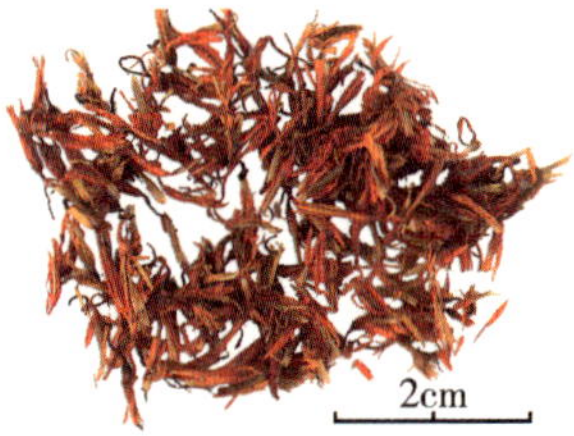

图11-4 红花

一、典籍记载

《唐本草》："治口噤不语，血结，产后诸疾。"

《开宝本草》："主产后血运口噤，腹内恶血不尽、绞痛、胎死腹中，并酒煮服。亦主蛊毒下血。"

《本草蒙筌》："喉痹噎塞不通，捣汁咽。"

《本草纲目》："活血，润燥，止痛，散肿，通经。"

《本草正》："达痘疮血热难出，散斑疹血滞不消。"

《本草再新》："利水消肿，安生胎，堕死胎。"

二、识别要点

（1）为不带子房的管状花。

（2）花冠红黄色或红色，筒部细长，先端5裂，裂片狭条形，花药黄白色，聚合成筒状。

（3）质柔软。气微香，味微苦。

（4）花浸入水中，水染成金黄色。

传统经验认为，花冠色红黄而鲜艳，无枝叶等杂质，质柔软者为佳。（见图11–4）

三、食用指南

中医学认为，红花性味辛，温；归心、肝经。具有活血通经，散瘀止痛的功效。对于经闭、痛经、恶露不行、癥瘕痞块、胸痹心痛、瘀滞腹痛、胁肋刺痛、跌扑损伤、疮疡肿痛有一定的疗效。

1. 红花三七花茶

【配方】三七花5克，红花10克。

【制作】三七花、红花混合，分成3份，每次取1份的量放入茶杯里，冲入沸水，闷3~5分钟即可。

【功用】降压止痛，活血化瘀。

2. 红花归参糯米粥

【配方】红花、当归各10 克，丹参15 克，糯米100 克。

【制作】先将红花、当归、丹参等放入砂锅，加清水适量，煎煮1小时后，滤渣留汁，加入糯米，煮至粥熟汤稠即可。

【用法】每日1剂，于空腹时顿食。

【功用】益气和胃，养血活血，调经止痛。可用于妇女慢性月经失调、功能性子宫出血、复发性冻疮、冠心病、动脉硬化等。

3. 玫瑰红花汤（《百草镜》）

【配方】玫瑰花、全当归、红花各3克。

【制作】将玫瑰花、全当归、红花同放入砂锅，加水煎煮1小时，滤渣取汁备用，每日1剂，分次温服。亦可兑少量白酒饮服。

【功用】活血散瘀，通经止痛。可用于外伤瘀肿、骨折劳损、类风湿关节炎、妇女痛经、原发或继发性闭经、经期紧张综合征等。

注：月经过多及孕妇忌用本方。

4. 红花西芹爆鱿鱼

【配方】红花6克，西芹50克，鲜鱿鱼300克，绍酒6克，盐3克，味精2克，姜4克，葱6克，素油35克。

【制作】将红花洗净，去杂质；西芹洗净，切成3 厘米长的段；鱿鱼切成花片；姜切片，葱切段。炒锅置武火上烧热，加入素油，烧至六成熟时，下姜、葱爆香，再加鲜鱿鱼、绍酒、西芹、红花、盐、味精炒熟即成。

【用法】每日1剂，佐餐食用。

【功用】活血化瘀。用于冠心病、心脑血管疾病等。

四、食用禁忌

孕妇忌服。

牛膝 Niu xi

牛膝来源于苋科植物牛膝 *Achyranthes bidentata* Bl. 的干燥根。

冬季茎叶枯萎时采挖，除去须根及泥沙，捆成小把，晒至干皱后，将顶端切齐，晒干。

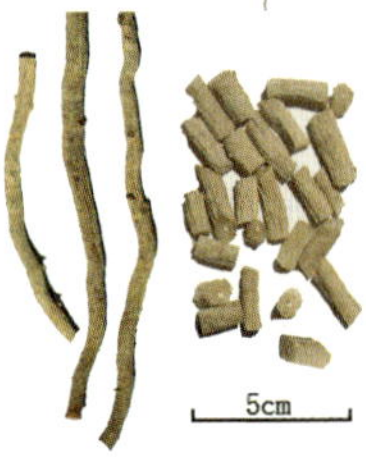

图11-5　牛膝

一、典籍记载

《全幼心鉴》治小儿行迟："三岁不能行者，用此便走。五加皮五钱，牛膝、木瓜二钱半，为末。每服五分，米饮入酒二三点调服。"

《本草纲目》治喉痹、乳蛾："新鲜牛膝根一握，艾叶七片。捣，和人乳，取汁灌入鼻内，须臾痰涎从口鼻出。无艾亦可。"

《肘后备急方》治口中及舌上生疮，烂："牛膝酒渍含漱之，无酒者空含亦佳。"

《太平圣惠方》治风湿痹，腰痛少力："牛膝一两，桂心三分，山茱萸一两。上件药，捣细罗为散。每于食前，以温酒调下二钱。"

二、识别要点

（1）呈细长圆柱形，上端较粗。

（2）表面灰黄色或淡棕色，有纵皱纹、横长皮孔样突起及细根痕。

（3）质硬脆；断面淡棕色，微呈角质样而油润，中心有黄白色小木心，周围有黄白色点状维管束断续排列成2~4轮。

（4）气微，味微甜而稍苦涩。

传统经验认为，根条粗长，肉厚，皮细，杂质少者为佳。（见图11–5）

三、食用指南

中医学认为，牛膝性味苦、甘、酸，平；归肝、肾经。具有逐瘀通经，补肝肾，强筋骨，利尿通淋，引血下行的功效。对于经闭、痛经、腰膝酸痛、筋骨无力、淋证、水肿、头痛、眩晕、牙痛、口疮、吐血、衄血有一定的疗效。

1. 牛膝丝瓜汤

【配方】丝瓜300克，牛膝20克，猪肉（瘦）50克，淀粉（玉米）25克，鸡蛋100克，鸡蛋清30克，料酒10克，酱油6克，姜5克，大葱10克，盐2克，植物油25克。

【制作】将牛膝去杂质，润透后切成3厘米长的段。丝瓜洗净后切去皮，切成3厘米见方的片。猪肉洗净，切成3厘米见方的片。然后磕入鸡蛋清，放入淀粉、酱油、料酒抓匀。姜切成丝，葱切成段。将炒锅置武火上烧热，加入素油，待油烧至六成热时，下入姜丝、葱段爆香。再加入1800毫升清水，置武火上烧沸。然后放入丝瓜、肉片、牛膝煮熟，加入盐调味即成。

【功用】补肝肾，清热化痰，降低血压。适于热病烦渴、高血压等患者食用。

2. 牛膝拌海蜇

【配方】海蜇300克，牛膝20克，料酒10克，姜5克，葱10克，盐3克，白糖10克，鸡精3克，香油25克，醋10克。

【制作】将海蜇煮熟，切4厘米长的段；牛膝洗净润透，切3厘米长的段；姜切丝，葱切丝。将海蜇放入碗内，加入葱、姜、白糖、鸡精、醋、料酒、牛膝、盐，拌匀即成。

【功用】补肝肾，降血压。

3. 牛膝乳鸽汤

【配方】乳鸽一只，牛膝10克，淫羊藿10克，韭菜籽12克，鸡汁、胡椒粉、葱段、姜片、盐、料酒各适量。

【制作】乳鸽宰杀干净，牛膝、淫羊藿、韭菜籽放入干净的纱布袋里，口扎紧。将中药袋与乳鸽一起放进砂锅，加水没过乳鸽，旺火煮沸后加入葱段、料酒、鸡汁、姜片，改文火煮一小时，然后加盐、胡椒粉调味。

【功用】祛风解毒，补益精血，补肝肾。用于早泄患者调养身体。

4. 牛膝牛肉面

【配方】牛膝15克，枸杞子15克，挂面250克，小白菜100克，牛肉100克，料酒、姜、葱、盐、鸡精、胡椒粉、素油、清汤各适量。

【制作】牛膝洗净泡发好后切段；枸杞子去杂质，清洗干净；小白菜去黄叶，洗净；牛肉洗净，切成小方丁；姜切片，葱切段。炒锅下油，至七成热时，放入姜、葱爆香，再加入牛肉翻炒至变色，添入牛膝、盐、鸡精、料酒清汤烧开，下入挂面，煮熟，加入小白菜、枸杞子、胡椒粉即成。

【功用】活血化瘀，补肝明目。适用于瘀血、胸闷、胸痛、动脉粥样硬化等症。

四、食用禁忌

凡中气下陷，脾虚泄泻，下元不固，梦遗失精，月经过多者及孕妇均忌服。

川牛膝

Chuan niu xi

川牛膝来源于苋科植物川牛膝 *Cyathula officinalis* Kuan 的干燥根。

秋、冬二季采挖，除去芦头、须根及泥沙，烘或晒至半干，堆放回润，再烘干或晒干。

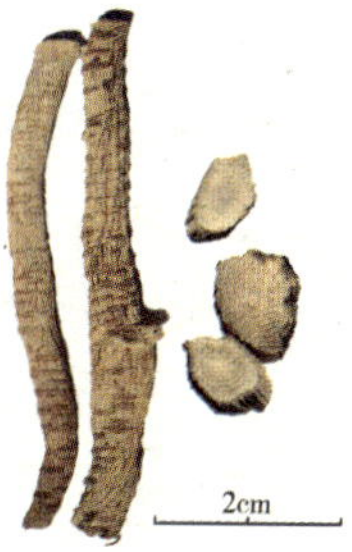

图11-6 川牛膝

一、典籍记载

《仙授理伤续断秘方》中活血丹选用酒浸川牛膝配伍川芎、麝香、荆芥等，治跌扑伤损，折骨断筋，疼痛浮肿。

宋代《仁斋直指方论》云："小便淋痛，或尿血，或沙石胀痛，用川牛膝。"

二、识别要点

（1）呈类圆柱形，微扭曲，偶有分枝。

（2）表面黄棕色或灰褐色，有纵皱纹、支根痕及多数横长的皮孔样突起。

（3）坚韧，断面淡黄色或棕黄色，维管束点状，排成4~11轮同心环。

（4）气微，味甜。

传统经验认为，条粗壮，质坚韧，断面淡黄色或棕黄色者为佳。（见图11-6）

三、食用指南

中医学认为，川牛膝性味甘、微苦，平；归肝、肾经。具有逐瘀通经，通利关节，利尿通淋的功效。

1. 木瓜川牛膝酒

【配方】木瓜、川牛膝各25克，白酒500毫升。

【制作】将前2味捣碎，置容器中，加入白酒，密封，浸泡15天后，过滤去渣，即成。

【用法】口服。每次服10毫升，日服1次。

【功用】舒筋活络，祛风除湿。主治关节僵硬，活动不利，筋骨酸痛等症。

2. 川牛膝粥

【配方】川牛膝茎叶20克，粳米100克。

【制作】上药加水200毫升，煎至100毫升，去渣留汁，入粳米100克，再加水约500毫升，煮成稀粥。

【用法】每日早、晚温热顿服，10天为1个疗程。

【功用】健脾祛湿止痛。

3. 川牛膝茶

【配方】川牛膝5克，花茶3克。

【制作】上二味用200毫升开水冲泡后饮用，冲饮至味淡。

【功用】活血祛瘀，消痈散肿，止痛。用于瘀血腹痛、产后瘀阻腹痛、跌打损伤、尿血、淋病、闭经。

四、食用禁忌

凡中气下陷，脾虚泄泻，下元不固，梦遗失精，月经过多者及孕妇均忌服。

丹参 Dan shen

丹参来源于唇形科植物丹参 *Salvia miltiorrhiza* Bge. 的干燥根及根茎。

春、秋二季采挖，除去须根、泥沙，晒干。

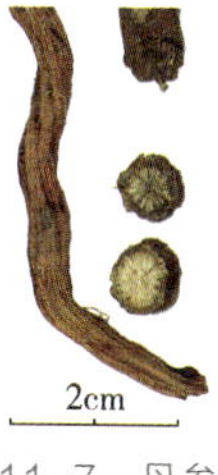

图11-7　丹参

一、典籍记载

《妇人良方》记载治妇人经脉不调，或前或后，或多或少，产前胎不安，产后恶血不下并治之。兼治冷热劳，腰脊痛："丹参

（去芦）不以多少，为末。每服二钱，酒调下，经脉不调，食前，冷热劳无时。”

《备急千金要方》治妊娠胎堕，下血不止：“丹参十二两，细切，以清酒五升，煮取三升，温服一升，日三次。”

《医学金针》记载治心腹诸痛，属半虚半实者：“丹参一两，白檀香、砂仁各一钱半。水煎服。”

二、识别要点

（1）根茎粗短，根长圆柱形，切片为类圆形或椭圆形的厚片。

（2）表面棕红色或暗棕红色，粗糙，具纵皱纹。

（3）质硬，断面有裂隙或略平整而致密，有的呈角质样，皮部棕红色，木部灰黄色或紫褐色，有黄白色放射状纹理。

（4）气微，味微苦涩。

传统经验认为，条粗壮，色紫红者为佳。（见图11-7）

三、食用指南

中医学认为，丹参性味苦，微寒；归心、肝经。具有活血祛瘀，通经止痛，清心除烦，凉血消痈的功效。对于胸痹心痛、脘腹胁痛、癥瘕积聚、热痹疼痛、心烦不眠、月经不调、痛经、经闭、疮疡肿痛有一定的疗效。

1. 丹楂茶

【配方】山楂10克，丹参10克。

【制作】将上述药材一起放入砂锅内，煮30分钟左右，即可饮用，反复冲泡。

【功用】活血，消脂。适用于心脑血管疾病、高脂血症等。

2. 双参猪心汤

【配方】党参15克，丹参15克，猪心1个，盐适量。

【制作】猪心剖开两半，切去筋膜，洗净；党参、丹参分别用清水洗净；砂锅内放入适量清水，先用猛火煲至水滚，然后加入上述全部材料，改用中火煲两个小时左右，加入盐调味，即可饮用。

【功用】活血祛瘀，养心安神。适用于心慌、气短、失眠、多梦等症状。

3. 山丹桃仁粥

【配方】丹参15克，山楂30克，桃仁6克，大米50克。

【制作】将丹参择净，放入药罐中，加清水适量，浸泡片刻，煎煮15~20分钟，去渣取汁，再放山楂、桃仁及大米，加清水适量，武火煮沸，文火熬成粥即成。

【用法】每日1剂，7~10日为1个疗程，连续2~3个疗程。

【功用】活血化瘀，通络止痛。用于气滞血瘀型颈椎病。

4. 丹参红枣粥

【配方】丹参30克，糯米100克，大枣30克，红糖20克。

【制作】将丹参、大枣洗净，放入药罐中，加清水适量，浸泡片刻，煮沸一刻钟，去渣取汁与糯米一同煮粥，待熟后调入红糖后食用。

【用法】每日1剂，每日2次分食，7~10日为1个疗程，连续2~3个疗程。

【功用】理气行滞，活血化瘀。用于风湿性心脏病气滞血瘀，症见面色晦暗或两颧紫红、唇甲青灰、头晕乏力、心悸怔忡、咳嗽，甚则咯血、胸闷气喘，或见心痛，胁下痞块，肢体浮肿，舌质紫黯，或有瘀点，脉细数。

5. 丹参牛蛙汤

【配方】丹参10克，牛蛙200克，调味品适量。

【制作】将诸药择净，将牛蛙去皮、内脏，洗净，与丹参一同放入药罐中，加清水适量，浸泡片刻，煮汤，调味食用。

【用法】每日1剂，7~10日为1个疗程，连续2~3个疗程。

【功用】疏肝健脾，活血化瘀。用于病毒性肝炎所致的气滞血瘀型，症见胁肋胀痛，面色晦暗，食欲缺乏，脘腹胀满，嗳气，肝脾大，舌质黯淡或有瘀斑、苔薄，脉弦涩等。

6. 猪心丹参山楂汤

【配方】丹参20克，山楂25克，猪心1个。

【制作】将诸药择净，猪心洗净切片，同丹参、山楂共同放入砂锅内，加清水适量，浸泡片刻，小火炖至猪心熟烂离火。

【用法】吃肉喝汤，每日1剂，7~10日为1个疗程，连续2~3个疗程。

【功用】养血安神宁心。适用于血虚心悸、乏力、怔忡、自汗、失眠等症。对防治动脉粥样硬化、心绞痛和血管栓塞有很好效果。

7. 黄豆炖猪骨

【配方】紫丹参15克，猪长干骨250克，黄豆50克，调味品适量。

【制作】将诸药择净。猪长干骨洗净，剁段，与黄豆、紫丹参一起放入砂锅中，加清水适量，浸泡片刻，炖煮半小时，加入调味品，再煮一二沸即可食用。

【用法】每日1剂，7~10日为1个疗程，连续2~3个疗程。

【功用】补骨生髓，活血止痛。适用于骨折恢复期。

8. 川芎丹参蟹骨酒

【配方】丹参30克，川芎20克，红花10克，蟹骨30克，白酒1000毫升。

【制作】将诸药择净。蟹骨洗净晒干，与丹参、川芎、红花一起放于酒瓶内，密封浸泡半个月，即可服用。

【用法】每次服50毫升，每日1次，7~10日为1个疗程，连续1~2个疗程。

【功用】活血消肿，化瘀止痛，续筋接骨。适用于骨折初期、血瘀疼痛、肿胀等症。

9. 丹参灵芝酒

【配方】丹参、三七、茯苓、灵芝各30克，冬虫夏草10克，白酒2000毫升。

【制作】将诸药择净，同放入白酒瓶中，密封浸泡1周后饮用。

【用法】每日2次，每次30毫升，7~10日为1个疗程，连续2~3个疗程。

【功用】补虚弱，益精神。适用于神经衰弱、失眠头昏、冠心病等症。

10. 丹参鲫鱼汤

【配方】丹参、灵芝、墨旱莲、太子参、黄芪、白术各15克，女贞子18克，白花蛇舌草20克，鲫鱼1条，食盐适量。

【制作】将诸药择净，放入药罐中，加清水适量，浸泡片刻，煎煮20分钟，去渣取汁。将鲫鱼去鳞、杂，洗净，切块，入药汁中煮熟，加食盐调味服食。

【用法】每日1剂，7~10日为1个疗程，连续2~3个疗程。

【功用】疏肝健脾，利水消肿。用于慢性肝炎、肝硬化、水肿胀满、小便不利、口苦纳差等。

11. 丹参猪蹄汤

【配方】丹参、鸡血藤各50克，猪蹄1只，毛冬青根200克。

【制作】将诸药择净，与猪蹄同放入药罐中，加清水适量，浸泡片刻，煎煮至蹄烂，去药渣，吃肉饮汤。

【用法】每日1剂，分3次服食，7~10日为1个疗程，连续2~3个疗程。

【功用】活血通脉。适用于周围血管病。

四、食用禁忌

有出血倾向或出血者禁服。妇女月经过多而无瘀血者禁服。孕妇慎服。

不宜与藜芦同用。

泽兰 Ze lan

泽兰来源于唇形科植物毛叶地瓜儿苗 *Lycopus lucidus* Turcz. var. *hirtus* Regel 的干燥地上部分。

夏、秋二季茎叶茂盛时采割，晒干。

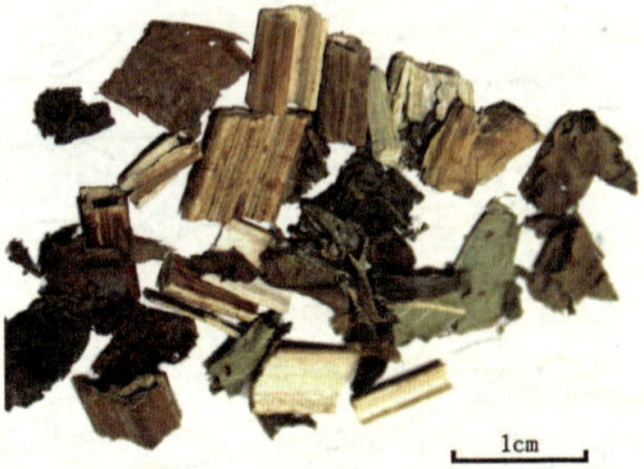

图11-8　泽兰

一、典籍记载

《本草拾遗》中记载：“泽兰利九窍，通血脉，排脓治血。”

《雷公炮炙论》中记载泽兰：“能破血，通久积。”

《日华子诸家本草》记载：“通九窍，利关脉，养血气，破宿血，消癥瘕，产前产后百病，通小肠，长肉生肌，消扑损瘀血，治鼻洪吐血，头风目痛，妇人劳瘦，丈夫面黄。”

《药性论》记载：“主产后腹痛，频产血气衰冷成劳，瘦羸，又治通身面目大肿，主妇人血沥腰痛。”

《医林纂要探源》记载，泽兰“补肝泻脾，和气血，利筋脉。主治妇人血分，调经去瘀”。

《本草通玄》中记载：“泽兰，芳香悦脾，可以快气，疏利悦肝，可以行血，流行营卫，畅达肤窍，遂为女科上剂。”

《神农本草经疏》中记载：“泽兰，苦能泄热，甘能和血，酸能入肝，温通营血。佐以益脾土之药，而用防己为之使，则主大腹水肿，身面四肢浮肿，骨节中水气。”

《本经逢原》：“泽兰，专治产后血败，流于腰股，拘挛疼痛，破宿血，消癥瘕，除水肿，身面四肢浮肿。”

二、识别要点

（1）茎呈方柱形，四面均有浅纵沟；表面黄绿色或带紫色，节处紫色明显，有白色茸毛；断面黄白色，髓部中空。

（2）叶对生，有短柄或近无柄；叶片展平后呈披针形或长圆形；上下表面均有短毛；先端尖，基部渐狭，边缘有锯齿并有缘毛。

（3）轮伞花序腋生，苞片及花萼宿存，小苞片披针形，花萼钟形，5齿；披针状三角形。

（4）气微，味淡。

传统经验认为，身干，质嫩，色绿，叶多，不破碎者为佳。（见图11-8）

三、食用指南

中医学认为，泽兰性味苦、辛，微温；归肝、脾经。具有活血化瘀，行水消肿的功效。对于月经不调、经闭、痛经、产后瘀血腹痛、水肿等病症有一定的疗效。

1. 泽兰粥

【配方】泽兰30克，红花15克，粳米50克，红糖适量。

【制作】将泽兰与红花洗净，放入锅中，加入适量清水煎煮30分钟，去渣取汁，加入粳米熬煮成粥，加红糖即可。

【用法】每日1剂，2次温服，5~7天为1个疗程。

【功用】适用于气滞血瘀型闭经。

2. 泽兰红枣茶

【配方】泽兰10克，红枣30克，绿茶1克。

【制作】泽兰洗净，与红枣、绿茶放入茶杯中，用刚烧沸的开水冲泡，30分钟后服用。

【用法】先饮汤，后吃红枣，每日数次。

【功用】活血化瘀，健脾理气。适用于血瘀型的流产患者，表现为流产后恶露很少，或不下，小腹硬痛拒按，痛剧，舌青，脉沉实。

3. 泽兰煮鸡蛋

【配方】泽兰15克，红花9克，鸡蛋2个。

【制作】泽兰、红花洗净，与鸡蛋一起放入锅内加水煎煮，鸡蛋熟后去壳取蛋，再煮片刻。

【用法】每日1剂，连吃5~7天。

【功用】理气活血，保养卵巢。

4. 泽兰煲墨鱼

【配方】泽兰叶100克，墨鱼250克，料酒少许。

【制作】将泽兰叶研成细末，装入布袋中备用。墨鱼用清水洗净后，切成片状，放入砂锅，加水适量，放入泽兰药袋浸透，用大火煮沸，烹入料酒，改用小火煨煮1小时，待墨鱼肉酥烂即成。

【功用】适用于瘀血阻滞型慢性前列腺炎患者。

5. 泽兰汤（《医学心悟》）

【配方】泽兰6克，柏子仁、当归、白芍、熟地、牛膝、茺蔚子各4.5克。

【制作】将所有药材加适量清水浸泡1小时，将锅置于火上，大火煮沸，转小火煎煮30分钟，过滤药汁，再加水煎煮30分钟，过滤药汁，将2次药汁合并。

【用法】早、晚温服。

【功用】活血调经。适用于月经不调、闭经、鬓发焦枯、咳嗽发热等病症。

6. 泽兰炖甲鱼

【配方】泽兰10克，甲鱼1只，生姜3片。

【制作】将甲鱼清洗干净，泽兰叶研为细末，放入甲鱼腹内，甲鱼和姜片一起放入蒸盅内，加入适量冷开水，隔水炖3小时，调味即可。

【用法】每隔1天1次，连服3~5次。

【功用】活血滋阴，软坚散结。

四、食用禁忌

孕妇禁服，无瘀血者慎服。

《得配本草》："血虚枯秘者禁用。"

活血疗伤药

骨碎补 Gu sui bu

骨碎补来源于水龙骨科植物槲蕨 *Drynaria fortunei*（Kunze）J. Sm. 的干燥根茎。

全年均可采挖，除去泥沙，干燥；或再燎去毛状鳞片。

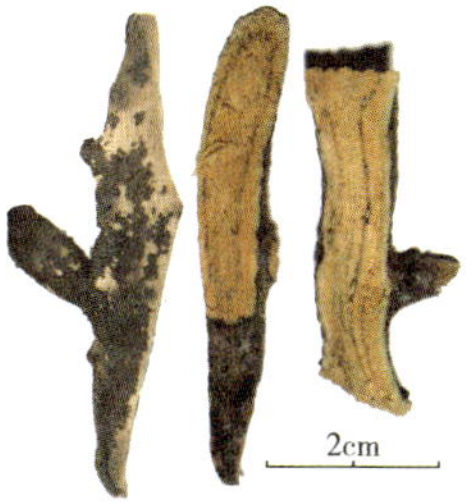

图11-9 骨碎补

一、典籍记载

《本草纲目拾遗》记载："骨碎补，本名猴姜，以其主伤折，补骨碎，故命此名。或作骨碎布，讹矣。江西人呼为胡姜，象形也。岭南虔、吉州亦有之。叶似石韦，而一根，余叶生于木。"

《药性论》曰："主骨中毒气，风血疼痛，五劳六极，口（一作'足'）手不收，上热下冷。"

《开宝本草》曰："主破血，止血，补伤折。"

《广西中药志》载："治小儿疳积。"

二、识别要点

（1）呈扁平长条状或切成不规则厚片，多弯曲，有分枝。

（2）表面密被暗棕色的小鳞片，柔软如毛；两侧及上表面具突起或凹下的圆形叶痕；经火燎者，呈棕褐色或暗褐色。

（3）体轻质脆，烫骨碎补质酥松。断面红棕色，有黄色点状维管束17~25个，环列。

（4）气微，味淡、微涩。

传统经验认为，条粗大，棕色者为佳。（见图11-9）

三、食用指南

中医学认为，骨碎补性味苦，温；归肾、肝经。具有补肾强骨，续伤止痛的功效。用于肾虚腰痛、耳鸣耳聋、牙齿松动、跌扑闪挫、筋骨折伤等，外治斑秃、白癜风等病症。

1. 骨碎补炖猪蹄筋

【配方】骨碎补50克，猪蹄筋500克，葱、姜、料酒、鸡油、盐各适量。

【制作】将洗净切段的骨碎补，放入砂锅用水煎煮1小时，去渣取浓汁；再将猪蹄筋、葱、姜、料酒同放炖锅内，加水适量，武火煮沸，改用文火炖煮1小时；加入鸡油、盐稍煮即可。

【用法】每日1次，食猪蹄筋适量。

【功用】补肾，强筋骨。适用于骨质疏松、骨折、腿抽筋、腰膝酸痛、耳鸣等病症。

2. 杜仲骨碎补牛骨汤

【配方】杜仲30克，骨碎补15克，新鲜牛骨500克，料酒、姜末、葱花、五香粉、盐、麻油各适量。

【制作】将杜仲、骨碎补洗净，晒干，切碎装入纱布袋中，与洗净砸碎的牛骨同放入砂锅，加水适量，武火煮沸；放入料酒，改小火煨1.5个小时；取出药袋，加姜末、葱花、五香粉、盐，再煨至沸，淋入麻油即可。

【功用】适用于肾阳虚型骨质疏松症。

3. 骨碎补酒

【配方】骨碎补15克，川断15克，杜仲10克，枸杞子10克，白酒1斤。

【制作】将药放入酒中浸泡15天后饮用。

【用法】每次20毫升，每日2次。

【功用】补肝肾，壮筋骨。适用于老年人及体质虚弱者骨折。

4. 骨碎补炖猪腰

【配方】骨碎补12克，猪腰1个，食用油、盐各适量。

【制作】猪腰洗净，切开，剔去中间筋膜，再用食盐搓洗，清水冲净；然后把砸碎的骨碎补放入猪腰内，用线扎紧，放进砂锅内，加入清水1500毫升；武火煲沸，改用文火煲约2小时，调入适量生油和盐即成。此为2~3人量。

【功用】补肾壮腰。适用于老年男女食用。

5. 骨碎补粳米粥

【配方】骨碎补12克，干姜10克，附子10克，粳米100克。

【制作】上三味药水煎约30分钟，去渣取汁，粳米内放入药汁中，再加适量清水煮至成粥即可。

【功用】适用于肾阳虚弱者。

四、食用禁忌

阴虚、血虚、无瘀血者慎服。

《神农本草经疏》："不宜与风燥药同用。"

《本草汇言》："如血虚风燥，血虚有火，血虚挛痹者，俱禁用之。"

《得配本草》："忌羊肉、羊血、芸薹菜。"

第十二章 化痰止咳平喘药

温化寒痰药

· 黄芥子

清化热痰药

· 浙贝母
· 川贝母
· 桔梗
· 胖大海
· 竹茹

止咳平喘药

· 苦杏仁
· 紫苏子
· 白果
· 罗汉果

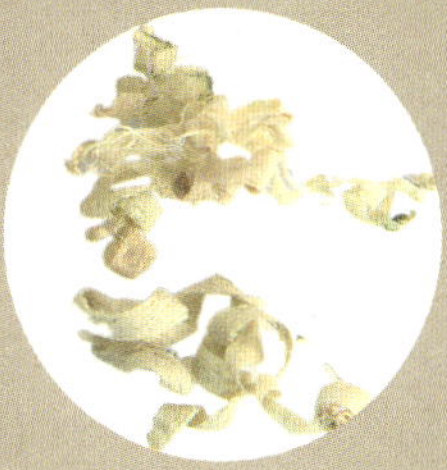

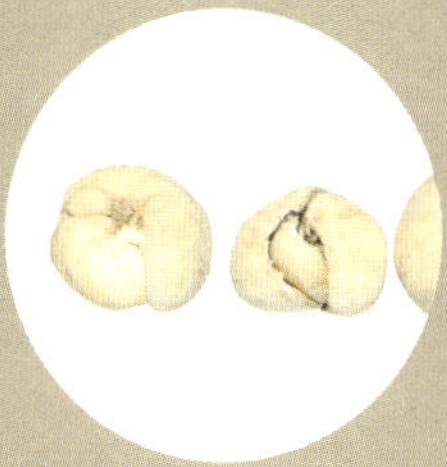

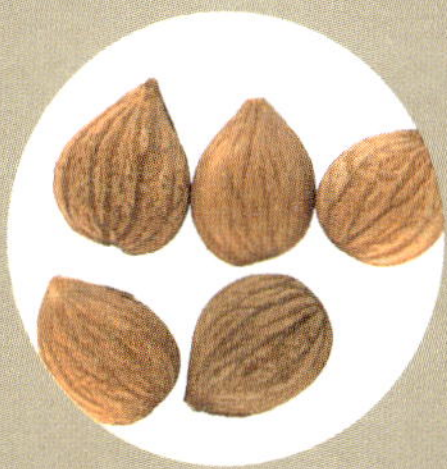

温化寒痰药

黄芥子 Huang jie zi

黄芥子来源于十字花科植物芥 *Brassica juncea*（L.）Czern. et Coss. 的干燥成熟种子。

夏末秋初果实成熟时采割植株，晒干，打下种子，除去杂质。

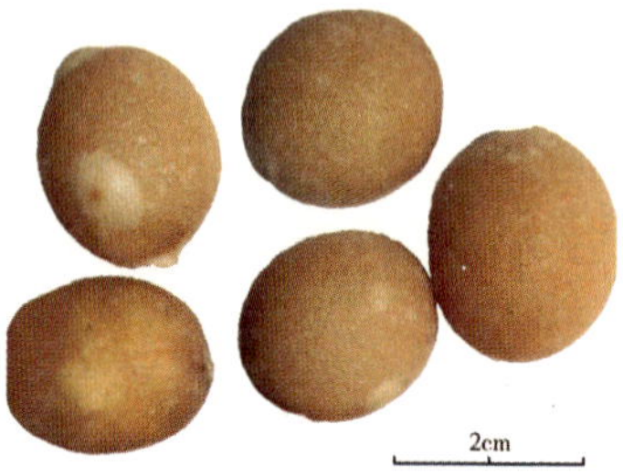

图12-1 黄芥子

一、典籍记载

《名医别录》："主射工及疰气发无恒处，丸服之；或捣为末，酢和涂之。"

《日华子诸家本草》："治风毒肿及麻痹，醋研敷之；扑损瘀血，腰痛肾冷，和生姜研微暖涂贴；心痛，酒醋服之。"

《日用本草》："研末水调涂顶囟，止衄血。"

《本草纲目》："温中散寒，豁痰利窍。治胃寒吐食，肺寒咳嗽，风冷气痛，口噤唇紧。消散痈肿、瘀血。"

二、识别要点

（1）呈球形，直径1~2毫米。

（2）表面黄色至棕黄色，少数呈暗红棕色。

（3）种皮薄而脆，破开后内有白色折叠的子叶，有油性。

（4）研碎后加水浸湿，则发生辛烈的特异臭气。

传统经验认为，颗粒均匀，饱满，身干，无杂质者为佳。（见

图12-1）

三、食用指南

中医学认为，黄芥子性味辛，温；归肺经。具有温肺化痰，止咳平喘，消肿散结的功效。对于痰多咳喘、痰湿阻滞经络等有一定的疗效。

黄芥子粉

即“芥末粉”，也可制成“芥末油”。在药膳、保健食品制作时，可作为熟食或凉菜辛辣调味品。

四、食用禁忌

肺虚久嗽、阴虚火旺及胃热盛者忌用。

清化热痰药

浙贝母 Zhe bei mu

浙贝母来源于百合科植物浙贝母 *Fritillaria thunbergii* Miq. 的干燥鳞茎。

初夏植株枯萎时采挖，洗净，大小分开，大者除去芯芽，习称“大贝”，小者不去芯芽，习称“珠贝”。分别撞擦，除去外皮，拌以煅过的贝壳粉，吸去擦出的浆汁，干燥；或取鳞茎，大小分开，洗净，除去芯芽，趁鲜切成厚片，洗净，干燥，习称“浙贝片”。

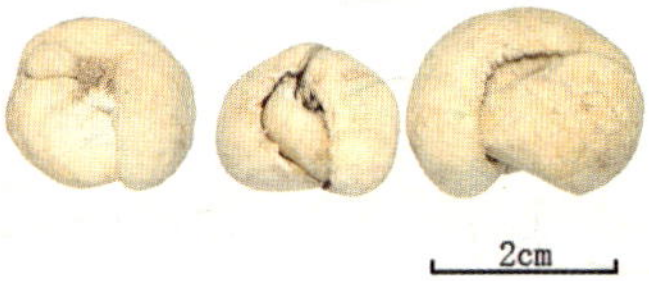

图12-2 浙贝母

一、典籍记载

《本草纲目拾遗》云："解毒利痰，开宣肺气，凡肺家夹风火有痰者宜此。"

《本经逢原》记载："同青黛治人面恶疮，同连翘治项上结核。皆取其开郁散结，化痰解毒之功也。"

《山东中草药手册》载："清肺化痰，制酸，解毒。治感冒咳嗽，胃痛吐酸，痈毒肿痛。"

二、识别要点

（1）大贝呈新月形或元宝状，肥厚。表面类白色或淡黄色，被有白色粉末。

（2）珠贝呈扁圆形，上下略平，形似算盘珠。外层鳞叶2瓣，大小相近，肥厚，略呈肾形，相对抱合，内有小鳞叶2~3枚及干缩的残茎。

（3）浙贝片呈椭圆形或类圆形。表面淡黄色，切面粉白色。

（4）质硬而脆，断面白色至黄白色，富粉性。气微，味微苦。

传统经验认为，以鳞叶肥厚，表面及断面白色，粉性足者为佳。（见图12–2）

三、食用指南

中医学认为，浙贝母性味苦，寒；归肺、心经。具有清热化痰，降气止咳，散结消肿的功效。对于风热或痰热咳嗽、肺痈吐脓、瘰疬瘿瘤、疮痈肿毒有一定的疗效。

1. 浙贝杏仁露

【配方】浙贝母10克，甜杏仁8克，冰糖15克。

【制作】先将杏仁浸水泡片刻，去皮、尖洗净；再将洗净的浙贝、杏仁放入砂锅，加适量水煮沸；后纳入冰糖煮半小时，去渣留汁，凉后即可饮用。

【功用】清热，化痰，止咳。适用于痰热壅肺的中老年患者。

2. 浙贝蛋

【配方】浙贝母2~3克，鸡蛋1个。

【制作】将洗净外壳的鸡蛋尖端剪一小孔，把研为细末的浙贝母粉由小孔内放入，摇匀后以纸封闭小孔，放入锅内，小孔一端朝上，蒸熟即成。

【用法】每日1~2次，每次1个，连用5~7天。

【功用】止咳平喘。适用于小儿百日咳。

3. 浙贝兔肉粥

【配方】浙贝母15克，兔肉50克，大米100克，味精3克，盐3克，料酒3毫升。

【制作】先将兔肉洗净，切成3厘米长块，加入料酒去腥味，合着洗净打碎的浙贝、大米同放入锅内，加适量水大火煮沸，再转小火煮半个多小时，调入味精、盐即可食用。

【功用】清热解毒，化痰止咳，软坚散结。

4. 浙贝蒸鱼翅

【配方】浙贝母、丹参各10克，鱼翅、火腿各50克，菜胆100克，盐3克，鸡汤适量。

【制作】将浙贝母、丹参片细粉，鱼翅丝，菜胆段，火腿片，盐，鸡汤一同放入锅内，大火煮半个多小时即可。

【用法】每日1次，适量食用。

【功用】活血化瘀，化痰止咳。适用于痰瘀型冠心病患者。

四、食用禁忌

寒痰、湿痰及脾胃虚寒者慎服。

反乌头。

川贝母 Chuan bei mu

川贝母来源于百合科植物川贝母 *Fritillaria cirrhosa* D.Don、暗紫贝母 *Fritillaria unibracteata* Hsiao et K.C.Hsia、甘肃贝母 *Fritillaria przewalskii* Maxim.、梭砂贝母 *Fritillaria delavayi* Franch.、太白贝母 *Fritillaria taipaiensis* P. Y. Li 或瓦布贝母 *Fritillaria unibracteata* Hsiao et K. C. Hsia var. *wabuensis*(S. Y. Tang et S. C. Yue)Z. D. Liu, S. Wang et S. C. Chen 的干燥鳞茎。按性状不同分别习称"松贝""青贝""炉贝"和"栽培品"。

夏、秋二季或积雪融化后采挖，除去须根、粗皮及泥沙，晒干或低温干燥。

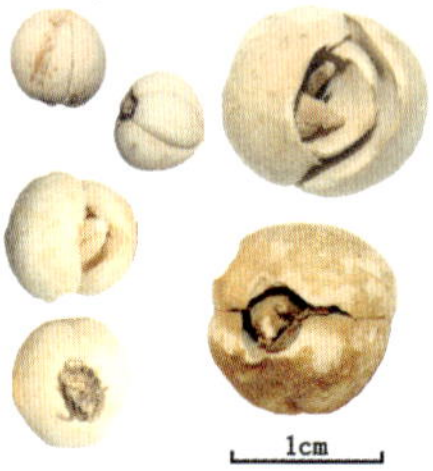

图12-3 川贝母

一、典籍记载

《神农本草经》："主伤寒烦热，淋沥邪气，疝瘕，喉痹，乳难，金疮风痉。"

二、识别要点

（1）松贝呈类圆锥形或近球形，先端钝圆或稍尖，底部平，微凹入，中心有1灰褐色的鳞茎盘；外层鳞叶2瓣，大小悬殊，大瓣紧抱小瓣，未抱部分呈新月形；顶部闭合。

（2）青贝呈类扁球形。表面白色或黄白色；外层鳞叶2瓣，大小相近，相对抱合，顶部开裂。

（3）炉贝呈长圆锥形。表面类白色或浅棕黄色，有的具棕色斑块；外层鳞叶2瓣，大小相近，顶部开裂而略尖，底部稍凸尖或较钝。

（4）质硬而脆，断面白色，富粉性。气微，味微苦。

传统经验认为，质坚实，粉性足，色白者为佳。（见图12-3）

三、食用指南

中医学认为，川贝母性味苦、甘，微寒；归肺、心经。具有清热润肺，化痰止咳，散结消痈的功效。对于肺热燥咳、干咳少痰、阴虚劳嗽、痰中带血、瘰疬、乳痈、肺痈有一定的疗效。

1. 川贝母炖蜜糖

【配方】蜂蜜340克，川贝母10克。

【制作】蜂蜜、川贝用沸水搅匀，用中火炖20分钟即可。

【功用】润肺止咳。用于久咳，还能治疗便秘。

2. 川贝母鹿茸梨汁

【配方】鹿茸血末10克，雪梨1个，川贝母10克，冰糖50克。

【制作】梨子去皮切片，与鹿茸血末、川贝母一起倒入砂锅中，加适量水，用文火炖熟，然后加冰糖，搅匀即可。

【用法】喝汁吃梨，一天分3次饮用。

【功用】止咳化痰，清肺宁神。

四、食用禁忌

脾胃虚寒、寒痰、湿痰等病症患者不宜食用。

川贝母不能同乌头类药材一起用。

桔梗 Jie geng

桔梗来源于桔梗科植物桔梗 *Platycodon grandiflorum*（Jacq.）A. DC. 的干燥根。

春、秋二季采挖，洗净，除去须根，趁鲜刮去外皮或不去外皮，干燥。

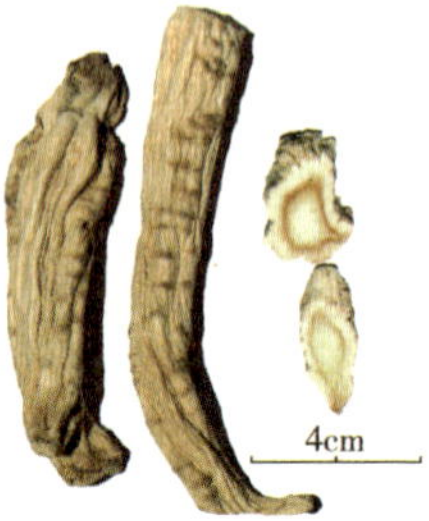

图12-4　桔梗

一、典籍记载

《治百病方》记载治疗“七伤”所致虚劳内伤疾病，“……桔梗十分，牛膝、续断……杜仲……各四分”。

《名医别录》记载：“利五脏肠胃，补血气，除寒热、风痹，温中消谷，疗喉咽痛。”

《日华子诸家本草》云：“下一切气，止霍乱转筋，心腹胀痛，补五劳，养气，除邪辟温，补虚消痰，破癥瘕，养血排脓，补内漏及喉痹。”

《中药形性经验鉴别法》载：“催乳。”

二、识别要点

（1）呈圆柱形或纺锤形，饮片呈椭圆形或不规则厚片。

（2）表面白色或淡黄白色，未去外皮的表面黄棕色至灰棕色；有纵皱、横长皮孔样斑痕，上部有横纹。

（3）质硬脆，断面有裂隙，皮部类白色，具棕色环纹，木部淡黄色，有放射状纹理。

（4）气微，味微甜后苦。

传统经验认为，根粗大，色白，质坚实，味苦者为佳。（见图12-4）

三、食用指南

中医学认为，桔梗性味苦、辛，平；归肺经。具有宣肺，利咽，祛痰，排脓的功效。对于咳嗽痰多、胸闷不畅、咽痛、音哑、肺痈吐脓、疮疡脓成不溃有一定的疗效。

1. 桔梗粥

【配方】桔梗10克，大米100克。

【制作】将浸泡30分钟的桔梗与大米煮成粥食用。

【用法】此为一日量。

【功用】化痰止咳。适用于肺热咳嗽、痰多黏稠等病症。

2. 桔梗花生米

【配方】桔梗150克，黄瓜150克，花生仁50克，花椒、大料、盐、花椒油、香油、米醋各适量。

【制作】将去皮洗净的桔梗，撕成条，用盐开水焯一下，用温水浸泡，再用清水浸洗，捞出控净水分，切成与花生仁一样大小的丁；黄瓜洗净，切丁；将洗净的花生仁和少许花椒、大料、盐、清水煮熟，再用清水过凉，捞出控净水分；将桔梗、黄瓜、花生仁加入花椒油、香油、米醋、盐，调拌均匀，即成。

【功用】健脾和胃，润肺化痰，清咽止咳。

3. 薏仁桔梗粉

【配方】桔梗、薏苡仁等量

【制作】研末。

【用法】点龋齿洞，也可服食。

【功用】适用于龋齿等疾病。

4. 桔梗蜂蜜茶

【配方】桔梗10克，蜂蜜适量。

【制作】将桔梗、蜂蜜放入杯中，冲入适量沸水。

【用法】浸泡5~10分钟后饮用，每日1剂。

【功用】利咽化痰。适用于慢性咽炎、咽痒不适、干咳等。

5. 桔梗百部萝卜汤

【配方】桔梗6克，百部10克，白萝卜1个，生姜3小块，蜂蜜适量。

【制作】上药加水1碗入砂锅中，大火煮沸，改小火20分钟，取汁加入蜂蜜。

【用法】趁热代茶频饮。

【功用】适用于气候干燥引起的咽干喉痛、嘴唇干裂、眼睛红赤干涩、食欲不振、大便干燥等病症。

6. 桔梗甘草茶

【配方】桔梗100克，甘草100克。

【制作】二药共研细末。

【用法】每次10克，泡茶饮用。

【功用】化痰止咳。

7. 玄麦甘桔代茶饮

【配方】玄参15克，苦桔梗（桔梗）15克，麦冬15克去心，生甘草（甘草）5克。

【用法】水煮代茶频饮。

【功用】滋阴清热，宣肺利咽。用于阴虚肺热、咽喉肿痛、口干舌燥。

四、食用禁忌

阴虚久嗽，气逆及咯血者忌服。

朱震亨："下虚及怒气上升者不宜。"

《本草经集注》："畏白及、龙眼、龙胆。"

《药对》："忌猪肉。得牡蛎、远志疗恚怒；得硝石、石膏疗伤寒。"

《本经逢原》："阴虚久嗽不宜用，以其通阳泄气也。"

胖大海 ○

Pang da hai

胖大海来源于梧桐科植物胖大海 *Sterculia lychnophora* Hance 的干燥成熟种子。4~6月摘取成熟的种子，晒干。

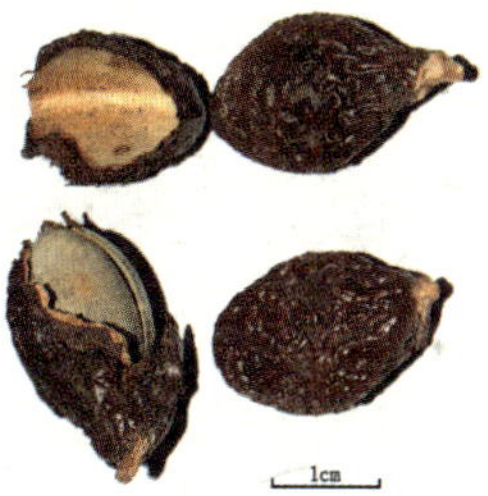

图12-5　胖大海

一、典籍记载

《本草纲目拾遗》载："治火闭痘，并治一切热症劳伤吐衄下血，消毒去暑，时行赤眼，风火牙疼，虫积下食，痔疮漏管，干咳无痰，骨蒸内热，三焦火症。"

《慎德堂方》记载："治干咳失音，咽喉燥痛，牙龈肿痛，因于外感者。胖大海五枚，甘草一钱。炖茶饮服，老幼者可加入冰糖少许。"

二、识别要点

（1）呈纺锤形或椭圆形；先端钝圆，基部略尖而歪，具浅色的圆形种脐。

（2）表面棕色或暗棕色，微有光泽，具不规则的干缩皱纹。

（3）加沸水适量，放置数分钟即吸水膨胀成棕色半透明的海绵状物。

（4）气微，味淡，嚼之有黏性。

传统经验认为，个大，坚硬，黄棕色，有细皱纹与光泽，不破皮者为佳。（见图12–5）

三、食用指南

中医学认为，胖大海性味甘、淡，凉；归肺、大肠经。具有清热润肺，利咽解毒，润肠通便的功效。对于肺热声哑、干咳无痰、咽喉干痛、热结便闭、头痛目赤有一定的疗效。

1. 胖大海饮

【配方】胖大海3枚，白糖适量。

【制作】用沸水沏胖大海。

【用法】饮时加入少许白糖，再饮再沏，一日量。

【功用】清热利咽之功。适用于肺热所致的咽喉肿痛、声音嘶哑、大便干燥等病症。

2. 胖大海茶

【配方】胖大海6克，甘草2~3片。

【用法】二者放入600毫升的沸水中闷10分钟后饮用。

【功用】适用于咽喉肿痛，多由讲话太久或大吼大叫所致。

3. 胖大海橄榄茶

【配方】绿茶1克，蜂蜜25克，胖大海9克，橄榄 5 克。

【制作】将胖大海、橄榄加水大约600毫升，煮沸 5 分钟去渣后，加入绿茶、蜂蜜即可。

【用法】分3次服，日服 1 剂。

【功用】可增强肌体免疫功能。适用于肺结核虚热者。

四、食用禁忌

脾胃虚弱者、腹泻者慎用。

竹茹 Zhu ru

竹茹来源于禾本科植物青秆竹 *Bambusa tuldoides* Munro、大头典竹 *Sinocalamus beecheyanus*（Munro）McClure var. *pubescens* P. F. Li 或淡竹 *Phyllostachys nigra*（Lodd.）Munro var. *henonis*（Mitf.）Stapf ex Rendle 的茎秆刮去绿色外皮后刨取的中间层。

全年均可采制，取新鲜茎，除去外皮，将稍带绿色的中间层刮成丝条，或削成薄片，捆扎成束，阴干。

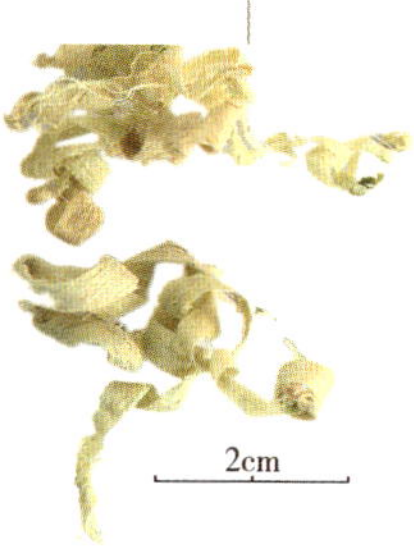

图12-6　竹茹

一、典籍记载

《药性论》："止肺痿唾血，鼻衄，治五痔。"

《食疗本草》："主噎膈，鼻衄。"

《本草蒙筌》："主胃热呃逆，疗噎膈呕哕。"

《本草纲目》："治伤寒劳复，小儿热痫，妇人胎动。"

《本草述》："除胃烦不眠，疗妊娠烦躁。"

《本草再新》："泻火除烦，润肺开郁，化痰凉血，止吐血，化水血，消痈痿肿毒。"

二、识别要点

（1）为卷曲成团的不规则丝条，或条形薄片状，浅绿色、黄绿色或黄白色，纤维性。

（2）体轻松，质柔韧，有弹性。

（3）气微，味淡。

传统经验认为，色黄绿，丝均匀，质柔韧者为佳。（见图12-6）

三、食用指南

中医学认为，竹茹性味甘，微寒；归肺、胃经。具有清热化痰，除烦，止呕的功效。对于痰热咳嗽、胆火夹痰、惊悸不宁、心烦失眠、中风痰迷、舌强不语、胃热呕吐、妊娠恶阻、胎动不安有一定的疗效。

1. 芦根竹茹粥

【配方】鲜芦根200克（干品减半），竹茹20克，粳米100克，红糖适量。

【制作】将二药分别洗净切碎，水煎2次，每次用水600毫升，煎半小时，两次混合，去渣留汁于锅中，加入粳米，继续加热，用小火慢熬至粥将成时，下红糖，熬至糖溶。

【用法】分2次空腹服。

【功用】清肺泻热，凉血化瘀。适用于酒渣鼻初起，鼻部红斑时隐时现，持久不愈。

2. 竹茹蒲公英茶

【配方】竹茹、蒲公英各30克，白糖适量。

【制作】前2味加水适量煎煮，取汁兑白糖调味即可。

【用法】每日1剂，代茶分次饮用。

【功用】清热消炎，降逆止呕。

3. 橘皮竹茹粥

【配方】粳米100克，橘皮25克，竹茹30克。

【制作】先将竹茹洗净后，用凉水浸泡30分钟，在锅内放入1000毫升水并煮沸，将竹茹放入，用大火煮5分钟，取出竹茹，留竹茹水备用，将粳米淘洗干净后放到竹茹水中，用小火熬成粥，再把切成丝的橘皮放入煮10分钟即可。

【用法】每日2次。

【功用】开胸理气健脾。

四、食用禁忌

寒痰咳喘、胃寒呕逆及脾虚泄泻者禁服。

《神农本草经疏》："胃寒呕吐及感寒挟食作吐忌用。"

止咳平喘药

苦杏仁○

Ku xing ren

苦杏仁来源于蔷薇科植物山杏 *Prunus armeniaca* L. var. *ansu* Maxim.、西伯利亚杏 *Prunus sibirica* L.、东北杏 *Prunus mandshurica*（Maxim.）Koehne 或杏 *Prunus armeniaca* L. 的干燥成熟种子。

夏季采收成熟果实，除去果肉及核壳，取出种子，晒干。

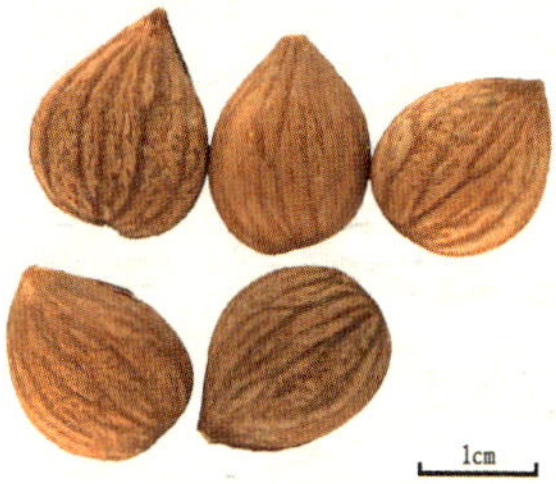

图12-7　苦杏仁

一、典籍记载

《本草纲目》记载："苦杏仁能散能降，故解肌，散风，降气，润燥，消积，治伤损药中用之。治疮杀虫，用其毒也。治风寒肺病药中，亦有连皮尖用者，取其发散也。"

《本草便读》中记载，苦杏仁功专降气，气降则痰消嗽止。能润大肠，故大肠气闭者可用之。

《滇南本草》记载："止咳嗽，消痰润肺，润肠胃，消面粉积，下气。治疳虫。”

《本草求真》中记载：“苦杏仁，既有发散风寒之能，复有下气除喘之力，缘辛则散邪，苦则下气，润则通秘，温则宣滞行痰。”

《药性论》记载：“治腹痹不通，发汗，主温病。治心下急满痛，除心腹烦闷，疗肺气咳嗽，上气喘促。”

《主治秘诀》记载杏仁：“润肺气，消食，升滞气。”

《药征》记载：“苦杏仁主治胸间停水，故治喘咳，而旁治短气结胸，心痛，形体浮肿。”

《本草新编》记载：“杏仁，味甘、苦，气温，可升可降，阴中阳也，有小毒。专入太阴肺经。乃利下之剂，除胸中气逆喘促，止咳嗽，坠痰，润大肠，气闭便难，逐痹散结。”

二、识别要点

（1）呈扁心形。

（2）表面黄棕色至深棕色，一端尖，另一端钝圆，肥厚，左右不对称，尖端一侧有短线形种脐，圆端合点处向上具多数深棕色的脉纹。

（3）种皮薄，子叶2枚，乳白色，富油性。

（4）气微，炒苦杏仁有香气，味苦。

传统经验认为，颗粒饱满，完整，味苦者为佳。（见图12–7）

三、食用指南

中医学认为，苦杏仁性味苦，微温，有小毒；归肺、大肠经。具有止咳平喘，润肠通便的功效。对于咳嗽气喘、胸满痰多、血虚津枯、肠燥便秘有一定的疗效。

1. 杏仁饼

【配方】苦杏仁12克，青黛3克，柿饼3个。

【制作】将杏仁洗净，用开水灼去皮尖，烘干研末，与青黛一起调匀。把柿饼洗净剖开，包入杏仁、青黛粉，放入锅内，隔水蒸熟即可。

【功用】清肝泻火，化痰止咳。适用于急性支气管炎属肝火犯肺者，症见咳嗽痰黄、痰中带血、咳引胸部疼痛。

2. 杏仁粥

【配方】甜杏仁15克，苦杏仁3克，粳米100克。

【制作】用清水把甜杏仁、苦杏仁泡软去皮，捣烂，用干净纱布包裹，将粳米淘洗干净，放入锅中，加入适量清水和捣烂的杏仁一起大火煮沸，转小火熬成稠粥即可。

【功用】润肺止咳，益心通脉，养颜祛斑。

3. 杏仁大枣汤

【配方】杏仁、大枣各5枚，生姜3片。

【制作】将杏仁、大枣、生姜洗净放入锅内，加清水200毫升，先用旺火煮沸，再以小火煎煮20分钟。

【用法】趁温服用。

【功用】宣肺化痰。适宜于肺寒咳嗽，痰多稀薄的患者。

4. 杏仁雪梨汤

【配方】苦杏仁10克，雪梨1个，冰糖适量。

【制作】梨削皮，洗净，切大块，杏仁冲净，沥干。将苦杏仁与雪梨一起放入锅内，隔水炖1个小时，然后冰糖调味。

【用法】食梨饮汤。

【功用】清热润肺，化痰平喘。适用于秋燥干咳或口干咽燥者，也可用于秋燥便秘者。

5. 杏仁豆腐

【配方】甜杏仁50克，苦杏仁10克，琼脂15克，糖桂花5克，鲜牛奶500克，糖10克。

【制作】锅内放适量清水，加入洗净的琼脂煮沸，转小火上煮15分钟，使琼脂溶解。将两种杏仁用沸水浸透，去膜，捣碎，然后加水250克，反复捣成泥，用纱布滤取汁水和牛奶一起搅匀。将琼脂倒入锅内，置小火上，随即将牛奶杏仁汁徐徐淋入锅内，充分搅匀，加入糖煮沸后装入瓷碗内，晾凉放入冰箱，冷藏待用。服用时加入糖水、糖桂花即成。

【功用】促消化，防溃疡，抗菌，防癌。

6. 杏仁面膜（《小品方》）

【配方】杏仁、鸡蛋清各适量。

【制作】先用沸水煮杏仁，搓去皮，捣成泥，与鸡蛋清混合搅匀。

【用法】睡前敷此面膜，第二天早晨洗去，每周1次。

【功用】可使面部皮肤滋润、细腻，减少皱纹，可减轻面部色斑颜色。

四、食用禁忌

阴虚咳嗽及大便溏泄者及产妇、幼儿、糖尿病患者忌服。

实热体质、元气虚陷、亡血的患者和腹泻、痢疾患者忌服。

注意：杏仁有小毒，为了安全，苦杏仁在食用前，必须进行无毒化处理。方法是：将苦杏仁先用冷水浸泡，再用沸水煮开，使杏仁在热水中浸泡1日，次日再用同法煮泡一次，最后取杏仁，口尝如甜杏仁没有苦味，即可放心食用。

紫苏子 Zi su zi

紫苏子来源于唇形科植物紫苏 *Perilla frutescens*（L.）Britt. 的干燥成熟果实。

秋季果实成熟时采收，除去杂质，晒干。

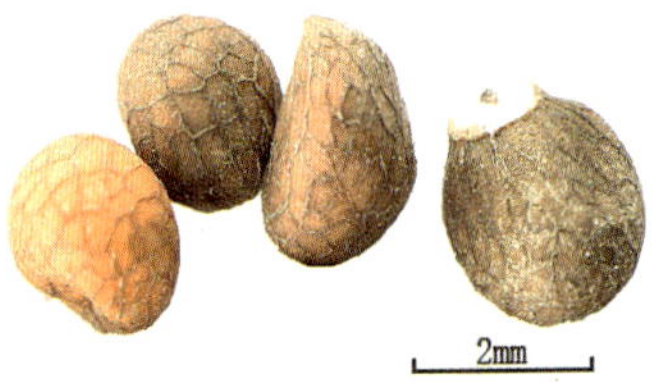

图12-8　紫苏子

一、典籍记载

《日华子诸家本草》："主调中，益五脏，下气，止霍乱呕吐、反胃，补虚劳，肥健人，利大小便，破癥结，消五膈，止嗽，润心肺，消痰气。"

《本草衍义》："治肺气喘急。"

《本草纲目》："治风顺气，利膈宽肠，解鱼蟹毒。"

《本草经解》："同良姜、广皮丸，治风湿脚气；同粳米，治上气咳逆。"

二、识别要点

（1）呈卵圆形或类球形，直径约1.5毫米。

（2）表面灰棕色或灰褐色，有微隆起的暗紫色网纹，基部稍尖，有灰白色点状果梗痕。

（3）果皮薄而脆，易压碎；种子黄白色，种皮膜质，子叶2，类白色，有油性。

（4）压碎有香气，味微辛。

传统经验认为，身干，饱满，均匀，灰棕色，不泛油者为佳。（见图12–8）

三、食用指南

中医学认为，紫苏子性味辛，温；归肺经。具有降气消痰，止咳平喘，润肠的功效。对于痰壅气逆、咳嗽气喘、肠燥便秘有一定的疗效。

1. 苏子茯苓薏米粥

【配方】苏子15克，薏苡仁60克，茯苓粉15克，粳米100克。

【制作】将苏子用洁净纱布包裹放入锅内，加入薏苡仁、茯苓粉、粳米及适量水煎熬，粥熟即可。

【用法】每晚服食。

【功用】补肺健脾，降气化痰。适于老年人春季咳嗽，慢性支气管炎痰多者服用。

2. 苏子老姜粥

【配方】紫苏子10克，粳米150克，老姜5克，盐、味精各适量。

【制作】紫苏子洗净，老姜洗净，切片；粳米淘洗干净。将紫苏子、老姜、粳米放入炖锅内，加水适量，武火烧沸，文火煮40分钟，放入适量盐、味精即可。

【功用】暖脾胃，行气止痛。适用于气虚胃痛患者。

四、食用禁忌

肺虚咳喘，脾虚滑泄者禁服。

《医学入门·本草》："脾胃气虚常泄者禁用。"

《本经逢原》："性主疏泄，气虚久嗽，阴虚喘逆，脾虚便滑者，皆不可用。"

白果 Bai guo

白果来源于银杏科植物银杏 *Ginkgo biloba* L. 的干燥成熟种子。

秋季种子成熟时采收，除去肉质外种皮，洗净，稍蒸或略煮后，烘干。

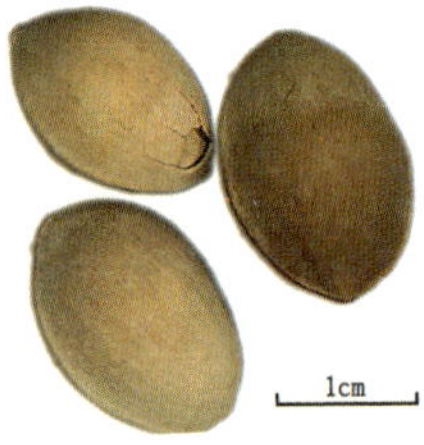

图12-9 白果

一、典籍记载

《三元参赞延寿书》："生食解酒。"

《滇南本草》："大疮不出头者，白果肉同糯米蒸合蜜丸，与核桃捣烂为膏服之；治噎食反胃，白浊，冷淋，捣烂敷太阳穴；止头风眼疼，又敷无名肿毒。”

《本草品汇精要》：“煨熟食之，止小便频数。”

《医学入门》：“清肺胃浊气，化痰定喘，止咳。”

《本草纲目》：“熟食温肺益气，定喘嗽，缩小便，止白浊；生食降痰，消毒杀虫；（捣）涂鼻面手足，去皶泡，皯黯，皴皱及疥癣，疳䘌，阴虱。”

《本草再新》：“补气养心，益肾滋阴，止咳除烦，生肌长肉，排脓拔毒，消疮疥疽瘤。”

《本草便读》：“上敛肺金除咳逆，下行湿浊化痰涎。”

《现代实用中药》：“核仁治喘息，头晕，耳鸣，慢性淋浊及妇人带下。果肉捣碎作贴布剂，有发泡作用；菜油浸一年以上，用于肺结核。”

《山东中药》：“治遗精，遗尿。”

二、识别要点

（1）略呈椭圆形，一端稍尖，另端钝。

（2）表面黄白色或淡棕黄色，平滑，具2~3条棱线。

（3）中种皮骨质，坚硬。内种皮膜质，种仁一端淡棕色，另一端金黄色。

（4）气微，味甘、微苦。

传统经验认为，身干，粒大，壳色黄白，种仁饱满，断面色淡黄者为佳。（见图12-9）

三、食用指南

中医学认为，白果性味甘、苦、涩，平；归肺经。具有敛肺定喘，止带缩尿的功效。对于痰多喘咳、带下白浊、遗尿尿频有一定的疗效。

1. 椒盐白果

【配方】白果、椒盐各适量。

【制作】取带壳白果一碟，用椒盐和白果一起放在锅内炒炸至熟，即可去壳食用。

【用法】即炒即吃，趁热食用。

2. 白果粥

【配方】白果仁（去壳后用沸水烫去内种皮）6~10粒，冰糖少量，粳米2两。

【制作】上料同时放入锅中，文火煮熟成糊糜状即可。

白果宜与其他淡甜低糖的米粥类相配，如白果八宝粥、白果绿豆粥、白果沙参莲子粥等，糖以冰糖、白糖为宜。

3. 白果汤圆

【配方】白果仁25克，鸡油、面粉、黑芝麻、蜂蜜各适量。

【制作】白果仁烘脆，研粉，鸡油熬熟，面粉炒黄，黑芝麻炒香捣烂。将蜂蜜压成泥状，加入白糖、白果粉、黑芝麻，和上鸡油加炒面，揉成馅儿。将糯米粉和匀，分成小团，包上馅儿，做成汤圆。待锅内水沸，将汤圆下锅，文火煮至汤圆浮在水面上3~5分钟即成。

4. 白果蒸鸡蛋

【配方】新鲜鸡蛋1个，白果2枚。

【制作】先在鸡蛋的一端开一小孔，把白果去壳后纳入鸡蛋内，以纸粘封小孔，放碟上隔水蒸熟即可。

【用法】每日1次，佐餐食用，连服数日。

【功用】敛肺气，止带浊。适用于肺气亏虚之久嗽不止、自汗畏风，或妇女白带过多、小儿久泻不止等。

四、食用禁忌

有实邪者忌服。生食或炒食过量可致中毒，小儿误服中毒尤为常见。使用白果切不可过量。服食白果制成的食品也应注意。

不良反应或中毒：白果中毒，古代即有记载，亦屡有报告。大多发生在入秋白果成熟季节，因炒食或煮食过量所致。生吃白果后，中毒现象出现在服后1~12小时，症状为发热、呕吐、腹痛、泄泻、惊厥、呼吸困难，严重者可因呼吸衰竭而死亡。少数人则表现为感觉障碍、下肢瘫痪。

白果的外种皮有毒，能刺激皮肤引起接触性皮炎、发疱。有人接触还会出现过敏性皮炎，症状发展迅速，须急速抢救处理。

罗汉果

Luo han guo

罗汉果来源于葫芦科植物罗汉果 *Siraitia grosvenorii*（Swingle）C. Jeffrey ex A. M. Lu et Z. Y. Zhang 的干燥果实。

秋季果实由嫩绿变深绿色时采收，晾数天后，低温干燥。

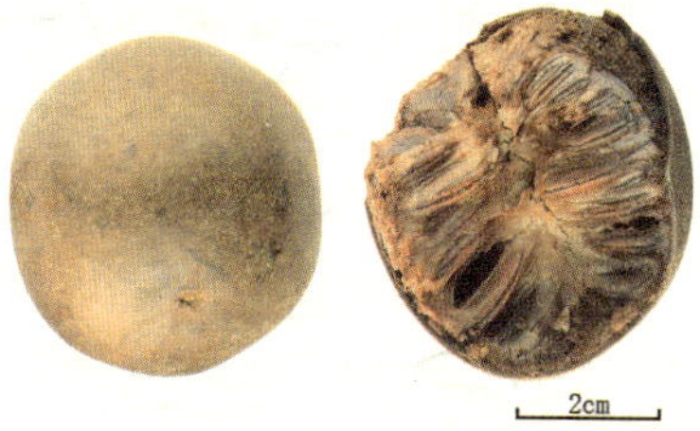

图12-10　罗汉果

一、典籍记载

《岭南采药录》中称“罗汉果味甘，理痰火咳嗽，和猪精肉煎汤食之，将其鲜品捣烂取汁兑茶饮可治疗咽喉炎、百日咳。”

《广西中药志》中记载：“罗汉果，止咳清热，凉血润肠。治咳嗽，血燥胃热便秘等症。”

《中国药典》：“清热润肺，利咽开音，润肠通便。”

二、识别要点

（1）呈卵形、椭圆形或球形。

（2）表面褐色、黄褐色或绿褐色，有深色斑块及黄色柔毛，有的具6~11条纵纹。

（3）果皮薄；果瓤海绵状，浅棕色；种子扁圆形，多数，四周有放射状沟纹。

（4）气微，味甜。

传统经验认为，个大形圆，色黄褐，手摇不响，果壳不破不焦，味甜者为佳。（见图12-10）

三、食用指南

中医学认为，罗汉果性味甘，凉；归肺、大肠经。具有清肺利咽，化痰止咳，润肠通便的功效。对于肺热咳嗽、咽喉肿痛、大便秘结、消渴烦躁等症有一定的疗效。

1. 橄榄罗汉果汤

【配方】橄榄30克，罗汉果1枚。

【制作】将橄榄、罗汉果冲洗干净放入锅中，加适量清水煎煮20分钟，取汁饮用。

【用法】每日1剂，代茶饮。

【功用】清热解毒，清肺化痰利咽。适用于慢性咽炎所致的咽部不适、异物感、咳嗽等症。

2. 罗汉果煲猪肺汤

【配方】罗汉果1个，猪肺1个，白菜叶200克，陈皮、葱、姜、料酒、盐各适量。

【制作】将罗汉果洗净，压碎。将处理干净的猪肺切成小块，放入开水中焯一下，焯好后放入砂锅内，加入适量清水，再加入葱、姜、陈皮以及罗汉果，放入适量的盐和料酒，搅拌均匀后用中火熬煮1小时后，加入白菜叶，煮5分钟即成。

【功用】滋补肺阴。适用于气管炎、肺结核患者。

3. 罗汉果玉竹粥

【配方】罗汉果1个，玉竹15克，粳米60克。

【制作】罗汉果压碎与玉竹一起放入砂锅，加适量清水，大火煮沸，小火煎20分钟，倒出药汁，再加清水适量，再煮20分钟，去渣留汁。将粳米淘洗干净，放入砂锅，加入药汁及适量清水，大火煮沸，小火熬煮成粥即成。

【功用】清热润肺，生津止咳。适用于阴虚肺燥的干咳少痰、热病后心烦口渴以及糖尿病患者。

4. 罗汉果雪梨脊骨汤

【配方】罗汉果1个，雪梨2个，猪脊骨400克，盐适量。

【制作】上述用料洗净，罗汉果压碎，雪梨（连皮）切块，猪脊骨切块，一同放入砂锅，加适量清水，熬煮1小时，调入精盐即可食用。

【功用】清热润肺，生津止渴。适用于肺燥咳嗽或燥热便秘者。

5. 罗汉果菊花茶

【配方】罗汉果1个，菊花15克，普洱茶5克。

【制作】将罗汉果压碎，与菊花、普洱茶混匀，每次取5克，放入杯中，加入沸水冲泡，当茶饮用。

【功用】清肝润肺，消积化滞。适用于脂肪肝、高脂血症、高血压等患者。

四、食用禁忌

不宜长期大量服用。梦遗、夜尿、体虚虚弱、脾胃虚寒者忌服。经期女性、婴幼儿慎服。

第十三章 安神药

重镇安神药

· 珍珠

养心安神药

· 酸枣仁

· 首乌藤

· 柏子仁

· 远志

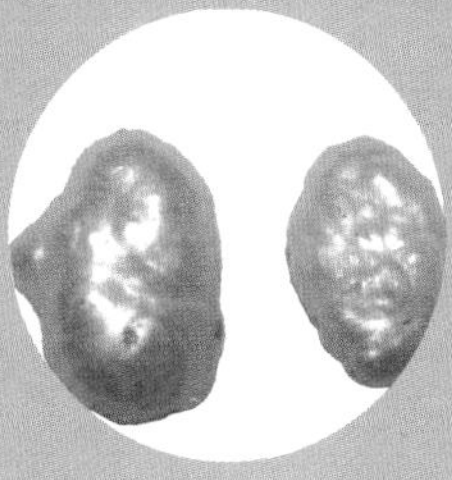

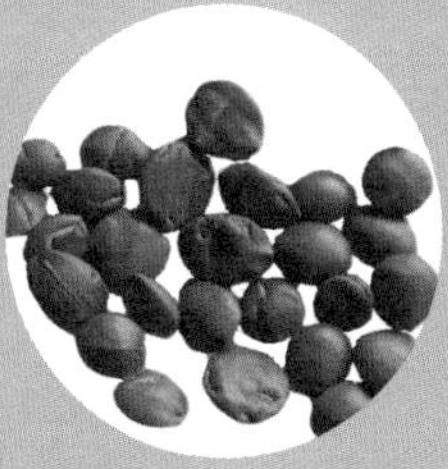

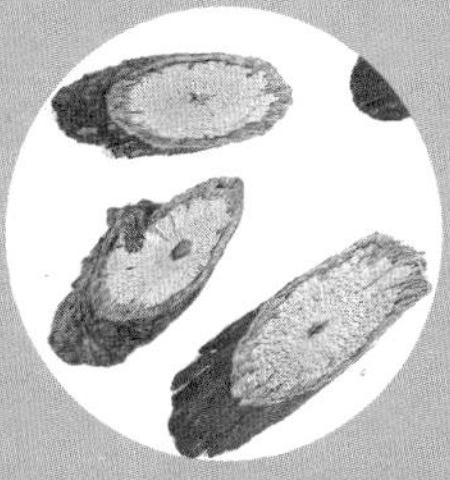

重镇安神药

珍珠 Zhen zhu

珍珠来源于珍珠贝科动物马氏珍珠贝 *Pteria martensii*（Dunker）、蚌科动物三角帆蚌 *Hyriopsis cumingii*（Lea）或褶纹冠蚌 *Cristaria plicata*（Leach）等双壳类动物受刺激形成的珍珠。

自动物体内剖取珍珠，洗净，干燥。

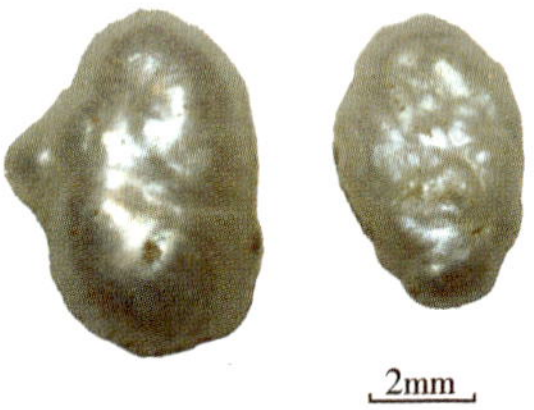

图13-1 珍珠

一、典籍记载

《抱朴子》言："珍珠径寸以上，服食令人长生。"

《续夷坚志》中记载："洮水冬日结小冰……圆洁如珠……盛夏以蜜水调之，加珍珠粉。"

《本草纲目》曰："珍珠味咸甘寒无毒，镇心点目；珍珠涂面，令人润泽好颜色……令光泽洁白等。"

二、识别要点

（1）呈类球形、长圆形、卵圆形或棒状。

（2）表面类白色、浅粉红色、浅黄绿色或浅蓝色，半透明，光滑或微有凹凸，具特有的彩色光泽。

（3）质坚硬，破碎面显层纹。

（4）火烧，表面变黑色，爆裂，并可见层层剥落的银灰色小片。

传统经验认为，纯净，质坚，有彩色光泽者为佳。（见图13-1）

三、食用指南

中医学认为，珍珠性味甘、咸，寒；归心、肝经。具有安神定惊，明目消翳，解毒生肌的功效。对于惊悸失眠、惊风癫痫、目生云翳、疮疡不敛有一定的疗效。

1. 珍珠养生丸

【配方】珍珠粉30克，西洋参24克。

【制作】共研细末，制成胶囊30粒。

【用法】身体衰弱者逐日服2~3粒，健康者逐日服1粒，30日为1疗程。

【功用】服用1个疗程后，就会精神状态好转，睡眠改善，食欲增加，腰腿有力。

2. 珍珠养生汤

【配方】珍珠粉1份，蜂蜜适量，枸杞子2份，黄精2份，黄芪3份。

【制作】枸杞子、黄精、黄芪共煮沸40分钟，去渣，上述药液加珍珠粉及蜂蜜即成。

【用法】健康人每2日1剂，体弱者日1~2剂。

【功用】补气血，益肝肾，清热养阴，能提高机体免疫力。用于气血衰弱者。

3. 珍珠蜂蜜饮

【配方】珍珠粉、蜂蜜各适量。

【用法】先将珍珠粉与蜂蜜搅拌成糖浆状，再加入温开水调匀后饮用。睡眠不好的可调入适量牛奶。

【功用】可促进睡眠。

4. 珍珠面膜

【配方】蛋清、珍珠粉各适量。

【用法】半只鸡蛋清和适量珍珠粉均匀涂于脸部。15~20分钟后清水洗去即可。

【功用】可消除皱纹，使肌肤光洁。

5. 珍珠香蕉面膜

【配方】香蕉1根，奶油2匙，珍珠粉0.3克，浓茶水2茶匙。

【用法】香蕉去皮捣烂，加入奶油和珍珠粉，与浓茶水混匀，涂于面部，10~20分钟后洗净。

【功用】可消除皱纹，使肌肤光洁。

四、食用禁忌

珍珠粉性凉，女性在月经期间宜停用，孕妇、脾胃虚寒及过敏体质者慎用。

体质偏寒、胃寒和结石症患者，不适合服用珍珠粉。

珍珠粉不宜与草酸类食物（如菠菜）同食，以免引发结石。

珍珠入药内服，必须经过炮制加工，将其研磨为如面粉一样的极细粉末，否则可能对脏腑特别是脾胃产生损害。将珍珠研磨成细粉，可促进胃肠吸收，提高治疗效果，而且是越细越好。外用也是如此。

养心安神药

酸枣仁 Suan zao ren

酸枣仁来源于鼠李科植物酸枣 *Ziziphus jujuba* Mill. var. *spinosa*（Bunge）Hu ex H. F. Chou 的干燥成熟种子。

秋末冬初采收成熟果实，除去果肉及核壳，收集种子，晒干。

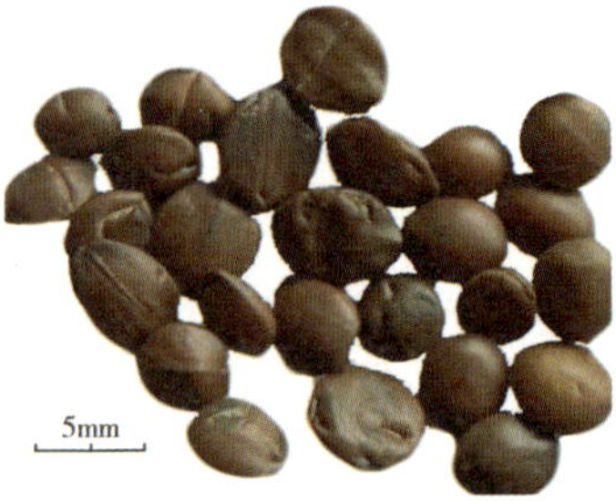

图13-2 酸枣仁

一、典籍记载

《本草纲目》："酸枣仁，甘而润，故熟用疗胆虚不得眠，烦渴虚汗之证；生用疗胆热好眠。皆足厥阴、少阳药也，今人专以为心家药，殊昧此理。"

《本草汇言》："敛气安神，荣筋养髓，和胃运脾。"

《本草拾遗》："睡多生使，不得睡炒熟。"

《本草再新》："平肝理气，润肺养阴，温中利湿，敛气止汗，益志，聪耳明目。"

二、识别要点

（1）呈扁圆形或扁椭圆形。

（2）表面紫红色或紫褐色，平滑有光泽，有的两面均呈圆隆状突起；有的一面较平坦，中间有1条隆起的纵线纹；另一面稍突起。

（3）气微，味淡。

传统经验认为，粒大饱满，外皮紫红，有光泽，杂质少者为佳。（见图13-2）

三、食用指南

中医学认为，酸枣仁性味甘、酸，平；归心、肝、胆经。具有养心益肝，安神，敛汗等功效。对于虚烦不眠、惊悸多梦、体虚多汗、津伤口渴有一定的疗效。

1. 酸枣仁粥

【配方】酸枣仁10克，生地黄15克，粳米100克。

【制作】先将酸枣仁、生地黄水煎取汁，加入粳米煮粥食。

【功用】养心安神。用于心阴不足、心烦发热、心悸失眠。

2. 枣仁人参粉

【配方】酸枣仁20克，人参12克，茯苓30克。

【制作】将上述药材共研为末。

【用法】每次5~6克，温水送服，亦可入粥中煮食。

【功用】补益脾肺，养心安神，敛汗。可用于体虚自汗、盗汗及虚烦不眠者。

3. 枣仁百合排骨汤

【配方】酸枣仁10克，百合20克，小排骨200克，盐适量。

【制作】百合洗净后，用温水浸泡10分钟；酸枣仁压碎；小排骨洗干净，入沸水焯后，放进锅里，加入百合、酸枣仁、盐及适量水，煮熟即可。

【功用】滋阴安神。

4. 酸枣仁煎饼（《太平圣惠方》）

【配方】酸枣仁5克，人参2克，茯神6克，糯米粉50克，白面100克。

【制作】将酸枣仁，同人参、茯神研为细末，与米粉、面粉搅拌均匀，加水适量，调匀揉成面团，擀成薄饼，下油锅烙成煎饼即得。

【用法】每剂顿服，每日1次，空腹食之。

【功用】健脾和胃，益气养血，宁心安神。可用于神经衰弱、营养性贫血、妇女更年期综合征等。

四、食用禁忌

凡有实邪郁火及患有滑泄症者慎服。

《得配本草》："肝旺烦躁，肝强不眠，禁用。"

《本草求真》："性多润，滑泄最忌。"

《本草经集注》："恶防己。"

《神农本草经疏》："凡肝、胆、脾三经有实邪热者勿用，以其收敛故也。"

首乌藤 Shou wu teng

首乌藤来源于蓼科植物何首乌 *Polygonum multiflorum* Thunb. 的干燥藤茎。

秋、冬二季割取，除去残叶，捆成把或趁鲜切段，干燥。

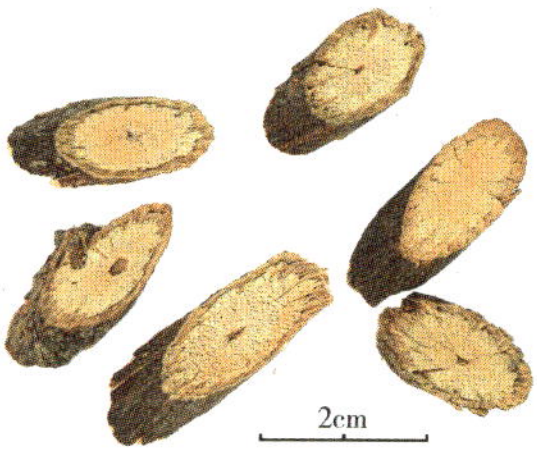

图13-3 首乌藤

一、典籍记载

《本草再新》记载：“补中气，行经络，通血脉，治劳伤。”

《饮片新参》载：“养肝肾，止虚汗，安神催眠。”

《陕西中草药》记载：“祛风湿，通经络。治失眠，多汗，贫血，周身酸痛，疥癣等皮肤病。”

二、识别要点

（1）呈长圆柱形，稍扭曲。

（2）表面紫红色至紫褐色，粗糙，具扭曲的纵皱纹，节部略膨大，外皮菲薄，可剥离。

（3）质脆，断面皮部紫红色，木部黄白色或淡棕色，导管孔明显，髓部疏松，类白色。

（4）气微，味微苦涩。

传统经验认为，以粗壮均匀，外表紫褐色者为佳。（见图13-3）

三、食用指南

中医学认为，首乌藤性味甘，平；归心、肝经。具有养血安神，祛风通络的功效。对于失眠多梦、血虚身痛、风湿痹痛有一定的疗效。外用治皮肤瘙痒。

1. 首乌天冬海带汤

【配方】首乌藤、制何首乌各10克，天冬15克，海带250克，猪瘦肉250克，调料品适量。

【制作】将洗净的首乌藤纱布装好扎紧和洗净切片的制何首乌、天冬、洗净切块的猪肉、海带丝、调料品同放炖锅内，加水1000毫升，用大火烧沸，后改小火炖45分钟即可。

【用法】每次吃猪肉50克，随意喝汤。

【功用】补肝肾，止头痛。适用于三叉神经头痛患者。

2. 小麦黄芪大枣粥

【配方】首乌藤20克，黄芪20克，刺五加10克，当归10克，三七5克，桑叶10克，大枣10枚，小麦100克，冰糖适量。

【制作】将六味药放入砂锅内，加水煎成药汁约一碗；将洗净的小麦和大枣放入加入水的锅中，大火烧开，改小火煮成粥；粥将熟时，倒入药汁，再煮片刻，放冰糖即可。

【用法】每天早、晚喝此粥。

【功用】可有效缓解女性更年期失眠多梦、情绪低落等症状。

3. 首乌藤腿浴方

【配方】首乌藤10克，合欢花10克。

【用法】上二味放入砂锅中，加水煎取药液，倒入泡脚桶内，以药液没膝、水温40℃为宜，每次30分钟，每日1次。

【功用】可缓解失眠。

4. 首乌藤粥

【配方】夜交藤10克，大枣10枚，粳米、白糖各适量。

【制作】夜交藤加水500毫升，砂锅煎煮取汁约300毫升；药汁加适量粳米、大枣10枚、白糖少许、200毫升水，煎成粥即可服用。

【功用】用于神经衰弱患者的调理。

四、食用禁忌

躁狂属实火者慎服。

柏子仁

Bai zi ren

柏子仁源于柏科植物侧柏 *Platycladus orientalis*（L.）Franco 的干燥成熟种仁。

秋冬二季采收成熟种子，晒干，除去种皮，收集种仁。

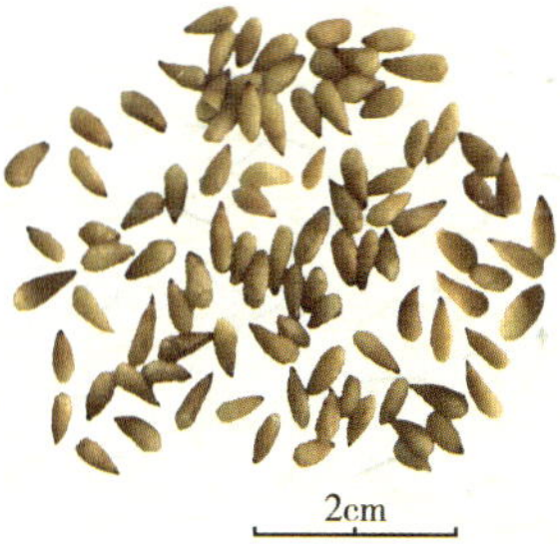

图13-4 柏子仁

一、典籍记载

《神农本草经》将它列为上品，曰："主惊悸安五脏，益气，除湿痹。久服令人润泽，美色，耳目聪明，不饥不老，轻身延年。"

《日华子诸家本草》曰："治风，润皮肤。"

《药品化义》称："柏子仁，香气透心，体润滋血。"

《本草纲目》曰："柏子仁性平而不寒不燥，味甘而补，辛而能润，其气清香，能透心肾，益脾胃，盖上品药也。宜乎滋养之剂用之。"

《本草求真》载："柏子仁（专入心）……可以宁神而定智……益血而神守，是以风湿可除，惊痫可疗，邪魅可辟，皮肤可泽。”

《名医别录》曰：“补中，益肝气，坚筋骨，助阴气，能令人肥健。”

二、识别要点

（1）呈长卵形或长椭圆形。

（2）表面黄白色或淡黄棕色，外包膜质内种皮，顶端略尖，有深褐色的小点。

（3）气微香，味淡。

传统经验认为，粒饱满，黄白色，油性大而不泛油，无皮壳杂质者为佳。（见图13–4）

三、食用指南

中医学认为，柏子仁性味甘，平；归心、肝、脾经。具有化痰散痞，破气消积的功效。对于积滞内停、痞满胀痛、泻痢后重、大便不通、痰滞气阻胸痹有一定的疗效。

1. 柏子仁炖猪心

【配方】柏子仁15克，猪心200克，生姜、盐等调味品适量。

【制作】将柏子仁与猪心同放入炖盅内，加入调味品，隔水炖1小时左右即可。

【功用】养心安神，润肠通便。

2. 柏子仁煮花生米

【配方】柏子仁30克，花生米500克，盐、葱、姜片、花椒、桂皮各适量。

【制作】柏子仁用布包好，同花生米放入锅中；加葱、姜片、花椒、桂皮，再加入适量清水；旺火烧沸后，改为小火焖烧至熟；加入盐烧入味即可。

【功用】养心安神。适用于心血虚少所致的神经衰弱、心悸、失眠、健忘等病症。另对消化道溃疡、体虚便秘、阴虚盗汗病人，也有辅助治疗作用。

3. 百合二仁红枣蜜

【配方】百合50克，柏子仁10克，酸枣仁20克，大枣15克，蜂蜜适量。

【制作】上述原料入砂锅，水煎2次，去渣，合一大碗；加大枣和水，文火煎30分钟；离火，加蜂蜜搅匀即可。

【功用】养心安神，润肺健脾。对失眠伴有心烦、心悸、汗出、健忘者疗效佳。

4. 柏子仁粥

【配方】柏子仁15克，粳米60克，蜂蜜20克。

【制作】柏子仁去杂质，稍捣烂，同粳米煮粥；待粥将成时，加入蜂蜜稍煮一二沸即可。

【功用】滋养强壮，养心润肠。适用于体虚肠燥便秘、心悸、失眠、健忘者。

5. 柏子仁鸡心

【配方】鸡心150克，柏子仁15克，姜片10克，白砂糖5克，盐2克，味精2克，胡椒粉1克，葱10克、大蒜15克。

【制作】柏子仁入锅中小火炒熟备用；鸡心纵剖成两半，洗净，在内面划出交叉花刀。锅中加小半锅油烧热，倒入鸡心过油，待鸡心卷成荔枝形时，沥去油。锅中留少量油，放入姜片爆香，再下鸡心翻炒。把白砂糖、盐、味精、胡椒粉和水30克调匀倒入拌炒，再加入葱花、大蒜末、柏子仁炒匀，淋上麻油即可。

【用法】作菜肴佐餐，隔日1剂。

【功用】可用于神经衰弱、便秘等的调理。

四、食用禁忌

柏子仁畏菊花、羊蹄、诸石及面曲。

《本草经集注》：“恶菊花、羊蹄、诸石及面。”

《神农本草经疏》：“柏子仁体性多油，肠滑作泻者勿服，膈间多痰者勿服，阳道数举，肾家有热，暑湿作泻，法咸忌之。”

《得配本草》：“痰多，肺气上浮，大便滑泄，胃虚欲吐，四者禁用。”

远志 Yuan zhi

远志来源于远志科植物远志 *Polygala tenuifolia* Willd. 或卵叶远志 *Polygala sibirica* L. 的干燥根。

春、秋二季采挖，除去须根及泥土，晒干。

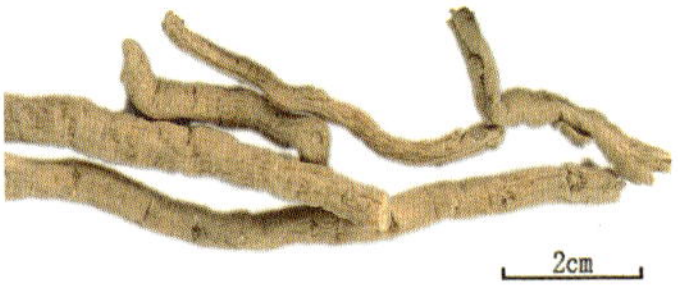

图13-5 远志

一、典籍记载

《神农本草经》：“主咳逆伤中，补不足，除邪气，利九窍，益智慧，耳目聪明，不忘，强志倍力。”

《本草经集注》：“杀天雄、附子毒。”

《名医别录》：“定心气，止惊悸，益精，去心下膈气、皮肤中热、面目黄。”

《药性论》：“治心神健忘，坚壮阳道。主梦邪。”

《日华子诸家本草》：“主膈气惊魇，长肌肉，助筋骨，妇人血噤失音，小儿客忤。”

《本草纲目》：“治一切痈疽。”

《滇南本草》：“养心血，镇惊，宁心，散痰涎。疗五痫角弓反张，惊搐，口吐痰涎，手足战摇，不省人事，缩小便，治赤白浊，膏淋，滑精不禁。”

《本草再新》：“行气散郁，并善豁痰。”

二、识别要点

（1）呈圆柱形，略弯曲。

（2）表面灰黄色至灰棕色，有密而深陷的横皱纹。

（3）质硬而脆，断面皮部棕黄色，木部黄白色，皮部易与木部剥离。

（4）气微，味苦、微辛，嚼之有刺喉感。

传统经验认为，条粗，肉厚，气味浓者为佳。（见图13–5）

三、食用指南

中医学认为，远志性味苦、辛，温；归心、肺、肾经。具有安神益智，交通心肾，祛痰，消肿的功效。对于心肾不交引起的失眠多梦、健忘惊悸、神志恍惚、咳痰不爽、疮疡肿毒、乳房肿痛有一定的疗效。

1. 酸枣虾壳汤

【配方】虾壳25克，酸枣仁15克，远志15克。

【制作】取上药共煎汤服。

【用法】每日1剂。

【功用】可用于心肌炎的治疗。

2. 远志莲粉粥

【配方】远志30克，莲子15克，粳米50克。

【制作】先将远志泡去心皮与莲子均研为粉，再煮粳米粥，候熟入远志和莲子粉，再煮一二沸。

【用法】随意食用。

【功用】补中，益心志，聪耳明目。适用于健忘、怔忡、失眠等症。

3. 当归远志酒

【配方】全当归、远志各150克，甜酒1500克。

【制作】将当归与远志用纱布封好，以酒浸泡，密封。7日后可开取，去渣备用。

【用法】每晚温饮，随量饮之，不可间断。酒用尽，依法再制。

【功用】活血通经，调和气血。

4. 远志枣仁粥

【配方】远志肉10克，酸枣仁10克，粳米50克。

【制作】将远志、酸枣仁、粳米洗净，粳米放入砂锅中，加适量清水，大火煮沸，然后放入远志、酸枣仁，小火煮至粥熟即成。

【用法】晚间睡前服食。

【功用】滋阴养血安神。适用于心悸失眠者。

四、食用禁忌

心肾有火，阴虚阳亢者忌服。

第十四章 平肝息风药

平肝潜阳药

· 蒺藜

· 罗布麻叶

· 石决明

息风止痉药

· 天麻

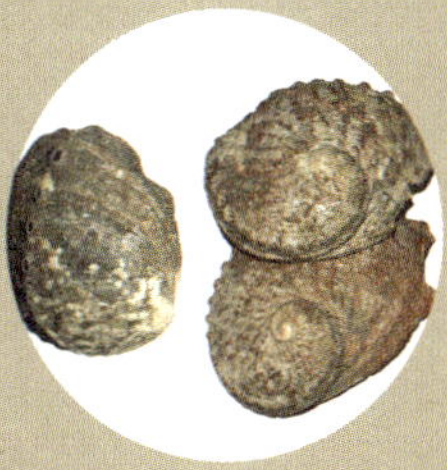

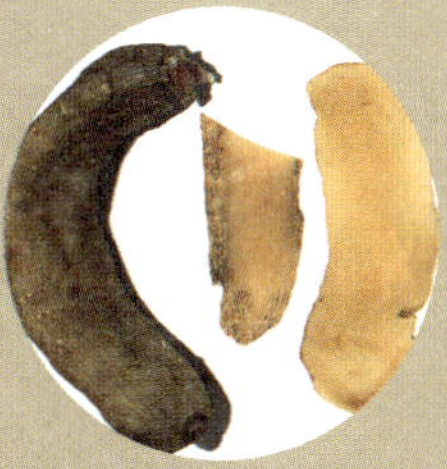

平肝潜阳药

蒺藜 Ji li

蒺藜来源于蒺藜科植物蒺藜 *Tribulus terrestris* L. 的干燥成熟果实。

秋季果实成熟时采割植株，晒干，打下果实，除去杂质。

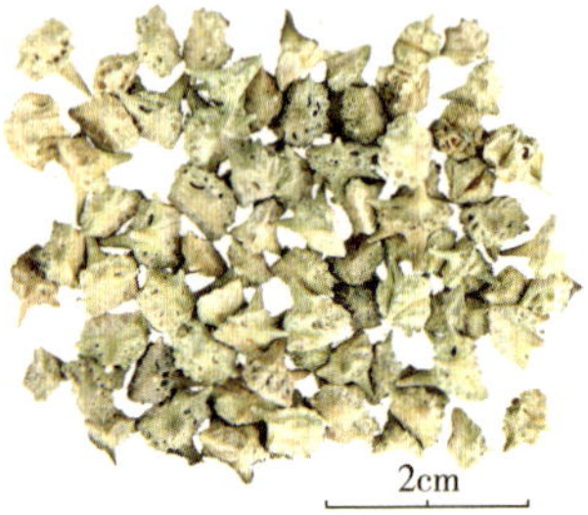

图14-1 蒺藜

一、典籍记载

《太平圣惠方》载其治通身浮肿，“杜蒺藜日日煎汤洗之”。

《本草正》：“蒺藜，凉血养血，亦善补阴。用补宜炒熟去刺，用凉宜连刺生捣。祛风解毒，白者良。”

二、识别要点

（1）由5个分果瓣组成，呈放射状排列。

（2）常裂为单一的分果瓣，分果瓣呈斧状；背部黄绿色，隆起，有纵棱及多数小刺，并有对称的长刺和短刺各1对，两侧面粗糙，有网纹，灰白色。

（3）质坚硬。气微，味苦、辛。

传统经验认为，饱满坚实，背部色黄绿，无杂质者为佳。（见图14-1）

三、食用指南

中医学认为，蒺藜性味辛、苦，微温，有小毒；归肝经。具有平肝解郁，活血祛风，明目，止痒等功效。对于头痛眩晕、胸胁胀痛、乳闭乳痈、目赤翳障、风疹瘙痒有一定的功效。

蒺藜消风粥

【配方】白蒺藜12克，生地黄20克，金银花15克，蝉蜕6克，粳米100克。

【制作】将前4味加适量水同煎，共煎2次，滤取药汁。粳米入砂锅，入药汁、适量水煎煮，粥成调味即可。

【功用】凉血消风，润燥止痒。适用于血热风燥型脂溢性皮炎。

四、食用禁忌

血虚气弱及孕妇慎服。

《本草汇言》："阴虚不足，精髓血津枯燥至疾者，俱禁用之。"

《得配本草》："肝虚，受孕，二者禁用。"

罗布麻叶　Luo bu ma ye

罗布麻叶来源于夹竹桃科植物罗布麻 *Apocynum venetum* L. 的干燥叶。

夏季开花前采摘嫩叶，除去杂质，干燥。

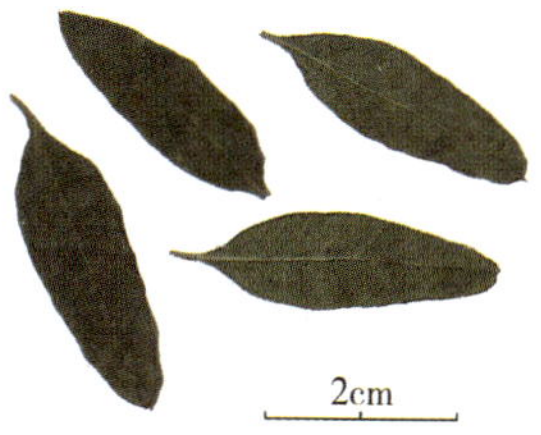

图14-2　罗布麻叶

一、典籍记载

《中国药植图鉴》记载："嫩叶，蒸炒揉制后代茶，有清凉去火，防止头晕和强心的功用。"

《陕西中草药》记载有"清凉泻火，强心利尿，降血压的功效。可用于治疗心脏病，高血压，神经衰弱，肾炎浮肿”。

《江苏省植物药材志》记载：“罗布麻乳汁可愈合伤口。”

二、识别要点

（1）完整叶片呈椭圆状披针形或卵状披针形；淡绿色或灰绿色，先端钝，有小芒尖，基部钝圆或楔形，边缘具细齿，常反卷。

（2）叶柄细，长约4毫米；质脆易碎。

（3）气微，味淡。

传统经验认为，叶完整，色绿者为佳。（见图14–2）

三、食用指南

中医学认为，罗布麻叶性味甘、苦，凉；归肝经。具有平肝安神，清热利水的功效。对于肝阳眩晕、心悸失眠、浮肿尿少、高血压、神经衰弱、肾炎浮肿等有一定的疗效。

1. 罗布麻菊花粥

【配方】罗布麻叶10克，菊花3克，粳米100克，白糖30克。

【制作】将罗布麻叶与菊花洗净，水煎取汁，放入粳米煮成稠粥，加入白糖调味即可。

【用法】每天1剂，分早、晚2次服食。

【功用】平肝清火，利尿降压。

2. 罗布麻五味茶

【配方】罗布麻叶6克，山楂15克，五味子5克，冰糖适量。

【制作】取上述三药加冰糖两三块，热开水泡茶饮，饮至味淡再换一杯。

【功用】清热平肝，活血化瘀，生津止渴。适用于高脂血症、高血压、冠心病患者。

3. 罗布麻黄精茶

【配方】黄精9克，罗布麻4.5克。

【制作】把罗布麻与黄精按比例加大药量研成粗末。每取15~20克纱布包，放保温瓶中，冲入沸水适量，盖闷10~20分钟后，代茶饮。

【用法】补中益气，滋阴，平肝息风。适用于高血压、神经衰弱，见头昏失眠者。

4. 罗布麻绿茶

【配方】罗布麻叶15克，绿茶3克。

【制作】将罗布麻叶与绿茶一起入杯，用沸水冲泡，加盖闷15分钟即可。每天1剂，代茶饮用，冲淡为止。

【功用】平肝清火，强心利尿

5. 罗布麻炖鸡

【配方】罗布麻叶15克，仔鸡1只（约500克），葱花、姜末、料酒、盐、味精、麻油各适量。

【制作】仔鸡宰杀后洗净，切成小块，紫砂汽锅洗净，以洗净的罗布麻叶填底，鸡块放其上，加入清水适量及调料，放入蒸笼蒸至鸡肉烂熟，出笼，淋入麻油即成。

【用法】隔日1剂。

【功用】平肝降压，补虚强心。适用于各型高血压。

6. 银杏罗布麻茶

【配方】银杏叶、罗布麻各50克，菊花30克，草决明10克。

【制作】将草决明炒香，与银杏叶、罗布麻、菊花同放杯中，冲入沸水适量，密封浸泡10~20分钟后饮服。

【功用】清热平肝，软化血管。适用于高血压病、高脂血症及血液黏稠度增高症。

四、食用禁忌

孕妇、脾虚慢惊者慎用。脾胃虚寒者，不宜长期服用。

不宜过量或长期服用，以免中毒。

石决明

Shi jue ming

石决明来源于鲍科动物杂色鲍（九孔鲍）*Haliotis diversicolor* Reeve、皱纹盘鲍 *Haliotis discus hannai* Ino、羊鲍 *Haliotis ovina* Gmelin、澳洲鲍 *Haliotis ruber*（Leach）、耳鲍 *Haliotis asinina* Linnaeus 或白鲍 *Haliotis laevigata*（Donovan）的贝壳。夏、秋二季捕捞，去肉，洗净，干燥。

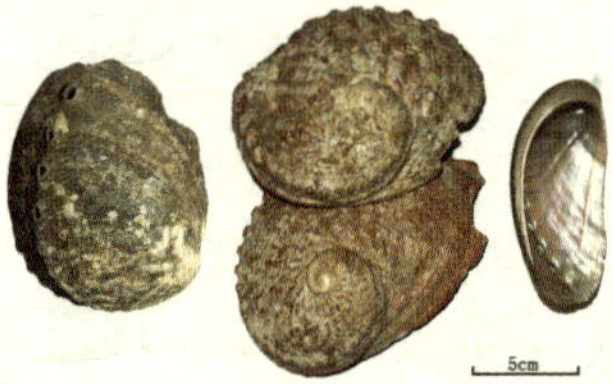

图14-3　石决明

一、典籍记载

《名医别录》："主目障翳痛，青盲。"

《海药本草》："主青盲内障，肝肺风热，骨蒸劳极。"

《本草求原》："软坚，滋肾，治痔漏。"

《山东中草药手册》："镇肝、明目，治眩晕。"

《神农本草经疏》："石决明，乃足厥阴经药也。足厥阴开窍于目，目得血而能视，血虚有热，则青盲赤痛障翳生焉。咸寒入血除热，所以能主诸目疾也。"

《要药分剂》："石决明大补肝阴，肝经不足者，断不可少。"

《医学衷中参西录》："石决明味微咸，性微凉，为凉肝镇肝之要药。肝开窍于目，是以其性善明目。研细水飞作敷药，能治目外障；作丸、散内服，能消目内障。为其能凉肝，兼能镇肝，故善治脑中充血作疼，作眩晕，因此证多系肝气、肝火挟血上冲也。"

二、识别要点

（1）贝壳呈长卵圆形、长椭圆形或狭长耳状。饮片为不规则的碎块。

（2）表面有多数不规则的螺肋和细密生长线；从螺旋部顶处开始有数十个疣状突起，末端数个开孔；内面光滑，具珍珠样彩色光泽。

（3）质坚硬。气微，味微咸。

（4）煅石决明呈不规则的碎块或粗粉。灰白色无光泽，质酥脆。断面呈层状。

传统经验认为，壳厚，内面光彩鲜艳者为佳。（见图14-3）

三、食用指南

中医学认为，石决明性味咸，寒；归肝经。具有平肝潜阳，清肝明目的功效。对头痛眩晕、目赤翳障、视物昏花、青盲雀目有一定的疗效。

1. 石决明粥（《中国药粥谱》）

【配方】石决明30克，大米100克。

【制作】将石决明打碎，入砂锅中，加清水500毫升，武火先煎1小时，去渣取汁，入大米，再加清水400毫升，文火煮成稀粥。

【用法】早、晚温热服食，7日为一个疗程。

【功用】平肝清热，明目去翳。用于治高血压。

2. 天麻石决明猪脑汤

【配方】猪脑1个，天麻10克，石决明15克。

【制作】将上3味同放锅中，加水适量，以文火烧1小时，炖成厚羹，捞去天麻、石决明即可。

【用法】食脑，喝汤。可分2~3次食完。宜常服。

【功用】降血压，止眩晕。

四、食用禁忌

脾胃虚寒者慎服，消化不良、胃酸缺乏者禁服。

息风止痉药

天麻 Tian ma

天麻来源于兰科植物天麻 *Gastrodia elata* Bl. 的干燥块茎。

立冬后至次年清明前采挖，洗净，蒸透，低温干燥。

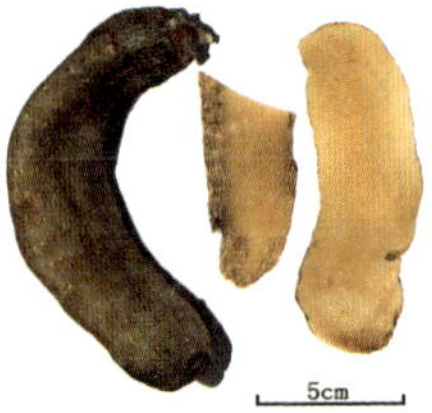

图14-4 天麻

一、典籍记载

《神农本草经》："主恶气，久服益气力，长阴肥健。"

《开宝本草》："主诸风湿痹，四肢拘挛，小儿风痫、惊气，利腰膝，强筋力。"

二、识别要点

（1）呈椭圆形或长条形，略扁。饮片呈不规则的薄片。

（2）表面黄白色至淡黄棕色，有纵皱纹及由潜伏芽排列而成的多轮横环纹；顶端有残留茎基或红棕色至深棕色鹦嘴状的芽苞，另一端有圆脐形疤痕。

（3）质坚硬，断面较平坦，黄白色至淡棕色，角质样。

（4）气微，味甘。

传统经验认为，个大体重，质坚实，有芽苞，断面角质明亮，半透明，无空心者为佳。（见图14-4）

三、食用指南

中医学认为，天麻性味甘，平；归肝经。具有息风止痉，平抑肝阳，祛风通络的功效。对于小儿惊风、癫痫抽搐、破伤风、头痛眩晕、手足不遂、肢体麻木、风湿痹痛有一定的疗效。

1. 天麻炖甲鱼

【配方】甲鱼1只（约450克），天麻片15克，葱、姜、黄酒、麻油、蒜泥各适量。

【制作】用沸水将甲鱼稍烫一下后，刮去表面泥膜，挖净体内黄油。用甲鱼胆在甲鱼壳背上涂1周，腹盖向上置于容器中，再将天麻片、葱、姜覆盖其上，加黄酒适量后，容器加盖，隔水炖1.5~2小时。用麻油或调制蒜泥等调味汁水，蘸食新炖熟的天麻及甲鱼，并喝汤。

【功用】滋养肝肾，平肝潜阳，活血散瘀。适用于高血压、肝炎等病症。

2. 天麻焖鸡块

【配方】母鸡1只（重约1500克），天麻15克，水发冻菇50克，鸡汤500克，葱、姜、淀粉、鸡油各适量。

【制作】将天麻洗净切片，放入碗中，上笼蒸10分钟取出。鸡去骨切成小块，用油炒一下，捞出。葱、姜用油煸出味，加入鸡汤和调料，倒入鸡块，用文火焖40分钟，加入天麻片，再焖5分钟，勾芡，淋上鸡油。佐餐或单食均可。

【功用】平肝息风，养血安神。用于肝阳上亢之眩晕头痛，风湿痹之肢体麻木、酸痛，中风瘫痪，神经性偏头痛，神经衰弱之头昏、头痛、失眠等症。

3. 天麻山药炖乳鸽

【配方】鲜天麻、鲜山药、葱白段各100克，乳鸽4只，猪肉、猪熟肚片、猪腰子各250克，水发绿豆粉条、莴笋、藕各150克，豆腐干200克，生姜片25克，料酒35克，精盐10克，鸡精5克，胡椒粉3克，鸡汤3000克。

【制作】将高压锅置于火上，锅内加入鸡汤、天麻、山药、乳鸽块、生姜片、猪肉、藕片、豆腐干、料酒、胡椒粉、精盐、葱白段，烧沸后，打去浮沫，加阀压10分钟，停火降温后，加入其他原料和鸡精，再烧开后，即可食用。

【用法】食肉饮汤。

【功用】补肝益肾固精，健脾胃，益肺气。用于治疗病后虚弱、消渴症、妇女血虚、月经不调和闭经、头痛、眩晕等症。

四、食用禁忌

血虚无风，火炎头痛、口干便闭者，不可妄用。

第十五章 补虚药

补气药

- 人参
- 人参叶
- 太子参
- 西洋参
- 党参
- 黄芪
- 蜂蜜
- 红景天
- 大枣
- 甘草
- 白术
- 白扁豆
- 山药

补血药

- 阿胶
- 当归
- 龙眼肉
- 白芍
- 制何首乌

补阴药

- 熟地黄
- 鳖甲
- 黄精
- 桑椹
- 枸杞子
- 百合
- 北沙参
- 天冬
- 龟甲
- 麦冬
- 玉竹
- 女贞子
- 石斛
- 铁皮石斛
- 黑芝麻

补阳药

- 菟丝子
- 淫羊藿
- 韭菜子
- 蛤蚧
- 益智仁
- 胡芦巴
- 沙苑子
- 补骨脂
- 杜仲
- 杜仲叶
- 巴戟天

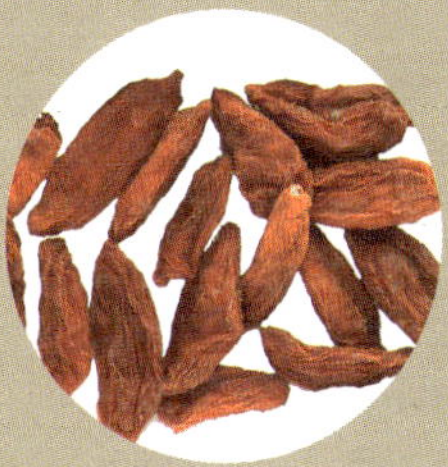

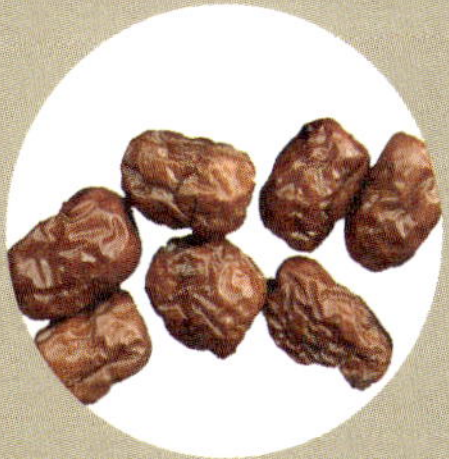

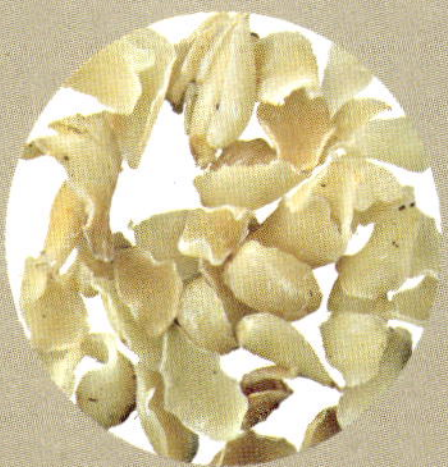

补气药

人参

Ren shen

人参来源于五加科植物人参*Panax ginseng* C. A. Mey. 的干燥根和根茎。

多于秋季采挖，洗净，晒干或烘干。栽培的俗称“园参”，播种在山林野生状态下自然生长的称“林下山参”。

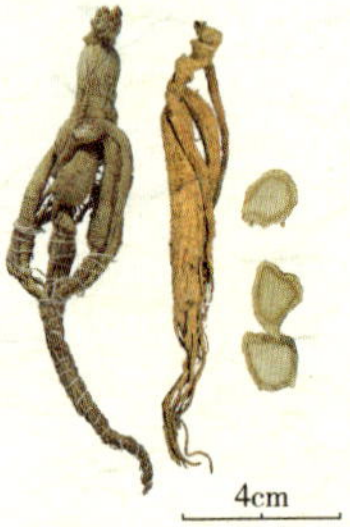

图15-1 人参

一、典籍记载

《神农本草经》记载人参“主补五脏，安精神，止惊悸，除邪气，明目，开心益智”。

《药性论》记载人参“主五脏气不足，五劳七伤，虚损瘦弱，吐逆不下食，止霍乱烦闷呕哕，补五脏六腑，保中守神”。

《日华子诸家本草》：“人参调中治气，消食开胃。”

《本草纲目》治消渴引饮：“人参为末，鸡子清调服一钱，日三四服。”

《食疗本草》治肺虚久咳：“人参末二两，鹿角胶（炙，研）一两。每服三钱，用薄荷豉汤一盏，葱少许，入铫子煎一二沸，倾入盏内，遇咳时，温呷三五口。”

二、识别要点

（1）园参主根呈纺锤形或圆柱形，表面灰黄色，上部或全体有疏浅断续的粗横纹及明显的纵皱纹，须根上常有细小疣状突起。

（2）根茎（芦头）多拘挛而弯曲，具不定根（艼）和稀疏的凹窝状茎痕（芦碗）。

（3）质较硬，断面淡黄白色，显粉性，形成层环纹棕黄色，皮部有黄棕色的点状树脂道及放射状裂隙。

（4）香气特异，味微苦、甘。

传统经验认为，条粗，质硬，完整者为佳。（见图15-1）

三、食用指南

中医学认为，人参性味甘、微苦，微温；归脾、肺、心、肾经。具有大补元气，复脉固脱，补脾益肺，生津养血，安神益智的功效。对于体虚欲脱、肢冷脉微、脾虚食少、肺虚喘咳、津伤口渴、内热消渴、气血亏虚、久病虚羸、惊悸失眠、阳痿宫冷有一定的功效。

1. 人参隔水蒸服

【配方】人参3~6g。

【制作】人参切片或切段，先放入瓷碗中，加入大半碗清水，然后盖上盖子，放入加好冷水的锅内，用文火隔水蒸煮1小时左右即可（注意不要把水烧干），待温饮服。这种方法与煎汤服用的特点相似，一般可以反复蒸煮3~5次，直到药汁极淡为止。

2. 人参炖猪肘

【配方】人参9克，猪肘500克，料酒10克，盐5克，味精3克，胡椒粉3克，姜5克，葱10克。

【制作】将人参润透，去芦头，洗净，顺切成薄片；姜拍松，葱切段。猪肘子洗净，切成块，将肘子骨捶破，放入砂锅底部，然后放入肘子肉，再放入人参、姜、葱、料酒，加水适量。将砂锅置武火上烧沸，打去浮沫。再炖55分钟，加入盐、味精、胡椒粉，搅匀即成。

【功用】补元气，益气血。适用于体虚羸瘦、面色萎黄、四肢厥冷、腰膝酸软等症。

3. 人参红枣汤

【配方】红枣20枚，人参9克。

【制作】将红枣去核，洗净；人参洗净，切成薄片，待用。锅置火上，加适量清水，用旺火煮沸，放入红枣、人参片，锅加盖煮2小时即成。

【功用】补脾胃，生津液。

4. 人参三七鸡汤

【配方】人参8g，三七8g，鸡肉250g。

【制作】鸡肉洗净，斩块；人参切厚片，三七洗净捣碎，与鸡肉一起放入炖盅内，加开水适量，炖盅加盖，置锅内用文火隔水炖2小时，调味即可。

【功用】通血管，对脑血栓病人很有好处。

5. 芋头人参骨汤

【配方】人参9g，芋头150g，骨头200g，葱、姜、盐、鸡精各适量。

【制作】把骨头放入开水中烫开，捞出备用。把芋头切成滚刀块，葱打结，姜切片。锅中入开水，放入骨头。加入姜、葱、人参，盖上盖子慢炖。骨头烂时加入芋头烧熟。最后加入盐、鸡精出锅。

【功用】补元气，固脱生津，安神。对健忘、眩晕头痛、阳痿、妇女崩漏、久虚不复有益。

6. 人参核桃饮

【配方】人参3克，核桃30克。

【制作】人参洗净，切片；砸开核桃，取出核桃肉；二者水煮，用武火烧沸后转用文火煮1小时。

【功用】益气固肾。适用于气短喘息、自汗、不耐劳累、面色㿠白、形体羸瘦等症。

7. 人参黄芪粥

【配方】人参6克，黄芪60克，大米100克，白糖适量。

【制作】将人参研末，黄芪水煎2次，合并煎液。大米投入黄芪液中大火烧开，再投入人参末，小火煮粥，加白糖调味。

【功用】补正气，疗虚损，抗衰老。用于五脏虚衰、久病体弱、气短自汗、脾虚泄泻、食欲不振、气虚浮肿等病症。

8. 人参莲肉汤

【配方】白人参9克，莲子15粒，冰糖适量。

【制作】莲子洗净，与人参、冰糖一起放入炖盅内，加开水适量，炖盅加盖，置锅内用文火隔水炖至莲肉熟烂，即可食用。

【功用】补气益脾，可用于中老年人病后体虚、气弱、泄泻等症。

四、食用禁忌

实热证、湿热证及正气不虚者禁服。

人参不宜与茶同服，反藜芦，畏五灵脂，恶皂荚、卤碱。服用人参后忌吃萝卜（含红萝卜、白萝卜和绿萝卜）和各种海味。

强烈过敏体质的人，若服参后出现皮疹，则不可服用。有化脓性发炎时更不可服用。

高血压病人属肝阳上亢者，服后易引起脑血管意外，但虚寒的高血压病者可用人参，不过用量宜少，当收缩压>180mmHg时，无论哪一型病者均不宜服用人参。

感冒发热时一般不宜服用。因发烧时心悸剧烈，服用人参会使心悸更甚而使病情加重。

因突然气壅而得的喘证；因燥热引起的咽喉干燥；一时冲动引发的吐血、鼻衄等病都忌用人参。

湿热壅滞导致的浮肿，服参后浮肿更甚（因人参有抗利尿作用）。肾功能不全伴尿少者亦慎用。

失眠实证者不宜服用。

人参叶 Ren shen ye

人参叶来源于五加科植物人参 *Panax ginseng* C. A. Mey. 的干燥叶。

为秋季采收，晾干或烘干。

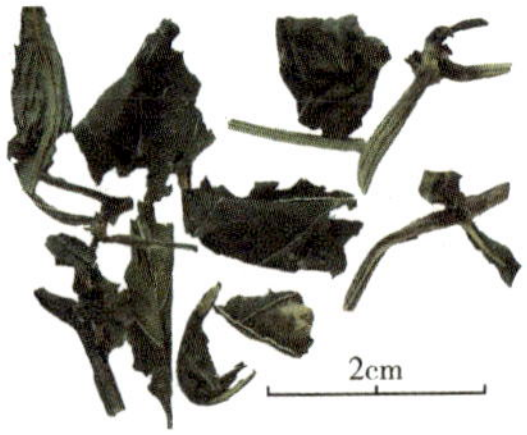

图15-2 人参叶

一、识别要点

（1）商品常扎成小把，呈束状或扇状，长12~35厘米。

（2）掌状复叶带有长柄，暗绿色，3~6枚轮生；小叶通常5枚，偶有7或9枚，呈卵形或倒卵形，基部楔形，先端渐尖，边缘具细锯齿及刚毛，上表面叶脉生刚毛，下表面叶脉隆起。

（3）叶纸质，易碎；气清香，味微苦而甘。

传统经验认为，上表面叶脉生刚毛，下表面叶脉隆起，气清香，味微苦而甘者为佳。（见图15-2）

二、食用指南

中医学认为，人参叶性味苦、甘，寒；归肺、胃经。具有补气，益肺，祛暑，生津的功效。对于气虚咳嗽、暑热烦躁、津伤口渴、头目不清、四肢倦乏有一定的治疗作用。

1. 人参叶茶

【配方】人参叶3克。

【用法】用开水冲泡代茶饮用，每日1次。

【功用】益气生津，养心补元。适用于冠心病等心脏病所致的心悸气短、乏力口渴等症。

2. 人参叶青果茶

【配方】人参叶9克，青果30克。

【用法】用沸水冲泡30分钟即可，代茶饮用。

【功用】清热生津，润燥止渴，清咽喉，美音色。

三、食用禁忌

与人参同。

太子参

Tai zi shen

太子参来源于石竹科植物孩儿参 *Pseudostellaria heterophylla*（Miq.）Pax ex Pax et Hoffm. 的干燥块根。

夏季茎叶大部分枯萎时采挖，洗净，除去须根，置沸水中略烫后晒干或直接晒干。

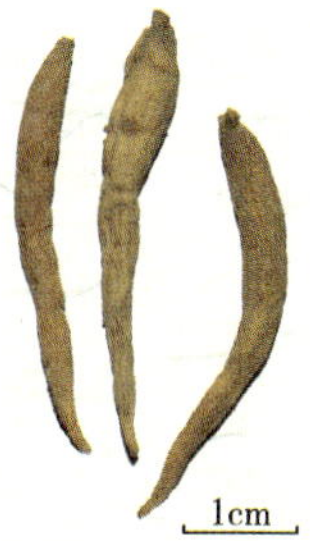

图15-3 太子参

一、典籍记载

《本草从新》记载其大补元气，治气虚肺燥，补脾土，消水肿，化痰止渴。

二、识别要点

（1）呈细长纺锤形或细长条形，稍弯曲。

（2）表面黄白色，较光滑，凹陷处有须根痕，顶端有茎痕。

（3）质硬脆，断面平坦；烫后干燥者淡黄白色，角质样；直接晒干者类白色，显粉性。

（4）气微，味微甘。

传统经验认为，条粗，色黄白，无须根者为佳。（见图15-3）

三、食用指南

中医学认为，太子参性味甘、微苦，平；归脾、肺经。具有益气健脾，生津润肺的功效。对于脾虚体倦、食欲不振、病后虚弱、气阴不足、自汗口渴、肺燥干咳有一定的功效。

1. 黄芪红枣太子参汤

【配方】黄芪15克，红枣7枚，太子参10克。

【用法】将黄芪、红枣、太子参加适量水煮30分钟，每晚临睡前或清晨空腹时代茶饮。

【功用】补肺健脾。适宜反复感冒的孩子服用。

2. 银耳太子参炖鹿肉

【配方】银耳50克，太子参15克，鹿肉300克，姜10克，清汤1200克。盐5克，鸡精3克，糖1克，胡椒粉1克。

【制作】银耳、太子参分别用温水涨发好，鹿肉切蚕豆丁大小氽水，姜切片待用。将净锅上火，放入清汤、太子参、银耳、鹿肉、姜片，大火烧开转小火炖50分钟调味即成。

【功用】长期食用鹿肉可提高机体免疫力，对面黄体虚有一定的改善作用。银耳可养阴生精，润肺健脾，对阴液亏虚有一定的作用。

3. 太子参大枣陈皮茶

【配方】太子参15克，大枣5枚，陈皮3克。

【制作】将太子参、大枣洗净，连同陈皮共同放进砂锅内，加适量水煎汤，去渣取汁。代茶，频频饮用，可连续冲泡3~5次。

【功用】理气和胃。

4. 太子参炖柴鸡

【配方】太子参8克，柴鸡250克，盐、葱、姜、料酒各适量。

【制作】将柴鸡切块，在沸水中焯后，将水倒掉。将柴鸡与太子参一起放入锅中，放入葱、姜、料酒，加清水炖约2个小时，至熟透后加入盐稍煮几分钟即可。

【功用】滋阴补虚，温中益气。适于体虚或产后虚弱的女性，特别适于秋冬女性进补，调养产后虚弱等。

5. 太子参鲫鱼汤

【配方】豆腐2块，紫菜15克，太子参12克，鲫鱼500克，生姜3片，盐适量。

【制作】紫菜、太子参洗净，稍用清水浸泡；鲫鱼收拾干净，文火油煎微黄；先用太子参加水1000毫升煲20分钟，再加入豆腐、紫菜、鲫鱼、生姜，武火滚至约12分钟，调入少许生油和食盐便可；此量可供2~3人用。

【功用】益气生津降脂。适于在夏日滋补养生。

四、食用禁忌

高血压、肾炎和胃炎患者尽量不要多食。孕妇不要食用。

西洋参 Xi yang shen

西洋参来源于五加科植物西洋参*Panax quinquefolium* L.的干燥根。

秋季采挖，洗净，晒干或低温干燥。

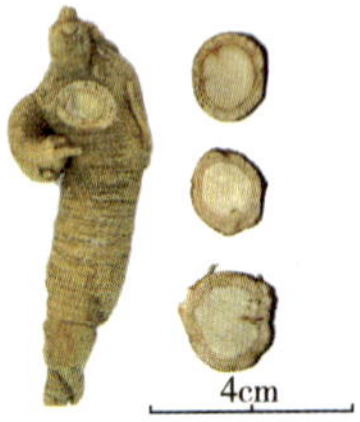

图15-4 西洋参

一、典籍记载

《本草从新》："补肺降火，生津液，除烦倦。虚而有火者相宜。"

《药性考》："补阴退热。姜制益气，扶正气。"

《本草再新》："治肺火旺，咳嗽痰多，气虚呵喘，失血，劳伤，固精安神，生产诸虚。"

《本草求原》："清肺肾，凉心脾以降火，消暑，解酒。"

《医学衷中参西录》："能补助气分，并能补益血分。"

二、识别要点

（1）主根呈纺锤形、圆柱形、圆锥形或呈类圆形薄片。

（2）表面浅黄褐色或黄白色，可见横向环纹及线状皮孔样突起。

（3）体重，质坚实，断面浅黄白色，略显粉性，皮部有黄棕色点状树脂道，形成层环纹棕黄色，木部略呈放射状纹理。

（4）气微而特异，味微苦、甘。

传统经验认为，条粗，完整，皮细，横纹多，质地坚实者为佳。（见图15-4）

三、食用指南

中医学认为，西洋参性味甘、微苦，凉；归心、肺、肾、肾经。具有补气养阴，清热生津的功效。对于气虚阴亏、虚热烦倦、咳喘痰血、内热消渴、口燥咽干有一定的作用。

1. 西洋参蜂蜜汤

【配方】西洋参10克，蜂蜜50克，冰糖适量。

【制作】西洋参加水文火炖煮，凉后取参汤，加蜂蜜、冰糖调服。

【功用】祛火，防暑，清胃火。

2. 西洋参汤

【制作】将西洋参切片，取3克放入砂锅内，用水适量，用文火煮十分钟，晨起空腹，将参片参汤一起服下。

3. 西洋参茶

【配方】西洋参片、菊花各适量。

【用法】入沸水冲饮。

【功用】滋阴生津，清热明目。

4. 西洋参片

【制作】将西洋参放入砂锅蒸一下，软化后切为薄片，早饭前和晚饭后服2~4片。

5. 西洋参杞子炖甲鱼

【配方】甲鱼60克，西洋参10克，枸杞子15克，红枣3枚（去核），生姜1片。

【制作】将甲鱼洗净，剖开去杂，将全部用料放炖锅内，加开水适量，炖锅加盖，隔水文火炖2小时，调味食用。

【功用】补气养阴生津，降脂降糖。用于糖尿病、高脂血症属气阴不足者，症见精神不振、语声低微、口干欲饮、容易疲劳或烦热失眠等。

6. 西洋参粥

【配方】西洋参3克，麦冬10克，淡竹叶6克，大米30克。

【制作】先将麦冬、淡竹叶水煎，去渣取汁，加入大米煮粥，待粥将熟时，加入西洋参共煮。

【功用】益气养阴，清热和胃。用于气阴不足之烦躁、口干、气短乏力等。

7. 洋参胡桃汤

【配方】西洋参15克，胡桃仁5个，生姜2片。

【制作】先将西洋参制成粗粉，胡桃仁捣碎，加入2片生姜用水250毫升共同煎煮为饮，睡前频频咽下。

【功用】补益肺肾、纳气定喘。用于肺肾气虚，不能纳气所致的喘急气短，甚至不能平卧者。老年肺肾气阴两虚之喘症，尤宜服用本品。

8. 洋参龙眼膏

【配方】西洋参15克，龙眼肉100克，白糖适量。

【制作】以上原料置瓷碗内，隔水蒸炖成膏。

【用法】口服每次1匙，每日2次。

【功用】养心血，益心气，宁心神。适用于气血不足、心悸气短、失眠健忘、动则多汗而喘、面色苍白等症。

9. 洋参养生酒

【配方】西洋参10克，丹参30克，黄芪10克，莲子20克，白酒500毫升。

【制作】西洋参、黄芪切成薄片，莲子打开去心，丹参切成5毫米长的小段，一同放入白酒中浸泡。

【用法】每次10毫升，每日2次。

【功用】养心化瘀。适用于冠心病患者以乏力、胸闷、心前区疼痛为主要症状者。

四、食用禁忌

中阳衰微，胃有寒湿者忌服。脾胃虚寒、常有胃痛腹泻者不宜服用。

服用西洋参不宜饮茶，因茶中有鞣酸，可降低西洋参有效成分的吸收。服西洋参后不宜吃萝卜。

党参

Dang shen

党参来源于桔梗科植物党参 *Codonopsis pilosula*（Franch.）Nannf.、素花党参 *Codonopsis pilosula* Nannf. var. *modesta*（Nannf.）L. T. Shen 或川党参 *Codonopsis tangshen* Oliv. 的干燥根。

秋季采挖，洗净，晒干。

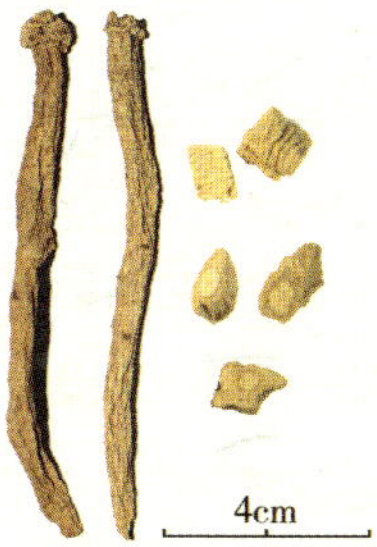

图15-5 党参

一、典籍记载

《本经逢原》曰："清肺。上党人参，虽无甘温峻补之功，却有甘平清肺之力，亦不似沙参之性寒专泄肺气也。"

《本草从新》曰："补中益气，和脾胃除烦渴。"

《本草纲目拾遗》曰："治肺虚，益肺气。"

《科学的民间药草》记载："补血剂。适用于慢性贫血、萎黄病、白血病、腺病、佝偻病。"

二、识别要点

（1）呈长圆柱形或类圆形厚片。

（2）表面黄白色至灰棕色，根头部有多数疣状突起的茎痕及芽，每个茎痕的顶端呈凹下的圆点状；根头下有环状横纹；全体有纵皱纹。

（3）质稍硬或略带韧性，断面有裂隙或放射状纹理。皮部淡黄白色至淡棕色，木部淡黄色。

（4）有特殊香气，味微甜。

传统经验认为，条粗壮，横纹多，质柔润，气味浓，嚼之无渣者为佳。（见图15-5）

三、食用指南

中医学认为，党参性味甘，平；归脾、肺经。具有补中益气，健脾益肺的功效。对于脾肺虚弱、气短心悸、食少便溏、虚喘咳嗽、内热消渴有一定的疗效。

1. 党参枸杞子猪肝粥

【配方】党参20克，枸杞子30克，猪肝50克，粳米60克。

【用法】同煮食粥，每日1~2次。

【功用】适用于视物模糊、头晕耳鸣、腰腿酸软、舌红苔少、脉细数等肝肾虚弱型眼部疾病，如白内障等。

2. 参菊粥

【配方】党参15克，菊花15克，粳米150克，红糖适量。

【制作】将党参、菊花、粳米洗净，先把党参用温水泡2小时，与菊花、粳米一起放入砂锅内，加入适量水，大火煮沸后，文火煮至参烂粥稠，临吃时加入少许红糖即可。

【功用】疏肝健脾。

3. 党参鸡汤

【配方】母鸡1只，党参20克，盐、鸡精各适量。

【制作】将凉水下锅焯掉余血的母鸡，放入高压锅内，加热水煮半小时后，一起倒入锅中，加入党参、鸡精、盐煮10分钟左右即可。

【功用】适用于脾肺气虚、气血不足、体质虚弱，以及病后、产后体虚者。

4. 党参三七炖兔肉

【配方】党参10克，三七8克，兔子1只，葱、姜、蒜、花椒、香菜各适量。

【制作】将备好的兔肉放入开水锅中，焯去血腥味即可捞出，放入有党参、三七的凉水中，大火煮开后，加入葱、姜、蒜、花椒、香菜，后改用小火炖40分钟即成。

【功用】活血散瘀，补血降脂。

5. 党参北杏煲猪肺

【配方】党参20克，北杏仁10克，猪肺200克。

【制作】洗净后放入砂锅中，加入适量水，先大火煮开后，改小火煲40分钟即可。加入调味品，饮汤食猪肺。

【功用】健脾补肺。适用于肺脾气虚型咳嗽，痰白而稀或泡沫、神疲乏力、声低懒言、气短、自汗、纳少便溏、舌淡苔白、脉虚，或每遇风寒咳痰或喘息发作加重者。

6. 小儿脾虚流口水方

【配方】党参10克，炒白术10克，益智仁6克，陈皮6克。

【用法】水煎服，每日1剂，连服5剂。5岁以下儿童减半。

【功用】适用于小儿脾虚流口水者。

7. 参枣米饭（《醒园录》）

【配方】党参10克，大枣10个，糯米150克，白糖适量。

【制作】先将党参、大枣，水煎取汁，另将糯米隔水蒸熟后反扣于碗中，然后浇上参、枣及其汁液，放入适量白糖即可。

【用法】每日可食2次。

【功用】健脾益气。

8. 参苓粥（《圣济总录》）

【配方】党参、茯苓、生姜各10克，粳米100克。

【制作】先将参、苓、姜三味水煎取汁，后下米煮成粥。也可加盐调味。

【功用】适用于脾胃虚弱、少食欲呕、乏力消瘦者。

9. 两仪膏（《景岳全书》）

【配方】党参、熟地黄各等份，白糖适量。

【制作】上二味加水煎取浓汁，另加等量白糖再煎至浓稠。

【用法】每次吃1~2匙，或以温水冲饮。

【功用】适用于气血两虚、头晕目眩、体倦乏力者。

四、食用禁忌

有实邪者忌服。不宜与藜芦同用。

《得配本草》："气滞、怒火盛者禁用。"

黄芪 Huang qi

黄芪来源于豆科植物蒙古黄芪 *Astragalus membranaceus*（Fisch.）Bge. var. *mongholicus*（Bge.）Hsiao 或膜荚黄芪 *Astragalus membranaceus*（Fisch.）Bge. 的干燥根。

春、秋二季采挖，除去须根及根头，晒干。

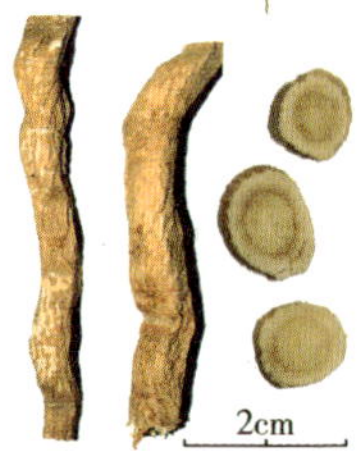

图15-6 黄芪

一、典籍记载

《神农本草经》："主痈疽，久败疮，排脓止痛，大风癞疾，五痔，鼠瘘，补虚，小儿百病。"

李时珍称其为"补药之长"，具有补脾肺气，升阳举陷，益卫固表，利尿消肿，托毒生肌，补血活血等功效。

《旧唐书·方技传》记载，用黄芪、防风两味药，煮汤，热气熏蒸为太后治愈中风。

《名医别录》谓："主妇人子脏风邪气，逐五脏间恶血。补脏腑虚损，五劳羸瘦。止渴，腹痛，泄痢，益气，利阴气。"

《冷庐医话》有"黄芪粥"（黄芪、陈皮末、粳米、红糖）的记载。

《本草备要》云："生用固表，无汗能发，有汗能止，温分肉，实腠理，泻阴火，解肌热；炙用补中，益元气，温三焦，壮脾胃。生血，生肌，排脓内托，疮痈圣药。痘症不起，阳虚无热者宜之。"

二、识别要点

（1）呈圆柱形，饮片呈类圆形或椭圆形的厚片。

（2）表面黄白色或淡棕褐色，有不规则纵皱纹或纵沟。

（3）质硬而韧，断面纤维性强，并显粉性，皮部黄白色，木部淡黄色，有放射状纹理及裂隙；老根中心偶呈枯朽状，黑褐色或呈空洞。

（4）气微，味微甜，嚼之微有豆腥味。

传统经验认为，条粗长，质韧，断面色黄白，无黑心及空洞，粉性足，味甜者为佳。（见图15-6）

三、食用指南

中医学认为，黄芪性味甘，温；归肺、脾经。具有补气固表，利尿托毒，排脓，敛疮生肌的功效。对于气虚乏力、食少便溏、中气下陷、久泻脱肛、便血崩漏、表虚自汗、气虚水肿、痈疽难溃、久溃不敛、血虚萎黄、内热消渴有一定的疗效。

1. 黄芪大蒜白肉

【配方】黄芪60克，猪肉280克，酱油、大蒜各适量。

【制作】黄芪水煎去渣留汁，加入猪肉，汁煮肉熟，凉后切片，拌入捣成泥加入酱油的大蒜，佐餐食之。

【功用】补益气血，利水消肿，抗癌。适用于胃癌、肺癌、肝癌患者食用。

2. 黄芪红枣汤

【配方】黄芪15克，大红枣5枚。

【制作】上二味放入砂锅内，加水武火煮沸，文火煎半小时，去渣取汁。

【用法】每周饮用2~3次。

【功用】可改善脾胃虚弱、气血不足等病症，还可提高人体免疫力，增强抗病能力。

3. 黄芪炖母鸡

【配方】现杀母鸡1只，黄芪30克，枸杞子、大枣、生姜、大葱、盐各适量。

【制作】将洗净的母鸡，去头脚内脏；再将鸡腹内填上黄芪和大枣，入高压锅，加适量水；武火煮开，撇净浮沫；再放入生姜片和葱段，加盖武火煮至上汽；再转文火炖一个小时；起锅前加入枸杞子和盐，继续滚煮5分钟即成。

【功用】补益气血。

4. 黄芪莲藕炖牛腩

【配方】牛腩（腰窝）300克，莲藕300克，黄芪20克，陈皮5克，生姜片、盐、味精各适量。

【制作】将洗净切块的牛腩，入沸水锅中焯过，再放入砂锅；加入莲藕块、黄芪、陈皮、生姜片、适量水；武火烧沸，撇去浮沫，盖好盖；改用文火炖2小时左右，至牛腩熟烂时；再调入盐、味精即成。

【功用】补肾壮阳，补益气血。

5. 黄芪山药饭

【配方】黄芪200克，山药150克，大米250克。

【制作】黄芪水煎取汁，汁煮大米成饭，将熟时，加入山药块，再煮至熟。

【功用】健脾益气。脾胃虚弱者可常服，亦适用于肺癌、胃癌、肝癌患者。

6. 黄芪陈皮粥

【配方】黄芪50克，陈皮3克，粳米100克，红糖少许。

【制作】先将黄芪加适量水煎取浓汁，去渣后加入粳米、红糖煎煮成粥，再加入陈皮煮沸片刻即可。

【用法】早、晚两次服完。

【功用】健脾养胃，补益元气。常服可令人延年益寿。亦适用于脾胃虚弱所致的食少便溏，气短乏力，或气虚下陷所致的脏器位置下垂如胃下垂、子宫下垂、脱肛等病症。

7. 黄芪鲫鱼汤

【配方】黄芪10克，鲫鱼1条，红枣6颗，藕100克，胡萝卜半根，清汤、黄酒、生姜片、盐、味精各适量。

【制作】将净制的鲫鱼，用油煎至两面金黄；后放入生姜片爆香；再烹入黄酒，加入清汤、黄芪、红枣、切块的藕，武火煮开，再转文火煲1小时；调入胡萝卜块、盐后，继续慢煲半小时，加味精调味即成。

【功用】健脾益气，升阳固表，利尿消肿。可预防皱纹，消除粉刺，并能治疗血虚所致的面色萎黄、头晕等病症。

8. 黄芪芡实猪肚汤

【配方】黄芪25克，芡实30克，去心白果60克，猪肚1个（500克），腐皮30克，盐、醋、葱各适量。

【制作】将洗净的猪肚、黄芪、芡实、去心白果一同放入砂锅，加水适量，武火煮沸半小时，再放入腐皮，熬一个多小时，至汤变成奶白色，调入盐、醋、葱等调料即成。

【功用】补益气血，健乳润肤，清虚热。可使肤色白嫩，乳房发育健美。

四、食用禁忌

实证及阴虚阳盛者忌服。

《本草经集注》：“恶龟甲。”

《日华子诸家本草》：“恶白鲜皮。”

《医学入门》："苍黑气盛者禁用，表邪旺者亦不可用，阴虚者亦宜少用。畏防风。"

《神农本草经疏》："胸膈气闷，肠胃有积滞者勿用；阳盛阴虚者忌之；上焦热甚，下焦虚寒者忌之；病人多怒，肝气不和者勿服；痘疮血分热甚者忌之。"

蜂蜜 Feng mi

蜂蜜来源于蜜蜂科昆虫中华蜜蜂 *Apis cerana* Fabricius 或意大利蜂 *Apis mellifera* Linnaeus 所酿的蜜。

春、夏、秋三季均可采收，滤过。

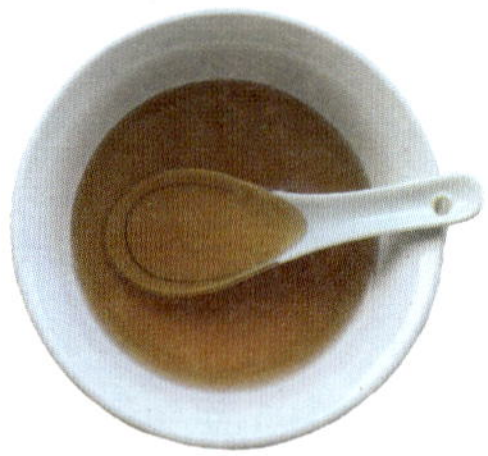

图15-7 蜂蜜

一、典籍记载

《神农本草经》记载："甘平无毒，主益气补中，止痛解渴，久服强身延年。"

《本草纲目》记载："蜂蜜生则性凉，故能清热；熟则性温，故能补中；甘而平和，故能解毒；柔而濡泽，故能润燥，其入药之功有五，清热也、补中也、解毒也、润燥也、止痛也……"

《本草拾遗》："主牙齿疳疮，目肤赤障，杀虫。"

《本草衍义》："汤火伤涂之痛止，仍捣薤白相和。"

二、识别要点

（1）为半透明、带光泽、浓稠的液体。

（2）白色至淡黄色，或橘黄色至黄褐色，放久或遇冷渐有白色颗粒状结晶析出。

（3）气芳香，味极甜。

传统经验认为，水分少，有油性，稠如凝脂，味甜而纯正，无异臭，无杂质者为佳。（见图15-7）

三、食用指南

中医学认为，蜂蜜性味甘，平；归肺、脾、大肠经。具有补中缓急，润燥，解毒等功效。对于脘腹虚痛、肺燥干咳、肠燥便秘有一定的疗效。解乌头类药毒。

1. 蜂蜜萝卜

【配方】鲜白萝卜一根，蜂蜜150克。

【制作】鲜白萝卜洗净，切丁，放入沸水中煮沸捞出，控干水分，晾晒半日，然后放锅中加入蜂蜜，用小火煮沸调匀，晾凉后服食。

【功用】补中润燥，消食除胀。适用于消化不良、反胃、呕吐、咳嗽等。

2. 蜂蜜核桃肉

【配方】蜂蜜1000毫升，核桃肉1000克。

【制作】核桃肉捣烂，调入蜂蜜，和匀。

【用法】每日2次，每次服食1匙，温开水送服。

【功用】补肾温肺。适宜于虚喘症。

3. 红酒蜂蜜面膜

【配方】红酒、蜂蜜各适量。

【制作】将一小杯红酒加2~3勺子洋槐花蜂蜜调至浓稠的状态后，均匀地敷在脸上，待面膜八分干后用温水洗干净。

【功用】美白滋养。

注意：酒精过敏的人慎用！

4. 冬瓜皮蜂蜜茶

【配方】经霜冬瓜皮15克，蜂蜜适量。

【制作】将冬瓜皮洗净，切块，放入锅内，加水适量及蜂蜜，以文火煎煮半小时左右即可。

【用法】每日1剂，分次饮服，每次1小碗。

【功用】利水消肿，润肺止咳。适用于水湿停聚之水肿尿少，或小儿咳嗽少痰、秋季干咳少痰等；也可用于夏秋季日常保健。

5. 人参蜂蜜茶

【配方】人参3克，蜂蜜15克。

【制作】先将人参放入砂锅中，加清水500 毫升，以文火煎煮1小时，约得煎液150~200毫升，加入蜂蜜混匀即成。

【用法】每日1剂，可分3~4次服完，每次空腹时饮汤吃人参，常服。

【功用】补气生津，润肺益卫，宁心安神，固表止汗。适用于肺气亏虚之精神委顿、短气懒言、体虚自汗、易感冒，或见性欲减退、阳痿早泄者；亦可用于中老年人的日常保健。

四、食用禁忌

未满一岁的婴儿、湿阻中焦者不宜吃蜂蜜。

红景天 Hong jing tian

红景天来源于景天科植物大花红景天 *Rhodiola crenulata*（Hook. f.et Thoms.）H.Ohba 的干燥根及根茎。

秋季花茎凋萎后采挖，除去粗皮，洗净，晒干。

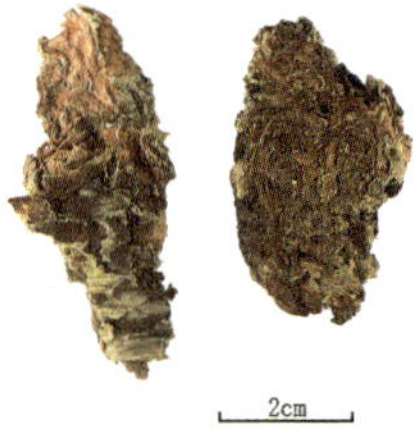

图15-8 红景天

一、典籍记载

《神农本草经》载其“轻身益气，不老延年，无毒多服，久服不伤人。能补肾，理气养血，主治周身乏力、胸闷等”；还具有活血止血、清肺止咳、解热，并止带下的功效。

《四部医典》：“性平、味涩，善润肺，能补肾，理气养血。主治周身乏力、胸闷、恶心、体虚等症。”

《本草纲目》：“红景天，神农本草经上品，祛邪恶气，补诸不足。”

《千金翼方》：“景天味苦酸平，无毒。主大热大疮，身热烦，邪恶气，诸蛊毒痂疕，寒热风痹，诸不足，花主女人漏下赤白，清身明目，久服通神不老。”

《中药大辞典》：“红景天性寒，味甘涩。活血止血，清肺止咳。治咳血，咯血，肺炎咳嗽。”

《西藏常用中草药》：“红景天还具有活血止血，清肺止咳，解热，并止带下的功效。主治咳血、肺炎咳嗽、妇女白带等症。”

二、识别要点

（1）呈圆柱形，粗短，略弯曲。

（2）表面棕色或褐色，粗糙有褶皱，剥开外表皮有一层膜质黄色表皮且具粉红色花纹。

（3）质轻，疏松。断面橙红色，有时具裂隙。

（4）气芳香，味微苦涩，后甜。

传统经验认为，粗大，身干，气味浓厚，杂质少者为佳。（见图15-8）

三、食用指南

中医学认为，红景天性味甘，寒；归肺、脾经。具有益气活血，通脉平喘的功效。对于气虚血瘀、胸痹心痛、中风偏瘫、倦怠气喘有一定的疗效。

1. 红景天茶

【用法】红景天6克，研粗末。分两次放入茶杯，冲入沸水，加盖5~10分钟即可饮用。

【功用】补气清肺。适合用于预防高原反应，也适用于体质虚弱、肺热咳嗽的人群饮用。

2. 红景天决明山楂饮

【配方】红景天6克，决明子15克，山楂15克。

【制作】上料放入砂锅，加水大火煮沸，小火熬煎20分钟，当茶饮用。

【功用】补气活血，消积降脂。尤其适用于脂肪肝、高脂血症的人群饮用。

3. 红景天三七绿茶

【配方】红景天1克，三七3克，绿茶1克。

【用法】红景天、三七研粗末，与绿茶一同放入盖碗，冲入沸水，加盖5分钟即可饮用。

【功用】补气益血，活血化瘀，降脂。适用于心血管疾病、脂肪肝、高脂血症的人群饮用。

4. 红景天芪枣炖瘦肉

【配方】红景天9克，黄芪 15克，莲子肉10克，大枣5枚，猪瘦肉300克。

【制作】猪瘦肉洗净切块，与洗净的红景天、黄芪、莲子肉、大枣一同放入砂锅，加适量清水，大火煮沸，小火熬煮1小时。

【功用】补气养心，益气养血。适用于体质虚弱、免疫力低下、大病重病后气短乏力人群食用。

5. 红景天杏仁陈皮饮

【配方】红景天6克，北杏10克，陈皮3克。

【制作】上料放入砂锅，加入适量清水，大火煮沸，小火煎煮

20分钟即成。

【功用】清肺止咳化痰。适用于肺热咳嗽、哮喘的人群服用。

6. 红景天酒

【配方】红景天5克，白酒250毫升。

【制作】红景天泡酒，一周后即可饮用。

【用法】每日一次，每次不超过50毫升。

【功用】滋补强壮。对神经衰弱、失眠、健忘、疲惫等症状有一定改善作用，适用于老年人，恢复期病人以及运动员，特殊环境中的工作人员的保健。

四、食用禁忌

儿童，孕妇慎用。发烧、咳嗽的人不建议使用。

单泡，不适宜搭配其他茶。服用量不宜多，红景天每次内服用量3~10克。

大枣○ Da zao

大枣来源于鼠李科植物枣*Ziziphus jujuba* Mill. 的干燥成熟果实。

秋季果实成熟时采收，晒干。

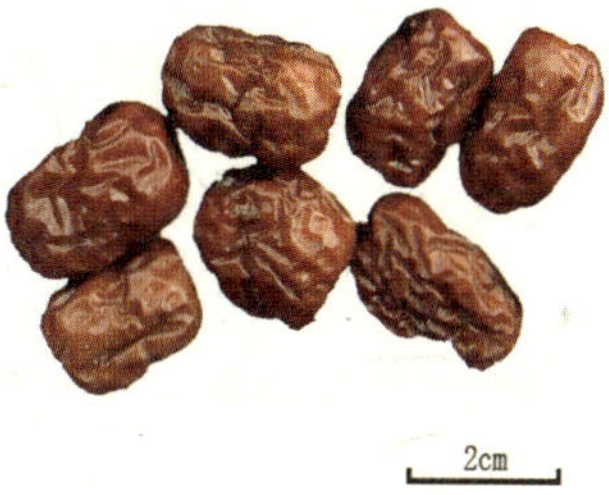

图15-9 大枣

一、典籍记载

《本草纲目》载其能治疗脾胃虚弱、食少便溏、气血亏虚等疾病。

二、识别要点

（1）呈椭圆形或球形。

（2）表面暗红色，略带光泽，有不规则皱纹。

（3）外果皮薄，中果皮棕黄色或淡褐色，肉质，柔软油润；果核纺锤形，质坚硬。

（4）气微香，味甜。

传统经验认为，个大，色红，肉质油润者为佳。（见图15-9）

三、食用指南

中医学认为，大枣性味甘，温；归脾、胃、心经。具有补中益气，养血安神的功效。对于脾虚食少、乏力便溏、妇人脏躁有一定的功效。

1. 红枣水

【配方】红枣10枚（掰开），大麦100克。

【制作】上料加水7倍，煎煮后服下。不加糖。

【功用】红枣中所富含的特殊物质可减少过敏介质的释放，多吃红枣可以治愈过敏症。

注意：新鲜的红枣不宜冲泡或煎煮。这是因为它的维生素C含量非常高，用热水煮泡会严重破坏维生素C。

2. 红枣蜂蜜茶

【配方】红枣（去核）150克，蜂蜜250毫升。

【制作】红枣加水350毫升煮熟，收干水分，捣成枣泥。再加入蜂蜜拌匀，盛在干净的玻璃瓶中，饮用时取1茶匙加入温开水即可。

【功用】大枣、蜂蜜都是温性食材，在寒冷的冬季，喝一杯这样的茶可以补充元气，增加热量。

3. 木耳红枣汤

【配方】黑木耳10克，红枣50克，白糖适量。

【制作】用适量的水，把黑木耳和红枣煮熟后，加入白糖即可。

【功用】黑木耳可以清肺、益气，红枣补血、养颜。从经前1周到月经结束后，隔天食用可以缓解经期贫血，使面色红润可爱。

4. 当归红枣粥

【配方】当归15克，红枣50克，白糖20克，粳米50克。

【制作】先将当归用温水浸泡片刻，加水200克，先煎浓汁100克，去渣取汁，与粳米、红枣和白糖一同加水适量，煮至粥成。

【用法】每日早、晚温热服用，10日为1个疗程。

【功用】补血调经，活血止痛，润肠通便。适用于气血不足、月经不调、闭经痛经、血虚头痛、眩晕及便秘等症。

5. 小米红枣粥

【配方】小米50克，红枣50克。

【制作】小米淘洗干净后，用清水泡5~6分钟。3碗清水，锅内烧开后，放入小米连同浸泡的水，大火煮开2分钟，转中小火慢慢熬。红枣5颗，去核，切成丝。待小米粥熬至黏稠后，加入红枣丝，再小火熬3分钟，关火2分钟即可。

【功用】养胃，养颜。孕妇常食，有益胎儿智力发育。

6. 银耳红枣粥

【配方】银耳25克，红枣15克，粳米100克，莲子、枸杞子、白糖各适量。

【制作】干银耳用冷水浸泡半天，择洗干净；红枣洗净，泡软去核；莲子、枸杞子分别洗净，泡软备用；粳米淘洗干净，用冷水浸泡半小时，捞出，沥干水分；锅中加入约1000毫升冷水，将粳米、红枣放入，先用旺火烧沸；转小火熬煮至八成熟时加入银耳、白糖，稍煮即可。

【功用】适用于秋季养生，补虚养身及养颜美容。

7. 黑米红枣粥

【配方】大枣10枚，黑米80克，红衣花生20克，白糖适量。

【制作】将大枣洗净切开去核，黑米、红衣花生放在一起旺火煮沸，加入白糖，小火熬成粥。

【功用】滋阴益肾，养血止血。可用于小儿贫血。

四、食用禁忌

湿热内盛者、小儿疳积和寄生虫病儿童、齿痛、痰湿偏盛的人及腹部胀满者、舌苔厚腻者忌食。

糖尿病患者不宜多食。

甘草 Gan cao

甘草来源于豆科植物甘草 *Glycyrrhiza uralensis* Fisch.、胀果甘草 *Glycyrrhiza inflata* Bat. 或光果甘草 *Glycyrrhiza glabra* L. 的干燥根及根茎。

春、秋二季采挖，除去须根，晒干。

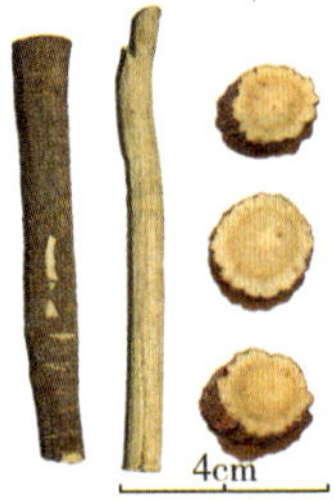

图15-10 甘草

一、典籍记载

《神农本草经》："主五脏六腑寒热邪气，坚筋骨，长肌肉，倍力，金疮肿，解毒。"

《名医别录》："温中下气，烦满短气，伤脏咳嗽，止渴，通经脉，利血气，解百药毒。"

《药性论》："主腹中冷痛，治惊痫，除腹胀满；补益五脏；制诸药毒；养肾气内伤，令人阴（不）痿；主妇人血沥腰痛；虚而多热；加而用之。”

《日华子诸家本草》：“安魂定魄。补五劳七伤，一切虚损、惊悸、烦闷、健忘。通九窍，利百脉，益精养气，壮筋骨，解冷热。”

《珍珠囊》：“补血，养胃。”

《汤液本草》：“治肺痿之脓血，而作吐剂；消五发之疮疽，与黄芪同功。”

《本草纲目》：“解小儿胎毒、惊痫，降火止痛。”

《中国药植图鉴》：“治消化性溃疡和黄疸。”

二、识别要点

（1）呈圆柱形或类圆形厚片。

（2）表面红棕色至灰褐色，有明显的纵皱纹及沟纹；根茎表面有芽痕。

（3）质坚实，断面略显纤维性，黄白色，粉性，具明显的形成层环纹及放射状纹理，有裂隙；根茎断面中央有髓。

（4）气微，味甜而特殊。

传统经验认为，外皮细紧，色红棕，质坚实，断面黄白色，粉性足，味甜者为佳。（见图15-10）

三、食用指南

中医学认为，甘草性味甘，平；归心、肺、脾、胃经。生用偏凉，有泻火解毒，缓急止痛的功效；炙用偏温，有散表寒，补中益气的功效。对于脾胃虚弱，心悸气短，倦怠乏力，咳嗽痰多，脘腹、四肢挛急疼痛，缓解药物毒性、烈性等有一定的功效。

1. 绿豆甘草汤

【配方】绿豆100克，生甘草10克。

【用法】水煎服，每日1剂。

【功用】清热，解毒，利湿。

2. 甘草杨梅干

【配方】杨梅100克，甘草20克，白糖适量。

【制作】首先，将杨梅洗净沥干水，甘草洗净后用料理机打碎；第二步，将杨梅、甘草碎末和适量的白糖一起放入小汤锅，加水后用小火熬制；第三步，锅中水分蒸发后，将熬好的杨梅放入平盘，用微波炉加热3分钟；第四步，将杨梅干取出，在表面上撒一层白糖即可。熬制和微波的时候需要注意观察，以免熬煳、烤煳。

【功用】能够助消化，缓解腹泻，预防中暑和润肺。

3. 甘草蜜枣汤

【配方】蜜枣10枚，生甘草6克。

【用法】共放入砂锅内，加水2碗，煮至1碗（约300毫升），去渣饮服，每日2次。

【功用】补中益气，润肺止咳。常用于治疗慢性支气管炎所致的咳嗽、咽干喉痛等症。

4. 甘草山楂茶

【配方】山楂75克，洛神花20克，甘草4克，水600毫升，冰糖适量。

【制作】首先将所有原料放入锅中，加水煮开。然后转小火，继续煮几分钟后即可关火。最后加适量冰糖煮化，滤去残渣即可。

5. 甘麦大枣汤

【配方】生甘草10克，大枣10枚（去核），小麦50克。

【制作】共放入砂锅内，加水煮至小麦开花，去大枣即可食用。

【功用】益气养血，清心安神。适用于女性更年期综合征。

四、食用禁忌

实证中满腹胀忌服。

《本草经集注》：“术、干漆、苦参为之使。恶远志。反大戟、芫花、甘遂、海藻四物。”

白术 Bai zhu

白术来源于菊科植物白术 *Atractylodes macrocephala* Koidz. 的干燥根茎。

冬季下部叶枯黄、上部叶变脆时采挖，除去泥沙，烘干或晒干，再除去须根。

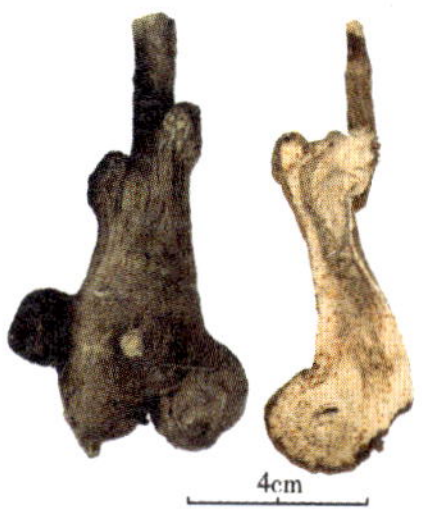

图15-11　白术

一、典籍记载

《神农本草经》："术，味苦温。主风寒湿痹死肌、痉、疸，止汗，除热，消食，作煎饵。久服轻身延年，不饥。一名山蓟，生山谷。"

《长沙药解》："味甘、微苦，入足阳明胃、足太阴脾经。补中燥湿，止渴生津，最益脾精，大养胃气，降浊阴而进饮食，善止呕吐，升清阳而消水谷，能医泄利。"

二、识别要点

（1）呈不规则的肥厚团块或呈不规则的厚片。

（2）表面灰黄色或灰棕色，有瘤状突起、须根痕、断续的纵皱和沟纹，顶端有残留茎基和芽痕。

（3）质坚硬，断面黄白色至淡棕色，有棕黄色点状油室散在，木部具放射状纹理，常有裂隙。

（4）气清香，味甘、微辛，嚼之略带黏性。

传统经验认为，个大，质坚实，断面色黄白，香气浓者为佳。（见图15-11）

三、食用指南

中医学认为，白术性味苦、甘，温；归脾、胃经。具有健脾益气，燥湿利水，止汗，安胎等作用。对于脾虚食少、腹胀泄泻、痰饮眩悸、水肿、自汗、胎动不安有一定的功效。

白术猪肚汤

【配方】鲜猪肚半个，白术30克，槟榔6克，生姜4片。

【制作】将猪肚切去肥油，洗干净，放入开水中去除腥味，刮去白膜；同时用清水洗净白术、槟榔、生姜，然后将全部汤料同放入汤锅内，加适量清水煮汤，文火煮2小时后，调味饮用。

【功用】健脾益气，消食和胃。白术猪肚汤是广东一带的汉族风味名菜，属于粤菜系。

四、食用禁忌

阴虚燥渴、气滞胀闷者忌服。

《药品化义》："凡郁结气滞，胀闷积聚，吼喘壅塞，胃痛由火，痈疽多脓，黑瘦人气实作胀，皆宜忌用。"

白扁豆○ Bai bian dou

白扁豆来源于豆科植物扁豆 *Dolichos lablab* L. 的干燥成熟种子。

秋、冬二季采收成熟果实，晒干，取出种子，再晒干

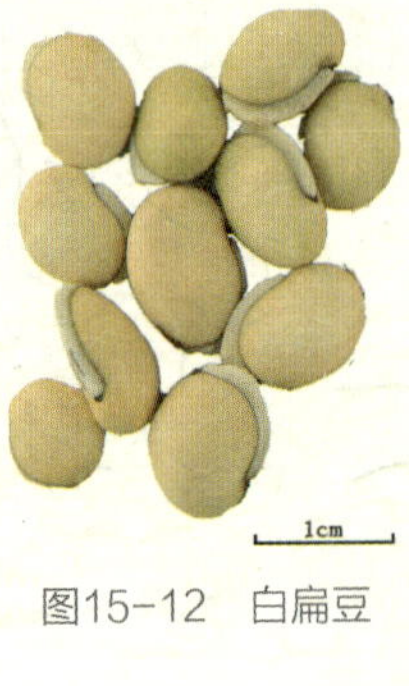

图15-12　白扁豆

一、典籍记载

关于白扁豆的文字记载，最早见于南朝齐梁间陶弘景著的《名

医别录》。

《本草纲目》："取硬壳白扁豆，连皮炒熟，入药。硬壳白扁豆，其子充实，白而微黄，其气腥香，其性温平，得乎中和，脾之谷也。入太阴气分，通利三焦，能化清降浊，故专治中宫之病，消暑除湿而解毒也。其软壳及黑鹊色者，其性微凉，但可供食，亦调脾胃。"

《中国药典》也说白扁豆"健脾胃，清暑湿。用于脾胃虚弱、暑湿泄泻、白带"。总之，白扁豆一身是宝，它的果实（白扁豆）、果皮（扁豆衣）、花、叶均可入药。其性味甘，微温，入脾胃二经，有补脾胃，和中化湿，消暑解毒的功效，主治脾胃虚弱、泄泻、呕吐、暑湿内蕴、脘腹胀痛、赤白带下等病，又能解酒毒。

二、识别要点

（1）呈扁椭圆形或扁卵圆形。

（2）表面淡黄白色或淡黄色，平滑，略有光泽，一侧边缘有隆起的白色眉状种阜。

（3）质坚硬。种皮薄而脆，子叶2，肥厚，黄白色。

（4）气微，味淡，嚼之有豆腥气。

传统经验认为，粒大，饱满，色白者为佳。（见图15-12）

三、食用指南

中医学认为，白扁豆性味甘，微温；归脾、胃经。具有健脾化湿，和中消暑等作用。对于脾胃虚弱、食欲不振、大便溏泻、白带过多、暑湿吐泻、胸闷腹胀等有一定的疗效。

1. 白扁豆粥

【配方】白扁豆60克（鲜品加倍），粳米100克。

【制作】将原料淘洗干净，一起放入瓦罐内，加适量清水煮粥，到熟烂浓稠即可。

【用法】每日1剂，分次服用。

【功用】健脾养胃，化湿和中，清暑止泻。

2. 绿豆扁豆饮

【配方】白扁豆30克，绿豆50克。

【制作】将二者洗净放入砂锅，加适量水煮，到豆子都熟烂为好，然后滤渣取汁备用。

【用法】每日1剂，空腹时可以随意饮用。

【功用】清热解毒，健脾化湿。

3. 银花扁豆代茶饮

【配方】金银花15克，白扁豆20克，竹叶卷心（竹叶）10克，莲子心10克，鲜藕（藕节）5片。

【用法】水煎，代茶频饮。

【功用】清利湿热。适用于肝胃有火，湿热未清所致口干口苦、心烦易怒、不思饮食、腹胀满闷等症。

四、食用禁忌

《食疗本草》中说“患冷气人勿食”。

《随息居饮食谱》中说“患疟疾的人忌食”。

山药 Shan yao

山药来源于薯蓣科植物薯蓣 *Dioscorea opposita* Thunb. 的干燥根茎。

冬季茎叶枯萎后采挖，切去根头，洗净，除去外皮及须根，干燥，习称“毛山药”；或选择肥大顺直的毛山药，置清水中，浸至无干心，闷透，用木板搓成圆柱形，切齐两端，晒干，打光，习称“光山药”。

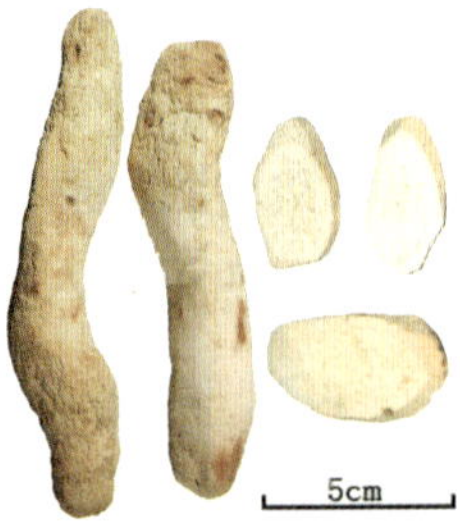

图15-13

一、典籍记载

《神农本草经》将山药列为“补虚，除寒，长肌肉，久服耳目聪明”之上品。

《新修本草》记载：“薯蓣日干捣细，食之大美，久服轻身，不饥延年。”

《神巧万全方》载“薯蓣拔粥方”（山药、白面、豆豉汁）。

《萨谦斋经验方》记载“山药粥”（山药、糯米、砂糖、胡椒）治疗日久泄泻。

《饮膳正要》卷二记载“山药粥，用怀山药为末，四六分配米，煮粥食之，甚补下元”。

《本草纲目》中有“健脾补益，滋精固肾，治诸百病，疗五劳七伤”之说。

二、识别要点

（1）略呈圆柱形或类圆形的厚片。

（2）表面黄白色或淡黄色。

（3）体重质硬脆，断面类白色，颗粒状，富粉性，中央无木心。

（4）气微，味淡、微酸，嚼之发黏。

传统经验认为，条长，体粗，质坚实，粉性足，色白者为佳。（见图15-13）

三、食用指南

中医学认为，山药性味甘，平；归脾、肺、肾经。具有补脾养胃，生津益肺，补肾涩精的功效。对于脾虚食少、久泻不止、肺虚喘咳、肾虚遗精、带下、尿频、虚热消渴有一定的疗效。

1. 山药粉

【制作】干山药一半炒熟，一半生用，研为细末。

【用法】每次30克，加白糖适量，米饮调下。

【功用】山药半炒半生，既补脾气又益脾阴。《普济方》治脾胃虚弱，呕吐不思食，脘腹胀满。《百一选方》用于噤口痢脾阳（气）脾阴皆受损，呕吐恶心，不能食。

2. 山药蔗汁糊

【配方】鲜山药60克，甘蔗汁半碗。

【制作】鲜山药切碎，捣烂，加甘蔗汁和匀，火上炖熟服用。

【功用】润肺化痰。适用于治疗久病咳喘、痰少或无痰、咽干口燥等。

3. 山药糯米粥

【配方】生山药、糯米各150克。

【制作】山药洗净去皮，切成块状。糯米淘洗干净。先用糯米煮粥，半熟时放入山药块，粥熟即可食用。

【功用】适用于脾虚腹泻、怠惰嗜卧、四肢酸懒、食欲不振、消化不良、肺虚久咳、肾虚遗精等症。

4. 红枣山药汤

【配方】红枣10粒，山药300克左右，桂圆、白砂糖各适量。

【制作】将洗干净的红枣提前泡软，山药去皮后切成小块，把二者一起煮到软烂。加入桂圆肉和半勺砂糖。煮开，待桂圆肉软烂后即可。

【功用】红枣补血益气，山药健脾保胃，再加上桂圆补益心脾，是美容滋补的靓汤。

5. 山药芡实猪腰汤

【配方】怀山药150克，枸杞子25克，芡实50克，猪腰4只，生姜5片。

【制作】将猪腰剖开，切去白膜，清水冲洗，除去尿味。怀山药、枸杞子、芡实洗净与切好的猪腰、生姜一同放入锅中，加水适量，大火煮开后，改慢火煲2小时，汤成即可。

【用法】1日2次，早、晚分服。

【功用】补肾止带。适用于带下病，症见带下赤白、质稍黏无臭、头昏目眩、五心烦热、失眠多梦、舌红少苔、脉细略数等。

6. 山药绿豆羹

【配方】山药、绿豆、蜂蜜各适量。

【制作】将山药洗净，刮去外皮，切碎，捣烂成糊状备用。将绿豆淘净后放入砂锅，加水适量，中火煮沸后，改用小火煨至熟烂，调入山药糊，继续煨煮10分钟，离火后兑入蜂蜜，拌和成羹即成。

【用法】早、晚分食。

【功用】清热解毒，益气降压。适用于肝火上炎型高血压病患者。

四、食用禁忌

一般人群均可食用。

大便干燥、便秘者，有实邪者慎用。

补血药

阿胶○

E jiao

阿胶来源于马科动物驴 *Equus asinus* L. 的皮，经煎煮、浓缩制成的固体胶。

将驴皮漂泡，去毛，切块，洗净，分次水煎，滤过，合并滤液，用文火浓缩（可分别加入适量黄酒、冰糖、豆油）至稠膏状，冷凝，切块，阴干。

图15-14　阿胶

一、典籍记载

《本草纲目》载："阿胶，本经上品，弘景曰：出东阿，故名阿胶。"

《增订伪药条辨》："阿胶出山东东阿县，以纯驴皮、阿井水煎之，故名阿胶。"

《神农本草经》把阿胶列为上品，以产于山东东阿县者为最佳。认为有"主心腹内崩，劳极洒洒如疟状，腰腹痛，四肢酸痛，女子下血，安胎，久服轻身益气"的功效。

《本草纲目拾遗》指出，阿胶能"治内伤腰痛，强力伸筋，添精固肾"，提出了阿胶补肾的作用。

《药性论》称阿胶"主坚筋骨，益气止痢"。

元·白朴在《秋夜梧桐雨之锦上花》写道："阿胶一碗，芝麻一盏，白米红馅蜜饯，粉腮似羞，杏花春雨带笑看，润了青春，保了天年，有了本钱。"说明了阿胶美容养颜的特殊功效。

二、识别要点

（1）呈长方形、方形或丁状胶块。

（2）黑褐色，有光泽。质硬而脆，断面光亮，碎片对光透视呈棕色半透明状。

（3）气微，味微甘。

（4）本品少许，加3倍量沸水，搅拌10~60分钟，溶解，溶液呈透明的红茶色，冷却后，液面可见少数油滴，放置不凝集，微带腥气。

（5）置坩埚中灼烧，初则迸裂，随即熔化膨胀，冒白烟，有浓烈的胶香气。

传统经验认为，色匀，质脆，半透明，断面光亮，无腥气者为佳。（见图15-14）

三、食用指南

中医学认为，阿胶性味甘，平；归肺、肝、肾经。具有补血，止血，滋阴润燥的功效，对于血虚萎黄、眩晕心悸、肌痿无力、心烦失眠、虚风内动、肺燥咳嗽、劳咳咯血、吐血、便血崩漏等有一定的疗效。

1. 阿胶枸杞子鸡

【配方】阿胶30克，枸杞子15克，鸡一只，葱、姜、黄酒、盐、味精各适量。

【制作】阿胶砸碎放杯中，加黄酒，隔水炖烊。鸡洗净后放锅内，加生姜、葱，加足水量，炖半小时左右，去姜葱，加枸杞子，倒入烊化的阿胶，并加盐，再炖15分钟，加味精调味食用。

【功用】滋阴补肾。

2. 阿胶海参粥

【配方】阿胶10克，红糖20克，海参（干品）50克，粟米100克，葱花、姜末、精盐、味精、黄酒等调料各适量。

【制作】将阿胶洗净后加水煮沸，待完全烊化后，保温待用。海参泡发洗净后切成黄豆大小的小丁备用。淘净粟米，放入另一砂锅内，加适量水，大火煮开，改用小火煮至粟米酥烂，调入阿胶拌匀。加入海参小丁及红糖，继续煮5~10分钟，加葱花、姜末、盐、味精。可烹入少量黄酒，再继续煨煮至沸，即可食用。

【功用】养阴补肾，填精补血。适用于老人及气血两亏者，以及肝肾阴虚患者。

3. 阿胶莲子粥

【配方】莲子30克，阿胶10克，糯米100克。

【制作】将莲子用热水浸泡，去莲子心后待用。阿胶敲碎后研成细末，放入有莲子的碗内，搅拌均匀，隔水蒸熟，将糯米加入适量水熬煮成粥，将糯米粥与蒸好的阿胶、莲子搅拌均匀即可。

【功用】健脾，益气，养神。适用于脾虚失眠的患者。

4. 阿胶红枣鸡蛋汤

【配方】阿胶，红枣5颗，鸡蛋1个，红糖适量。

【制作】将红枣和鸡蛋同煮至沸腾8分钟，鸡蛋捞起剥壳后放回汤内再煮8分钟，再放入红糖炖煮片刻，最后倒入碗内，混合碎阿胶后服用。

【用法】喝胶吃蛋，在女性月经干净后连续吃4~5天，每天1次。

【功用】适用于手脚冰凉的女性患者。

5. 阿胶茯苓炖猪瘦肉（《证治准绳》）

【配方】阿胶3~5克，人参5克，茯苓、陈皮、白术各5克，猪瘦肉100克。

【制作】将人参、茯苓、陈皮、白术一同炖瘦肉后，倒入碗里混合碎阿胶后服用。

【用法】每周1~2次。

【功用】调和气血，滋养脾胃。

6. 阿胶花胶鸡蛋汤

【配方】阿胶9克，花胶20克，鸡蛋1个，枸杞子、姜、冰糖各适量。

【制作】用姜和水泡花胶6个小时后，用冰糖炖煮2.5~3个小时，再打入1个鸡蛋，炖煮一两分钟，再倒入碗内，混合碎阿胶后服用。

【用法】夫妇同服，一周2~3次。

【功用】养阴，养精，助孕。

四、食用禁忌

忌油腻、辛辣食物。

感冒、月经期、素体内热较重者，有口干舌燥、潮热盗汗者不宜服用。

阿胶不宜与浓茶、萝卜或大蒜同服。

阿胶质地黏腻，脾胃虚弱、呕吐泄泻、腹胀便溏、咳嗽痰多者慎用。

当归 Dang gui

当归来源于伞形科植物当归 *Angelica sinensis*（Oliv.）Diels 的干燥根。

秋末采挖，除去须根及泥沙，待水分稍蒸发并变软后，捆成小把，上棚，以烟火慢慢熏干。

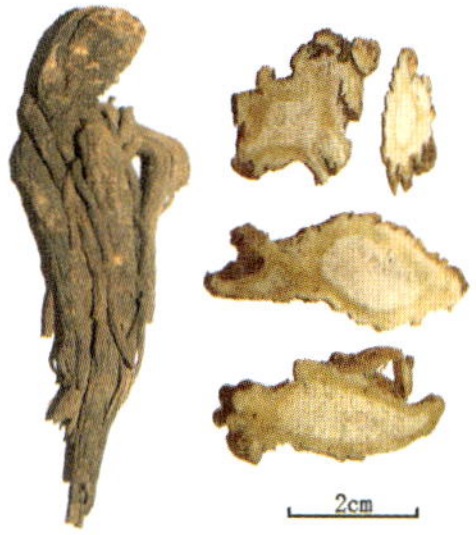

图15-15 当归

一、典籍记载

《神农本草经》："治咳逆上气，温疟寒热洗洗在皮肤中，妇人漏下，绝子，诸恶疮疡金疮，煮饮之。"

《名医别录》："温中止痛，除客血内塞，中风痓、汗不出，湿痹，中恶客气、虚冷，补五脏，生肌肉。"

《药性论》："止呕逆、虚劳寒热，破宿血，主女子崩中，下肠胃冷，补诸不足，止痢腹痛。单煮饮汁，治温疟，主女人沥血腰痛，疗齿疼痛不可忍。患人虚冷加而用之。"

《日华子诸家本草》："治一切风，一切血，补一切劳，破恶血，养新血及主癥癖。"

《珍珠囊》："头破血，身行血，尾止血。"

《本草蒙筌》："逐跌打血凝，并热痢刮疼滞住肠胃内。"

二、识别要点

（1）药材呈圆柱形，下部有支根3~5条或更多；饮片呈类圆形、椭圆形或不规则薄片。

（2）表面黄棕色至棕褐色，具纵皱纹及横长皮孔样突起。

（3）质柔韧，断面黄白色或淡黄棕色，皮部厚，有裂隙及多数棕色的油点，木部色较淡，形成层环黄棕色。

（4）气香浓郁，味甘、辛、微苦。

传统经验认为，主根粗长，油润，断面色黄白，气味浓郁者为佳。（见图15-15）

三、食用指南

中医学认为，当归性味甘、辛，温；归肝、心、脾经。具有补血活血，调经止痛，润肠通便的功效。对于血虚萎黄、眩晕心悸、月经不调、经闭痛经、虚寒腹痛、风湿痹痛、跌扑损伤、痈疽疮疡、肠燥便秘有一定的疗效。

1. 当归鸡蛋汤

【配方】当归12克，黄精20克，鸡蛋2个。

【制作】用水适量同煮，将鸡蛋煮熟取出去壳后入原汤中再煮，将水煮成约1碗后，饮汤食蛋。

【功用】对缺铁性贫血、再生障碍性贫血有较好疗效。

2. 当归猪蹄汤

【配方】当归30克，猪蹄1对。

【用法】同煮熬汤，每日饮2~3次。

【功用】治疗产后血虚，乳汁稀少。

3. 当归生姜羊肉汤

【配方】当归、生地各15克，生姜10克，羊肉500克，酱油、食糖、盐、黄酒各适量。

【制作】羊肉洗净，切小块，与其他药物一并放砂锅内，加酱油、食糖、盐、黄酒、清水各适量，用小火炖至羊肉熟烂即可食用。

【功用】对妇女病后、产后体虚瘦弱，畏寒怕冷，或血虚宫冷崩漏等症，有养血补虚，温中暖下之功。

4. 当归酒

【配方】当归30克，白酒500毫升。

【制作】将当归切片，放入砂锅，加酒煎煮1小时，滤渣取酒备用。

【用法】每次可饮15~30毫升。

【功用】补血活血，温经散寒，通络止痛。适用于寒滞经脉，血虚夹瘀所致的头痛如针刺、心悸胸闷、面色萎黄、舌质淡有瘀点，或妇女痛经、闭经，或跌打损伤之肿痛等。

四、食用禁忌

湿阻中满及大便溏泄者慎服。

《本草经集注》："畏菖蒲、海藻、牡蒙。"

《药对》："恶湿面，畏生姜。"

《神农本草经疏》："肠胃薄弱，泄泻溏薄及一切脾胃病恶食、不思食及食不消，并禁用之，即在产后胎前亦不得入。"

《本草汇言》："风寒未清，恶寒发热，表证外见者，禁用之。"

龙眼肉 Long yan rou

龙眼肉来源于无患子科植物龙眼 *Dimocarpus longan* Lour. 的假种皮。

夏、秋二季采收成熟果实，干燥，除去壳、核，晒至干爽不黏。

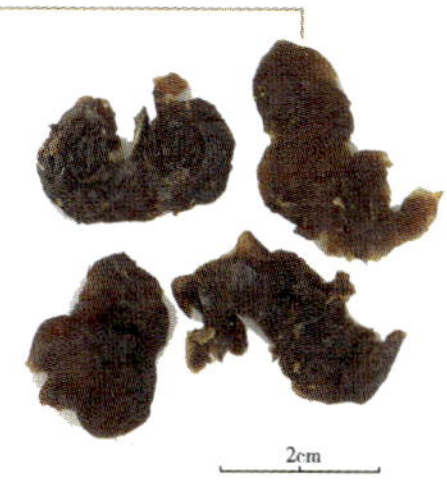

图15-16　龙眼肉

一、典籍记载

《神农本草经》："治五脏邪气，安志厌食，久服强魂魄，聪察，轻身不老，通神明。”

《名医别录》：“除虫，去毒。”

《开宝本草》：“归脾而能益智。”

《日用本草》：“益智宁心。”

《滇南本草》：“养血安神，长智敛汗，开胃益脾。”

《本草通玄》：“润肺止咳。”

《得配本草》：“益脾胃，葆心血，润五脏，治怔忡。”

《泉州本草》：“壮阳益气，补脾胃。治妇人产后浮肿，气虚水肿，脾虚泄泻。”

二、识别要点

（1）为纵向破裂的不规则薄片，或呈囊状。

（2）棕黄色至棕褐色，半透明。外表面皱缩不平。

（3）气微香，味甜。

传统经验认为，色金黄，肉厚，气香，味清甜者为佳。（见图15–16）

三、食用指南

中医学认为，龙眼肉性味甘，温；归心、脾经。具有补益心脾，养血安神的功效。对于气血不足、心悸怔忡、健忘失眠、血虚萎黄有一定疗效。

1. 龙眼肉粥

【配方】龙眼肉15克，红枣15克，粳米100克，白糖适量。

【制作】粳米淘洗干净，红枣洗净备用；将粳米和龙眼肉、红枣放入清水，大火煮沸后再用文火熬30分钟，直至米煮烂，加适量白糖。

【功用】健脾养心，补血安神。

2. 龙眼莲子粥

【配方】龙眼肉15克，莲子肉15克，红枣5枚，白糖2大匙。

【制作】将莲子去皮，去心，洗净，备用；红枣去核；糯米用清水反复淘洗干净，除去泥沙杂质，备用。将糯米倒入锅内，加入红枣、莲子肉、龙眼肉、白糖，水适量，置旺火上烧沸，再用小火熬煮至熟即成。

【功用】桂圆肉具有补心脾，益气血之功能，对心脾血虚引起的心悸不安、失眠和记忆力减退有独特作用。还能对大便下血和妇女崩漏有止血之功效，是名贵药材和滋补食品。

3. 龙眼杞枣蒸仔鸡

【配方】仔鸡1只，龙眼肉、枸杞子、红枣各30克。

【制作】将鸡宰杀后，去毛及内脏，洗净，将龙眼肉、枸杞子、红枣纳入鸡腹腔中，上笼蒸至熟烂，加佐料调味至鲜即得。

【用法】可分次佐膳食之。

【功用】养血健脾，益肝明目，宁心安神。适用于心肝血虚，脾失健运之头昏心悸、失眠神倦、多梦健忘、视物昏花、两目干涩、面白无华、唇甲色淡、肢体麻木、不思饮食、大便秘结等；用于妇女日常保健尤为适宜。

4. 龙眼洋参饮

【配方】龙眼肉30克，西洋参6克，白糖3克。

【制作】将龙眼肉、西洋参、白糖同放入带盖碗中，上笼反复蒸至成稀膏状，起锅备用。

【用法】每次可饮1汤匙，每日2~3次。

【功用】益气补血，养心安神。适用于心脾不足，气血两虚之心悸失眠、少寐多梦、智弱健忘、气短懒言、神疲乏力、动则汗出、面色少华等；亦可用于中老年女性日常保健。

四、食用禁忌

内有痰火及湿滞停饮者忌服。

《本草汇言》:“甘温而润，恐有滞气，如胃热有痰有火者，肺受风热，咳嗽有痰有血者，又非所宜。”

《药品化义》：“甘甜助火，亦能作痛，若心肺火盛，中满呕吐及气膈郁结者，皆宜忌用。”

白芍 Bai shao

白芍来源于毛茛科植物芍药 *Paeonia lactiflora* Pall.的干燥根。

夏、秋二季采挖，洗净，除去头尾及须根，置沸水中煮后除去外皮或去皮后再煮，晒干。

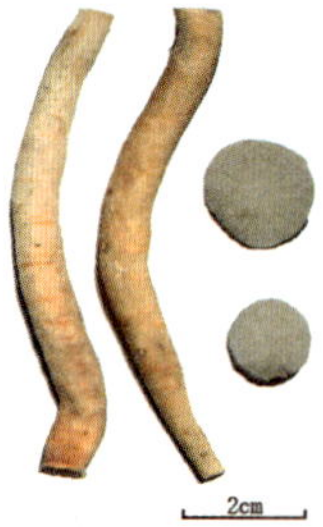

图15-17 白芍

一、典籍记载

《神农本草经》：“味苦，平，主治邪气腹痛，除血痹，破坚积，寒热，疝瘕，止痛，利小便，益气。”

《名医别录》：“味酸，微寒，有小毒。主通顺血脉，缓中，散恶血，逐贼血，去水气，利膀胱、大小肠，消痈肿，时行寒热，中恶，腹痛，腰痛。”

《药性论》：“臣。能治肺邪气，腹中绞痛，血气积聚，通宣脏腑拥气，治邪痛败血，主时疾骨热，强五脏，补肾气，治心腹坚胀，妇人血闭不通，消瘀血，能蚀脓。”

《日华子诸家本草》：“治风，补劳，主女人一切病，并产前后诸疾，通月水，退热，除烦，益气，天行热疾，瘟瘴，惊狂，妇人血运，及肠风，泻血，痔瘘，发背，疮疥，头痛，明目，目赤胬肉。赤色者多补气，白者治血。”

《开宝本草》："味苦、酸，平、微寒，有小毒。通顺血脉，缓中，散恶血，逐贼血，去水气，利膀胱、大小肠，消痈肿，时行寒热，中恶，腹痛，腰痛。"

《药性赋》："味酸，平，性寒，有小毒。可升可降，阳也。其用有四：扶阳气大除腹痛，收阴气陡健脾经。坠其胎能逐其血，损其肝能缓其中。"

《汤液本草》："气微寒，味酸而苦。气薄味厚，阴也，降也。阴中之阳，有小毒。"

二、识别要点

（1）呈圆柱形或类圆形的薄片。

（2）表面类白色或淡棕红色，光滑。

（3）质坚实，断面类白色或微带棕红色，角质样，形成层环明显，有放射状纹理。

（4）气微，味微苦、酸。

传统经验认为，根粗，坚实，无白心或裂隙者为佳。（见图15-17）

三、食用指南

中医学认为，白芍性味苦、酸，微寒；归肝、脾经。具有平肝止痛，养血调经，敛阴止汗的功效。对于血虚萎黄、月经不调、自汗盗汗、胁痛腹痛、四肢挛痛、头痛眩晕有一定的疗效。

白芍炖乳鸽

【配方】白芍10克，枸杞子10克，乳鸽300克，姜10克，清水1000克，盐5克，鸡精3克，糖1克，胡椒粉1克。

【制作】乳鸽斩块汆水，白芍洗净，姜切片待用。将净锅上火，放入清水、姜片、乳鸽、白芍、枸杞子，大火烧开转小火炖40分钟调味即成。

四、食用禁忌

孕妇不宜过多食用。

虚寒之证不宜单独应用。反藜芦。

《神农本草经疏》:“凡中寒腹痛，中寒作泄，腹中冷痛，肠胃中觉冷等证忌之。”

《药品化义》:“疹子忌之。”

《得配本草》:“脾气虚寒，下痢纯血禁用。”

《本草衍义》:“血虚寒人，禁此一物。古人有言曰，减芍药以避中寒，诚不可忽。”

制何首乌 Zhi he shou wu

制何首乌为蓼科植物何首乌 *Polygonum multiflorum* Thunb. 干燥块根的炮制加工品。

取何首乌片或块，用黑豆汁拌匀，置非铁质的适宜容器内，炖至汁液吸尽；或清蒸，或用黑豆汁拌匀后蒸，蒸至内外均呈棕褐色，或晒至半干，切片，干燥。

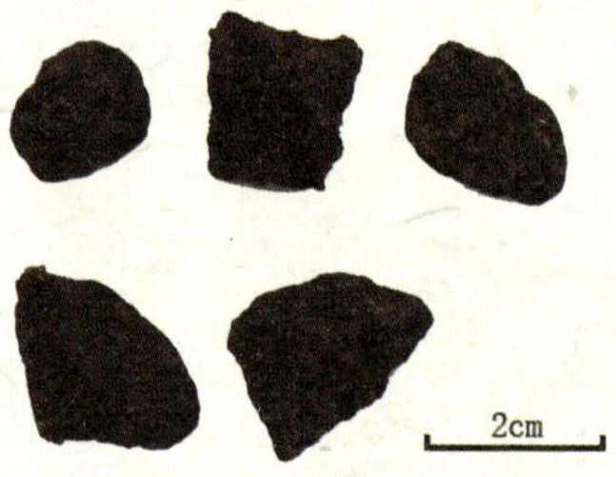

图15-18 制何首乌

一、典籍记载

《本草纲目》中记载何首乌:“气温，味苦涩，苦补肾，温补肝，能收敛精气，所以能养血益肝，固精益肾，健筋骨，乌发，为滋补良药。”

《本草正义》记载何首乌：“专入肝肾，补养真阴，且味固甚厚，稍兼苦涩，性则温和，皆与下焦封藏之理符合，故能填益精气，具有阴阳平秘作用，非如地黄之偏于阴凝可比。”

《本草求真》中记载：“首乌入通于肝，为阴中之阳药，故专入肝经以为益血祛风之用，其兼补肾者，亦因补肝而兼及也。”

《何首乌录》记载：“主五痔，腰腹中宿疾冷气，长筋益精，能食，益气力，长肤，延年。”

二、识别要点

（1）呈不规则皱缩状的块片。

（2）表面黑褐色或棕褐色，凹凸不平。

（3）质坚硬，断面角质样，棕褐色或黑色，可见突起的异型维管束及中央木心。

（4）气微，味微甘而苦涩。

传统经验认为，个大，质坚实，断面显云锦花纹者为佳。（见图15–18）

三、食用指南

中医学认为，何首乌性味苦、甘、涩，微温；归肝、心、肾经。具有补肝肾，益精血，乌须发，强筋骨的功效，对于血虚萎黄、眩晕耳鸣、须发早白、腰膝酸软、肢体麻木、崩漏带下、久疟体虚、高脂血症有一定的疗效。

1. 首乌泽泻粥

【配方】泽泻20克，制何首乌20克，粳米100克。

【制作】将泽泻与制何首乌研磨成粉末，与粳米一起入锅内，加适量清水，熬煮成稀粥即可。

【功用】预防高血压、高脂血症、冠心病和动脉粥样硬化。

2. 何首乌煨鸡

【配方】制何首乌30克（研末），鸡500克左右，油、盐、姜各适量。

【制作】将制何首乌用布包好，纳入洗净的鸡腹中，再将鸡放入锅内煨熟。最后，加入油、盐、姜等调味品，饮汤食鸡肉即可。

【功用】适用于年老肝肾阴虚、头晕眼花、失眠、脱肛、子宫脱垂。

3. 乌发豆

【配方】制何首乌、黑芝麻、生地、生侧柏、旱莲草、女贞子等各30克，川椒9克，大青盐12克，陈皮15克，黑豆500克。

【制作】以上诸药（除黑豆外）用水同煎两次，去渣留取药液。然后加洗净的黑豆入药液中，煮沸一直到药汁被黑豆吸尽，最后取出黑豆并晾干。

【功用】补肝肾，益精血，乌须发。适用于因肝肾精血亏虚等所导致的须发早白、脱发等症状。

4. 何首乌粥

【配方】制何首乌30克，大米100克，大枣5枚，白糖少许。

【制作】将首乌洗净，放入锅中，用冷水浸泡10~30分钟后，水煎取汁，加大米、大枣同煮为粥，待熟时调入白糖即成，每日1剂。

【功用】益气养血，滋补肝肾。适用于肝肾亏虚、须发早白、头目眩晕、耳聋耳鸣、腰膝酸软、遗精早泄、带下崩漏、大便秘结，以及高血压、高脂血症、冠心病等。

5. 何首乌煮鸡蛋

【配方】制何首乌100克，鸡蛋2只。

【制作】将制何首乌洗净，切块，把鸡蛋、制何首乌放入锅内，加适量清水煮沸至蛋熟。取出鸡蛋去壳，蛋再放入煮50分钟后取汤温服，食鸡蛋。

【用法】1日1次，连服15天。

【功用】补肝肾，益精血，抗早衰。适用于血虚体弱、头晕眼花、须发早白、未老先衰、遗精、脱发以及血虚便秘症等。

6. 何首乌煲牛肉

【配方】制何首乌15克，牛肉、黑豆各75克，龙眼肉、红枣若干，姜适量。

【制作】将黑豆在水中浸一夜，锅内加少许水将黑豆煮一下，去水，然后再加入8杯清水，将切成小块的牛肉及几片生姜放在锅内同煮，水沸时去掉肥油及泡沫，略煮一会便可以加入制何首乌、龙眼肉及红枣等。再用小火煮上1个多小时，便可以食用。

【功用】益精，补肝肾，强筋壮骨，补虚损。适用于胃弱脾虚、腰膝乏力等症。

7. 首乌粉

【配方】制何首乌250克，黑芝麻250克，怀山药250克。

【制作】将黑芝麻洗净，晒干，炒熟，研为细粉。将怀山药洗净，切片，烘干，研为细粉。将制何首乌片烘干，研为细粉，与芝麻粉、山药粉混合拌匀，装瓶备用。

【用法】每日2次，每次25克，入锅，用温开水调成稀糊状，置于火上炖熟。

【功用】健脾补肾，养血益精。适用于脾肾亏虚型贫血，症见面色萎黄或苍白、头晕、乏力、畏寒肢冷、腰膝酸痛、舌淡苔白、脉沉细。

四、食用禁忌

大便溏泄及有湿痰者不宜。

补阴药

熟地黄 Shu di huang

熟地黄为玄参科植物地黄 *Rehmannia glutinosa* Libosch. 的干燥块根经酒炖或蒸制而得的炮制加工品。

取生地黄，照酒炖法炖至酒吸尽，取出，晾晒至外皮黏液稍干时，切厚片或块，干燥，即得；或取生地黄，照蒸法蒸至黑润，取出，晒至约八成干时，切厚片或块，干燥，即得。

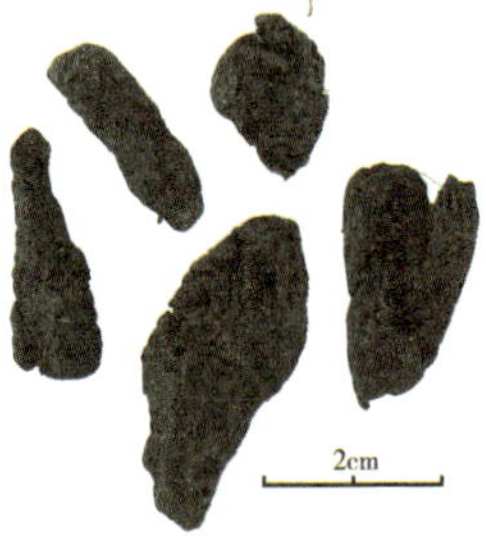

图15-19 熟地黄

一、典籍记载

《本草纲目》："填骨髓，长肌肉，生精血，补五脏、内伤不足，通血脉，利耳目，黑须发，男子五劳七伤，女子伤中胞漏，经候不调，胎产百病。"

《药品化义》："熟地，借酒蒸熟，味苦化甘，性凉变温，专入肝脏补血。因肝苦急，用甘缓之，兼主温胆，能益心血，更补肾水。……安五脏，和血脉，润肌肤，养心冲，宁魂魄，滋补真阴，封填骨髓，为圣药也。"

二、识别要点

（1）呈不规则的块片状。

（2）表面乌黑色，有光泽，黏性大。

（3）质柔软而带韧性，不易折断，断面乌黑色，有光泽。

（4）气微，味甜。

传统经验认为，块大，体重，断面乌黑色者为佳。（见图15–19）

三、食用指南

中医学认为，熟地黄性味甘，微温；归肝、肾经。具有补血滋阴，益精填髓等功效。对于血虚萎黄、心悸怔忡、月经不调、崩漏下血、肝肾阴虚、腰膝酸软、骨蒸潮热、盗汗遗精、内热消渴、眩晕耳鸣、须发早白有一定的疗效。

1. 地黄饮

【制作】熟地黄15克，水煎30~60分钟，取汁。

【用法】一日内分2~3次温服。

【功用】补血滋阴，益精填髓。可用于治疗腰膝酸软、遗精崩漏、目眩耳鸣之症。

2. 熟地老鸭煲

【配方】老鸭一只，熟地黄40克，大枣6枚。

【制作】将熟地黄、大枣放入老鸭腹腔中，加水和佐料适量，炖至鸭肉香烂即可。

【功用】润燥止咳，滋肾补肺。用于肺肾阴虚者。

3. 熟地粳米粥

【配方】熟地黄30克，粳米40克。

【制作】将熟地黄用纱布包好，放入砂锅中煮至药汁呈棕黄色，药香扑鼻时，放入粳米煮成粥，去熟地包即可食用。

【功用】滋阴养血。适用于血虚证。

4. 熟地粥

【配方】熟地黄10克，大米100克，白糖适量。

【制作】熟地黄过水洗，切细，用清水浸泡后，放锅里加水煎汁；大米洗净，倒入煎好的熟地黄水中，再加入适量清水煎熬，等粥熟时加入白糖调味，再煮片刻即可。

【用法】每日1剂。

【功用】益精明目，养阴补血。

5. 熟地酒

【配方】枸杞子30克，熟地黄60克，白酒1000毫升。

【制作】将枸杞子、熟地黄洗净，切碎，装入纱布袋内，扎紧袋口，置于坛内，加入白酒，密封坛口，每日振摇1次，7天后改为每周振摇1次。浸泡20天后即可饮用。

【用法】每次15毫升，1日2次。

【功用】补血养阴，滋肾益精。适用于精血不足、健忘、脱发、不孕等。

四、食用禁忌

脾胃虚弱、气滞痰多、泄泻者忌服。

《医学入门》："中满痰盛者慎用。"

《雷公炮炙论》："勿令犯铜铁器，令人肾消并白鬓发，损荣卫也。"

《本草从新》："气郁之人，能窒碍胸膈，用宜斟酌。"

鳖甲 Bie jia

鳖甲来源于鳖科动物鳖 *Trionyx sinensis* Wiegmann 的背甲。

全年均可捕捉，以秋、冬二季为多，捕后杀死，置沸水中烫至背甲上的硬皮能剥落时，取出，剥取背甲，除去残肉，晒干。

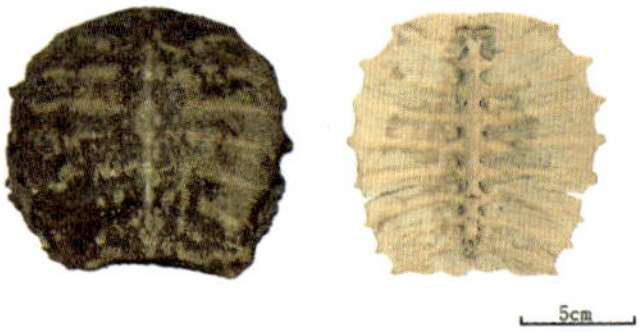

图15-20 鳖甲

一、典籍记载

《名医别录》："疗温疟，血瘕，腰痛，小儿胁下坚。"

《药性论》："主宿食、癥块、痃癖气、冷瘕、劳瘦，下气，除骨热，骨节间劳热，结实壅塞。治妇人漏下五色羸瘦者。"

《医学入门》："主劳疟、老疟、女子经闭，小儿痫疾。"

《本草纲目》："除老疟疟母，阴毒腹痛，劳复，食复，斑痘烦喘，妇人难产，产后阴脱，丈夫阴疮，石淋；敛溃痈。"

《本草衍义补遗》："补阴补气。"

二、识别要点

（1）呈椭圆形或卵圆形，背面隆起。

（2）外表面黑褐色或墨绿色，略有光泽，具细网状皱纹及灰黄色或灰白色斑点，中间有1条纵棱，两侧各有左右对称的横凹纹8条，外皮脱落后，可见锯齿状嵌接缝。

（3）内表面类白色，中部有突起的脊椎骨，颈骨向内卷曲，两侧各有肋骨8条，伸出边缘。

（4）质坚硬。气微腥，味淡。

传统经验认为，个大，甲厚，无残肉者为佳。（见图15-20）

三、食用指南

中医学认为，鳖甲性味咸，微寒；归肝、肾经。具有滋阴潜阳，软坚散结等功效。对于阴虚发热、骨蒸劳热、阴虚阳亢、头晕目眩、虚风内动、手足瘛疭、经闭、癥瘕、久疟疟母有一定的疗效。

1. 鳖甲炖鸡

【配方】鳖1只，母鸡1只，葱、姜、黄酒、食盐各适量。

【制作】鳖活杀，去内脏，洗净，切成小块；将母鸡、鳖甲置锅中，加清水500毫升，加葱、姜、黄酒、食盐等隔水清炖1小时即可。

【功用】滋阴壮水。适用于阳痿，属阴虚火旺型，伴五心烦热、小便短赤、大便干结、耳鸣腰酸者。

2. 鳖甲炖白鸽

【配方】鳖甲30克，白鸽1只，米酒少许。

【制作】将白鸽去毛和内脏洗净，并将鳖甲打碎，放入白鸽腹内，加米酒、清水各适量，放瓦盅内隔水炖熟即可。

【功用】滋养肝肾之阴。适用于肝肾不足之闭经。

四、食用禁忌

虚而无热者忌用

黄精 ○

Huang jing

黄精来源于百合科植物滇黄精 *Polygonatum kingianum* Coll. et Hemsl.、黄精 *Polygonatum sibiricum* Red. 或多花黄精 *Polygonatum cyrtonema* Hua 的干燥根茎。

春、秋二季采挖，除去须根，洗净，置沸水中略烫或蒸至透心，干燥。

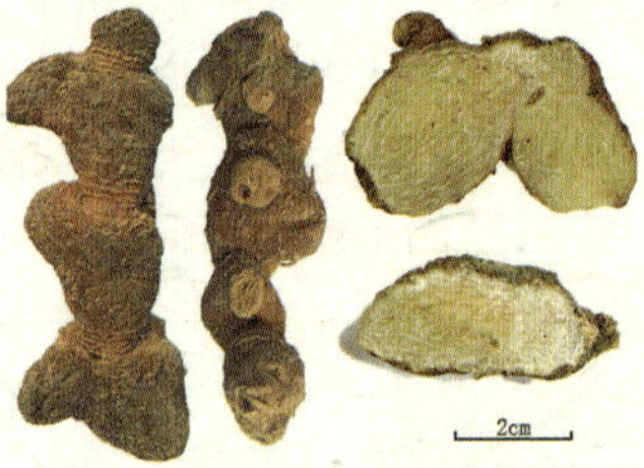

图15-21　黄精

一、典籍记载

《食疗本草》："黄精，凡生时有一硕，熟有三四斗，蒸之若生，则刺人咽喉。曝使干，不尔朽坏。根叶花实皆可食之，但相对者是，不对者名偏精。”

《本草求原》：“消黄气，黄精叶，煲鱼肉食。”

《备急千金要方》载黄精膏方：“黄精一石，去须毛，洗令净洁，打碎蒸，令好熟，押得汁，复煎去上游水，得一斗，内干姜末150克，桂心末50克，微火煎之。看色郁郁然欲黄，便去火待冷，盛不津器中，酒五合和，服二合，常未食前，日二服，旧皮脱，颜色变光，花色有异，眉须更改。欲长服者，不须和酒，内生大豆黄，绝谷食之，不饥渴，长生不老。”

二、识别要点

（1）呈肥厚肉质的结节块状、圆锥形或长条结节块状；饮片呈不规则的厚片。

（2）表面淡黄色至黄褐色，具环节，有皱纹及根痕，结节上侧茎痕呈圆盘状。

（3）质硬而韧，不易折断，断面角质，淡黄色至黄棕色，可见多数淡黄色筋脉小点。

（4）气微，味甜，嚼之有黏性。

传统经验认为，块大，肥润，色黄，断面透明，味甜者为佳。（见图15-21）

三、食用指南

中医学认为，黄精性味甘，平；归肺、脾、肾经。具有滋肾润肺，补脾益气的功效。用于阴虚肺燥、干咳痰少、消渴多饮、脾胃虚弱、脾气虚或脾阴不足、肾虚精亏、腰膝酸软、须发早白。

1. 黄精粥

【配方】黄精30克，粳米100克，冰糖适量。

【制作】先加适量水煎煮黄精取汁，加入粳米煮至完全熟透，加适量冰糖吃。

【功用】滋养脾肺。可用于治疗脾胃虚弱、阴虚肺燥。

2. 九转黄精膏（《太平惠民和剂局方》）

【配方】黄精、当归等份，蜂蜜适量。

【制作】水煎取浓汁，加蜂蜜适量，混匀，煎沸。

【用法】每次吃1~2匙。

【功用】黄精补益脾肾，益精血；当归协黄精补血。适用于老人身体虚弱、精血不足、早衰白发。

3. 党参黄精猪肚

【配方】党参、黄精各30克，山药60克，橘皮15克，糯米150克，猪胃1具，盐、姜、花椒少许。

【制作】将猪胃洗净。党参、黄精煎水取汁，橘皮切细粒，加盐、姜、花椒少许，一并与糯米拌匀。纳入猪胃，扎紧两端，置碗中蒸熟食。

【功用】党参、黄精补脾益气，山药滋养补脾，橘皮理气健胃。用于脾胃虚弱、少食便溏、消瘦乏力。

4. 黄精炖鸭

【配方】黄精30克，青鸭1只，食盐、味精、葱、姜各适量。

【制作】将黄精洗净，布包；青鸭去头杂，洗净，切块，两者同放锅中，加清水适量，同炖至鸭肉烂熟后，去药包，食盐、味精、葱、姜末等调味即成。

【用法】饮汤食肉，每剂分2~3次服完。

【功用】健脾益气，滋养五脏。适用于慢性胃炎导致的形体消瘦、营养不良。

5. 黄精炖冰糖

【配方】黄精60克，冰糖50克。

【制作】将黄精洗净切碎，与冰糖一起放炖盅内，加清水1碗，隔水炖2小时。

【用法】每日1剂，分2次于空腹时饮服。

【功用】补中益气，养阴生津，润肺和胃。适用于慢性支气管炎、肺结核、支气管哮喘、支气管扩张症等；亦可用于中老年人的日常保健。

四、食用禁忌

黄精性质滋腻，易助湿邪，因此脾虚有湿、咳嗽痰多及中寒泄泻者均不宜服用。

桑椹 Sang shen

桑椹来源于桑科植物桑 *Morus alba* L. 的干燥果穗。

4~6 月果实变红时采收，晒干，或略蒸后晒干。

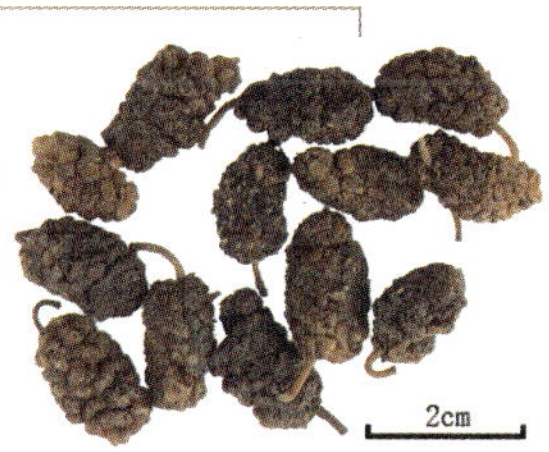

图15-22　桑椹

一、典籍记载

《本草拾遗》云：“利五脏关节，通血气，捣末，蜜和为丸。”

《滇南本草》云：“益肾脏而固精，久服黑发明目。”

《本草纲目》载：“捣汁饮，解酒中毒，酿酒服，利水气，消肿。”

《随息居饮食谱》记载：“滋肝肾，充血液，祛风湿，健步履，息虚风，清虚火。”

《闽南民间草药》记载：“鲜桑椹一至二两，水适量煎服。治心肾衰弱不寐，或习惯性便秘。”

二、识别要点

（1）为聚花果，由多数小瘦果集合而成，呈长圆形。

（2）表面黄棕色、棕红色或暗紫色，有短果序梗。

（3）小瘦果卵圆形，稍扁，外具肉质花被片4枚。

（4）气微，味微酸而甜。

传统经验认为，以果粒饱满，味酸甜，色泽暗紫者为佳。（见图15-22）

三、食用指南

中医学认为，桑椹性味甘、酸，寒；归心、肝、肾经。具有补血滋阴，生津润燥的功效。对于眩晕耳鸣、心悸失眠、须发早白、津伤口渴、内热消渴、血虚便秘有一定的疗效。

1. 桑椹芝麻糕

【配方】桑椹30克，黑芝麻60克，胡麻仁10克，糯米粉700克，粳米粉300克，白糖30克。

【制作】将黑芝麻放入锅内，文火炒香；桑椹、胡麻仁洗净后，放入锅内，加适量水，武火煮沸后，改文火煮20分钟，去渣留汁；再将糯米粉、粳米粉、白糖放入盆内，加药汁和适量水，揉成面团，做成糕，在每块糕上撒上黑芝麻，上笼蒸20分钟即可。

【功用】健脾和胃，补益肝肾。

2. 桑椹杞枣膏

【配方】桑椹、枸杞子、红枣（去核）各250克，白糖500克。

【制作】上料除白糖外加水煎成膏状，再加白糖搅拌溶化即可。

【用法】每日10~15克，温开水冲服。

【功用】适用于治疗肝肾阴虚所致的头晕目眩、腰膝酸软等病症。

3. 桑椹首乌汤

【配方】干桑椹30克，制首乌30克。

【用法】水煎取汁服用，每日1剂。

【功用】适用于肾虚须发早白、头目昏花、遗精等病症。

4. 桑椹茯苓粥

【配方】鲜桑椹100克，茯苓粉20克，糯米100克。

【制作】上三味一同入锅，加水适量煮成粥，作早餐食用。

【用法】每日1剂，连服10天。

【功用】适合于脱发患者。

5. 桑椹果酱

【配方】鲜桑椹250克，麦芽糖80克，白砂糖50克，柠檬半个，水100毫升。

【制作】先将柠檬挤出果汁备用；再将洗净后桑椹，加入白砂糖，用勺子边搅拌边将桑椹压碎，并充分混合，放入不锈钢锅中；再调入柠檬汁和水，中火煮滚，后改文火，并加入麦芽糖继续煮，边煮边用勺子搅拌，至酱汁稍浓稠状即可；待凉后装入干净的密封容器中，入冰箱冷藏。

【功用】养血滋阴，生津止渴，润肠通便。

6. 桑椹枣仁汤

【配方】干桑椹30克，炒枣仁15克。

【用法】水煎取汁，每晚服用，每日1剂，服1~3周。

【功用】适用于血虚失眠健忘者。

7. 鲜桑椹汁

【用法】鲜桑椹洗净，捣烂取汁，饮50毫升即可。

【功用】可解酒。

8. 山楂桑椹粥

【配方】山楂30克，桑椹15克，粳米30克。

【制作】将上述原料洗净后同放入锅内，加水适量，小火煮粥，调味即成。

【功用】补血滋阴，活血祛瘀。

四、食用禁忌

《神农本草经疏》:“脾胃虚寒作泄者勿服。”

枸杞子 Gou qi zi

枸杞子来源于茄科植物宁夏枸杞 *Lycium barbarum* L. 的干燥成熟果实。

夏、秋二季果实呈红色时采收，热风烘干，除去果梗；或晾至皮皱后，晒干，除去果梗。

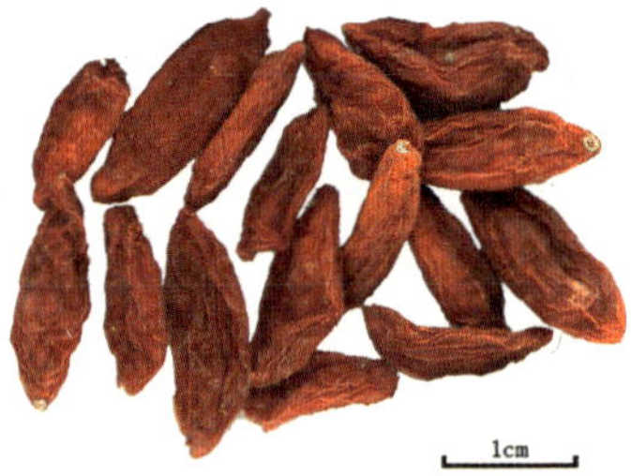

图15-23 枸杞子

一、典籍记载

《神农本草经》称枸杞子“久服坚筋骨，轻身不老，耐寒暑”。

《药性论》记载:“补益精，诸不足，易颜色，变白，明目……令人长寿。”

《神农本草经疏》记载:“为肝肾真阴不足，劳乏内热补益之要药……故服食家为益精明目之上品。”

《本草汇言》赞其“使气可充，血可补，阳可生，阴可长”。

《本草经集注》记载:“补益精气，强盛阴道。”

《食疗本草》曰:“坚筋耐老，除风，补益筋骨，能益人，去虚劳。”

《延年方》记载:“枸杞子二升，清酒二升，搦碎，更添酒浸七日，漉去滓，任情饮之。补虚，长肌肉，益颜色，肥健人。”

二、识别要点

（1）呈类纺锤形或椭圆形。

（2）表面红色或暗红色，顶端有小凸起状的花柱痕，基部有白色的果梗痕。

（3）果皮柔韧，皱缩；果肉肉质，柔润，种子20~50粒，类肾形，扁而翘，表面浅黄色或棕黄色。

（4）气微，味甜。

传统经验认为，以粒大，肉厚，种子少，色红，质柔软者为佳。（见图15-23）

三、食用指南

中医学认为，枸杞子性味甘，平；归肝、肾经。具有补肾益精，养肝明目，润肺止咳的功效。对于肝肾阴亏、腰膝酸软、头晕目眩、目昏多泪、虚劳咳嗽、消渴、遗精有一定的疗效。

1. 益寿枸杞子汤

【配方】枸杞子、龙眼肉、银耳、冰糖各15克。

【制作】银耳泡好，洗净，放入开水中烫一下；枸杞子、银耳上锅蒸熟；再将冰糖入烧开水的锅中使其溶化；然后加入枸杞子、龙眼肉、银耳煮片刻即可。

【功用】滋补身体，润肺养阴。

2. 杞菊草鱼

【配方】草鱼1尾（约750克），宁夏枸杞子15克，鲜菊花瓣30克，冬笋10克，火腿40克，猪网油1张，葱、姜、料酒、盐各适量。

【制作】草鱼去鳞、鳃、内脏，洗净，鱼体两边各划5刀，再用葱段、姜片、料酒、盐腌渍30分钟；将猪网油铺在案板上，鱼摆在网油一端，火腿片、冬笋片、枸杞子、菊花瓣，摆在鱼两边，然后用网油将鱼体包好，放入蒸盘上笼蒸30分钟；揭去网油装鱼入盘，撒上菊花即成。

【功用】补肝肾，明目，增强免疫力，促进造血功能，保肝，降血糖，抗衰老，抗肿瘤，抗突变，减肥。适用于慢性萎缩性胃炎、肥胖症、妊娠恶阻、男性不育，免疫力低下等。

3. 枸杞子桑椹粥

【配方】枸杞子5克，山药5克，桑椹5克，红枣5个，粳米100克。

【制作】粳米煮烂后，加入其他原料，小火熬煮半小时。

【功用】养肝明目，健脾益肾。

4. 杞精鹌鹑汤

【配方】枸杞子、黄精各30克，鹌鹑1只，葱、姜、盐、味精各适量。

【制作】将枸杞子、黄精装入去皮及内脏的鹌鹑腹内，放锅中，加水适量，放入生姜、大葱、盐，用文火炖2小时，加味精调味即可。

【用法】佐餐食，每日2次，每次150~200毫升。

【功用】补肾益精，养肝明目，具有提高智力和体力的作用。适用于肝肾不足，精血亏虚而致的性功能减退、遗精、早泄或疲劳乏力、腰膝酸软、眩晕健忘；健康人常食有助于强体魄，增智力，激发活力，提高记忆力。

5. 参杞烧海参

【配方】水发海参300克，枸杞子10克，党参10克，玉兰片50克，食用油35克，清汤75克，酱油20克，料酒15克，白糖、味精、淀粉、葱、花椒油各适量。

【制作】党参洗净切片，用水煮法提取党参浓缩液10毫升，其余蒸熟；海参顺直切块用沸水烫好；锅内放油35克，烧热，放入葱煸香，放入海参；加酱油、料酒、白糖、味精等略炒；加入清汤煮沸；至汤汁适宜时，加入党参浓缩液、枸杞子和玉兰片；用淀粉勾汁，淋上花椒油即可。

【功用】补脾胃，益精血。对体倦乏力、头晕眼花、腰膝酸软、阳痿遗精、小便频数、贫血、肺结核、慢性肝炎、糖尿病、神经衰弱等，都有较好的保健作用。也可作为癌症患者的辅助食疗。

6. 枸杞子鸡肉粥

【配方】枸杞子15克，香菇5朵，鸡胸肉半片，粳米半碗，葱2根，食用油2匙，酒、盐、葱各适量。

【制作】泡发香菇，去根蒂切丝备用；鸡胸肉洗净切块，放入汤锅中，加水、酒和适量盐，煮至鸡肉熟透，捞出撕成丝状；鸡汤中加入粳米，用中火炖煮，沸后加入枸杞子煮粥；炒锅置火上，放入油烧热，下入香菇丝爆香备用。粥煮熟后加入香菇丝、鸡丝、葱末，继续以小火熬煮至沸即可。

【功用】温中益气，补精填髓，健脑益智。

7. 枸杞子黄芪乳鸽汤

【配方】枸杞子、黄芪各15克，乳鸽1只，盐适量。

【制作】枸杞子、黄芪洗净，与乳鸽肉块一起用布包好，放入注水的砂锅中，炖熟，去药渣，加盐，吃肉喝汤。

【功用】补益肾气。适用于肾气亏损者。

8. 五味枸杞子饮

【配方】醋炙五味子、枸杞子各100克，糖或冰糖适量。

【制作】将醋炙五味子、剪碎的枸杞子同放入洁净耐热的容器中，冲入沸水1500毫升，盖严，浸泡3日，加白糖或冰糖备用。

【用法】可代茶频饮，用量不限。

【功用】养阴润燥，敛汗除烦，滋补心肾。适用于糖尿病、甲状腺功能亢进症、高脂蛋白血症、神经衰弱、急慢性肝炎等；亦可用于夏秋季日常保健。

9. 枸杞子酒

【配方】生枸杞子750克，米酒3000毫升。

【制作】将枸杞子洗净，干燥，研碎，放入酒坛中浸泡，封存7日，开封，滤去渣，取酒备用。

【用法】开始每次可以饮酒50毫升，数日后可不必刻意限量，以舒适为度。

【功用】平补肝肾阴阳，温通经脉，和血行气，明目健身。适用于体质虚弱、病体康复者及中老年人保健强身。

四、食用禁忌

外邪实热、脾虚有湿及泄泻者忌服。

《神农本草经疏》："脾胃薄弱，时时泄泻者勿入。"

《本草汇言》："脾胃有寒痰冷癖者勿入。"

《本经逢原》："元阳气衰，阴虚精滑之人慎用。"

百合○

Bai he

百合来源于百合科植物卷丹 *Lilium lancifolium* Thunb.、百合 *Lilium brownii* F. E. Brown var. *viridulum* Baker 或细叶百合 *Lilium pumilum* DC. 的干燥肉质鳞叶。

秋季采挖，洗净，剥取鳞叶，置沸水中略烫，干燥。

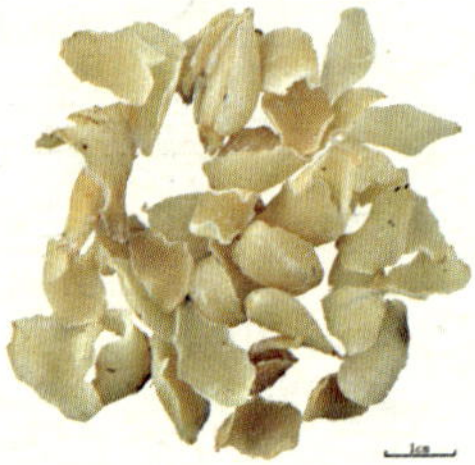

图15-24 百合

一、典籍记载

《神农本草经》："主邪气腹胀、心痛。利大小便，补中益气。"

《名医别录》："除浮肿胪胀，痞满，寒热，通身疼痛，及乳难。喉痹，止涕泪。"

《药性论》："除心下急、满、痛，治脚气，热咳逆。"

《食疗本草》："主心急黄。"

《日华子诸家本草》："安心，定胆，益志，养五脏。"

《本草衍义》：“治伤寒坏后百合病。”

《本草蒙筌》：“除时疫咳逆。”

《医学入门》：“治肺痿，肺痈。”

《本草纲目拾遗》：“清痰火，补虚损。”

二、识别要点

（1）呈长椭圆形，顶端稍尖，基部较宽，边缘薄，微波状，略向内弯曲。

（2）表面类白色、淡棕黄色或微带紫色，有数条纵直平行的白色维管束。

（3）质硬而脆，断面较平坦，角质样。

（4）气微，味微苦。

传统经验认为，肉厚，干燥，无杂质，半透明者为佳。（见图15-24）

三、食用指南

中医学认为，百合性味甘，微寒；归肺、心、胃经。具有养阴润肺，清心安神的功效。对于阴虚燥咳、劳嗽咯血、虚烦惊悸、失眠多梦、精神恍惚有一定的疗效。

1. 百合粥

【配方】百合粉50克，粳米60克，糖适量。

【制作】先将百合与米分别淘洗干净，放入锅内，加水，用小火煨煮。等百合与粳米熟烂时，加糖适量，即可食用。

【功用】对中老年人及病后身体虚弱而有心烦失眠、低热易怒者尤为适宜。另外在百合粥内加入银耳，有较强的滋阴润肺之用；加入绿豆，可加强清热解毒之效。

2. 百合煎

【配方】取百合粉30克，麦冬9克，桑叶12克，杏仁9克，蜜炙枇杷叶10克。

【制作】加水煮。

【功用】养阴解表，润肺止咳。

3. 蜂蜜蒸百合

【配方】百合12 克，蜂蜜30克。

【制作】将百合洗净，切片，与蜂蜜拌和均匀，放盘内，上蒸锅大火蒸令熟软即可。

【用法】时时含数片，咽津，嚼食。

【功用】补肺润燥，清心安神。适用于秋季上呼吸道感染、肺结核、神经衰弱、妇女更年期综合征、习惯性便秘等；亦可用作妇女的日常保健食品，或作为秋季预防上呼吸道感染的食疗品。

4. 百合炒肉

【配方】百合粉50克，里脊片50克，盐、蛋清、淀粉各适量。

【制作】上述原料用盐、蛋清、湿淀粉拌和，同入油锅翻炒至热，加入适量的调味品即成。

【功用】此菜味醇而不腻，脆甜清香，具有补益五脏、养阴清热的作用。胃口不开、食欲下降者食用此菜，能增进食欲。

5. 百合茶

【配方】百合10克，白糖（牛奶、蜂蜜）适量。

【用法】加200毫升开水即可饮用。

6. 冰糖炖百合

【配方】百合、冰糖各60克，款冬花15克。

【制作】将百合洗净后，一瓣瓣撕开，与款冬花一同放入砂锅内，加水适量。文火炖，快熟时，加入冰糖，炖至百合熟烂时即可服食。

【功用】润燥清火，清心养肺。适用于肺燥干咳、心烦口渴等症。

四、食用禁忌

风寒痰嗽，中寒便滑者忌服。

《本经逢原》："中气虚寒，二便滑泄者忌之。"

《本草求真》："初嗽不宜遽用。"

北沙参 Bei sha shen

北沙参来源于伞形科植物珊瑚菜 *Glehnia littoralis* Fr.Schmidt ex Miq. 的干燥根。

夏、秋二季采挖，除去须根，洗净，稍晾，置沸水中烫后，除去外皮，干燥；或洗净后直接干燥。

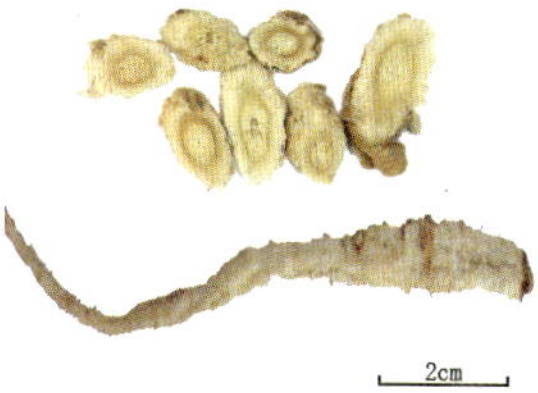

图15-25 北沙参

一、典籍记载

《本草从新》："专补肺阴，清肺火，治久咳肺痿。"

《饮片新参》："养肺胃阴，治劳咳痰血。"

《东北药用植物志》："治慢性支气管炎、肺结核、肺膨胀不全、肺脓疡等。"

《中药志》："养肺阴，清肺热，祛痰止咳。治虚劳发热，阴伤燥咳，口渴咽干。"

《野生药用植物图说》："捣敷肿痛，可消肿，拔毒，生肌。"

二、识别要点

（1）呈细长圆柱形，上端稍细，中部略粗，下部渐细，顶端常留有黄棕色根茎残基。

（2）表面淡黄白色，稍粗糙，不去外皮的表面黄棕色；全体有细纵皱纹和纵沟，并有棕黄色点状细根痕。

（3）质硬而脆，断面皮部浅黄白色，木部黄色。

（4）气特异，味微甜。

传统经验认为，根条细长，圆柱形，均匀，质坚，外皮白净者为佳。（见图15-25）

三、食用指南

中医学认为，北沙参性味甘、微苦，微寒；归肺、胃经。具有养阴清肺，益胃生津的功效。对于肺热燥咳、劳嗽痰血、胃阴不足、热病津伤、咽干口渴有一定的疗效。不宜与藜芦同用。

1. 杏仁北沙参雪梨汤

【配方】大杏仁150克，北沙参15克，雪梨500克，冰糖60克。

【制作】将北沙参用清水冲洗干净，将大杏仁用清水浸泡一夜，雪梨切块，备用。将北沙参、大杏仁和雪梨块一起放进已煲滚的水中，煮沸。转文火，继续煲约50分钟，放入冰糖，即可饮用。

2. 北沙参麦冬瘦肉汤

【配方】麦冬6克，北沙参5克，瘦肉约50克，生姜1片，盐少许（1人份）。

【制作】将瘦肉剁成肉泥与洗好的麦冬、北沙参、生姜片一起放入炖盅，加入适量的水，盖上盖，上锅蒸，待锅出蒸汽后改为小火蒸40分钟，调入适量的盐即可。

【功用】滋养肺阴，润肺止咳。适用于肺阴虚干咳少痰者。

四、食用禁忌

风寒作嗽及肺胃虚寒者忌服；风寒咳嗽及中寒便溏者禁服；痰热咳嗽者慎服。

《本草从新》："恶防己。反藜芦。"

天冬 Tian dong

天冬来源于百合科植物天冬 *Asparagus cochinchinensis*（Lour.）Merr. 的干燥块根。

秋、冬二季采挖，洗净，除去茎基及须根，置沸水中煮或蒸至透心，趁热除去外皮，洗净，干燥。

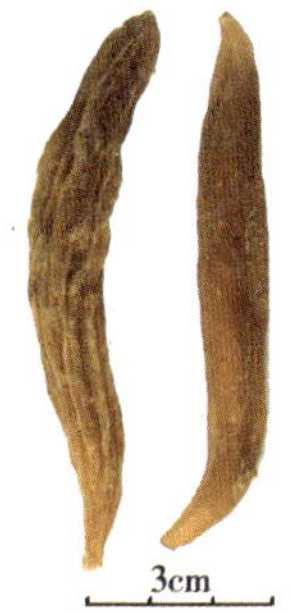

图15-26 天冬

一、典籍记载

《张氏医通》治肺胃燥热，痰涩咳嗽："天门冬（去心）、麦门冬（去心）等份。上两味熬膏，炼白蜜收，不时噙热咽之。"

《医学正传》治血虚肺燥，皮肤拆裂，及肺痿咳脓血证："天门冬新掘者不拘多少，净洗，去心、皮，细捣，绞取汁用砂锅慢火熬成膏。每用一二匙，空心温酒调服。"

《备急千金要方》治健忘："天冬、远志、茯苓、干地黄各等份。为末，蜜丸。酒服二十丸如梧子，日三服。加至三十丸，常服之勿绝。"

《外科精义》治口疮连年不愈："天门冬（去心）、麦门冬（去心）、玄参各等份。共为细末，炼蜜为丸，如弹子大。每服一丸，噙化。"

《御药院方》治目能远视，不能近视："天门冬（去心）、地黄（焙干）各四两，枳壳（去穰）、菊花各三两。共为细末，炼蜜为丸，如桐子大。每服百丸，食后清茶送下。"

《普济方》治女子白带："天门冬捣汁，井花水调服。"

二、识别要点

（1）呈长纺锤形，略弯曲。

（2）表面黄白色至淡黄棕色，半透明，偶有残存的灰棕色外皮，对光透视，可见中央有一条不透明的细木心。

（3）质硬或柔润，有黏性，断面角质样，中柱黄白色。

（4）气微，味甜、微苦。

传统经验认为，条粗壮，色黄白，半透明，干燥无须者为佳。（见图15–26）

三、食用指南

中医学认为，天冬性味甘、苦，寒；归肺、肾经。具有养阴润燥，清肺生津的功效。对肺燥干咳、顿咳痰黏、腰膝酸痛、骨蒸潮热、内热消渴、热病津伤、咽干口渴、肠燥便秘有一定的疗效。

1. 天冬枸杞子粥

【配方】天冬30克，枸杞子15克，粳米90克。

【制作】将天冬、枸杞子用温开水浸泡五分钟，清水冲洗干净，加水煎取浓汁，待用。把粳米清洗干净，倒入锅内，加入天冬、枸杞子汁，置于火上煮成粥，食之。每日分两次服食。

【功用】益肾养阴。适用于肺肾阴虚者。

2. 天冬板蓝根茶

【配方】天冬5克，板蓝根3克，绿茶3克。

【用法】用250毫升开水冲泡后饮用。可加冰糖。

【功用】清热养阴，解毒。用于热病发热、口烦渴、咽喉肿痛、扁桃体炎、口舌生疮。

3. 天冬黄酒

【配方】新鲜天冬50克，黄酒适量。

【制作】取新鲜天冬洗净，用榨汁机绞榨取汁，加适量黄酒冲服。

【用法】每日1~2次。

【功用】滋阴清热，行血祛痰。可用于辅助治疗乳腺结节或乳腺癌属痰瘀热结者（症状为乳腺结节或乳腺肿块，乳头回缩，咽干口渴，咳嗽咳痰，大便干结，舌质红等）。

4. 天冬黑豆粥

【配方】天冬、黑豆、黑芝麻各30克，糯米60克，冰糖适量。

【制作】将天冬、黑豆、黑芝麻及糯米洗干净，放入砂锅，加水适量，同煮成粥。待粥将熟时，加入冰糖，再煮1~2沸即可。

【用法】每日2次，5~7日为1疗程。也可随意食，温热服。

【功用】益肝补肾，滋阴养血，固齿乌发，延年益寿。适用于头晕目眩、目暗耳鸣、发白枯落、面色早枯、腰酸腿软、神经衰弱以及肠燥便秘等症。

5. 天冬茶

【配方】天冬10克，绿茶3克。

【用法】用300毫升开水冲泡后饮用，可加冰糖。

【功用】滋阴润燥，清肺降火；抗菌，抗肿瘤。用于阴虚发热、咳嗽吐血、肺痈、咽喉肿痛、消渴、便秘、乳房肿瘤。

6. 天冬炖肉

【配方】鲜天冬60克，猪瘦肉500克，精盐、料酒、葱花、姜丝、胡椒粉各适量。

【制作】将猪肉洗净，放入沸水锅中焯去血水，捞出切成块状，天冬洗净泥沙后切片，葱切段，姜切片。将肉、天冬、葱、姜、料酒、盐一并入锅，注入适量清水。武火烧沸，撇去浮沫。文火炖至猪肉熟烂。捞出肉块放入碗内，盛入汤，用盐、胡椒粉调味即成。

【功用】天冬含多种有效成分，具养阴清热、润肺滋肾的功效。猪瘦肉补中益气、润燥。二者组成此菜养阴润燥、滋肺肾。用于治乳汁不通、咽喉肿痛、消渴等症。药理研究证明，天冬能升高白细胞计数，增强巨噬细胞吞噬功能。常食此菜能提高人体抗病能力，补益强壮。

7. 天冬人参炖鸡

【配方】乌鸡1只，人参9克，天冬20克，鹌鹑蛋10只，白酒少许。

【制作】将鹌鹑蛋煮熟，去壳待用。将人参和天冬切成薄片，待用。乌鸡洗净，鸡头鸡脚全纳入鸡体内，将鸡放入炖盅，把人参和天冬放在鸡上，倒适量清水，隔水大火炖2小时，加入白酒和鹌鹑蛋，再炖40分钟就行。

【用法】佐餐食用，每日1~2次。

【功用】补益气血。适用于气血不足之面色无华、乏力者。

8. 天冬猪瘦肉汤

【配方】天冬15克，冬笋250克，香菇3个，鸡蛋2枚，萝卜250克，猪瘦肉50克，花生油30克，鱼露、酱油各适量。

【制作】猪瘦肉洗净，切小片；天冬、香菇洗净，用水泡软切碎。冬笋、萝卜洗净切碎；鸡蛋炒熟切碎。用花生油起油锅，将上料放入锅内稍炒片刻，下鱼露、酱油等调料加清水适量，再煎煮至上料熟透。

【用法】饮汤吃全部用料，每天1料。

【功用】强壮身体，润泽肌肤。用于皮肤粗糙、早衰、操劳过度过早出现皱纹、头发早白。

四、食用禁忌

虚寒泄泻及风寒咳嗽者禁服。

龟甲

Gui jia

龟甲来源于龟科动物乌龟 *Chinemys reevesii*（Gray）的背甲及腹甲。

全年均可捕捉，以秋、冬两季为多，捕捉后杀死或用沸水烫死，剥取背甲及腹甲，除去残肉，晒干。

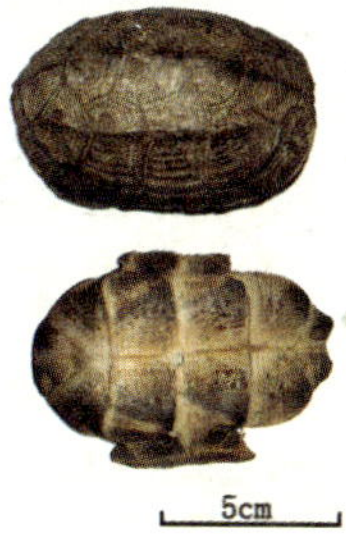

图15-27 龟甲

一、典籍记载

《本草纲目》称“龟、鹿皆灵而有寿。龟首常藏向腹，能通任脉，故取其甲以补心、补肾、补血，皆以养阴也”。

《神农本草经》记载：“味咸，平。主治漏下赤白，破癥瘕，痎疟，五痔，阴蚀，湿痹，四肢重弱，小儿囟不合。”

《名医别录》记载：“主治头疮难燥，女子阴疮及惊恚气，心腹痛不可久立，骨中寒热，伤寒劳复，或肌体寒热欲死，以作汤良。久服益气资智，亦使人能食。”

《药性论》记载：“龟甲，臣，味甘，平，有小毒。主百邪鬼魅，治妇人带下，除腹内血积聚伏坚相引结痛。”

《日华子诸家本草》记载：“臣，平，无毒。主五脏邪气，杀百虫毒，消百药毒，续人筋骨。”

《本草分经》记载：“咸，寒，至阴。通心入肾，补阴清热，治一切阴虚血弱之症。能通任脉。”

二、识别要点

（1）背甲与腹甲由甲桥相连，背甲稍长于腹甲，与腹甲常分离。

（2）背甲呈长椭圆形拱状；外表面棕褐色或黑褐色，脊棱3条；颈盾1块；椎盾5块；肋盾两侧对称，各4块；缘盾每侧11块；臀盾2块。

（3）腹甲呈板片状，近长方椭圆形；外表面淡黄棕色至棕黑色，盾片12块，每块具紫褐色放射状纹理；内表面黄白色至灰白色，可见骨板9块。呈锯齿状嵌接；前端钝圆或平截，后端具三角形缺刻，两侧残存呈翼状向斜上方弯曲的甲桥。

（4）质坚硬。气微腥，味微咸。醋龟甲质松脆，微有醋香气。

传统经验认为，块大，完整，洁净，无腐肉者为佳。（见图15–27）

三、食用指南

中医学认为，龟甲性味咸、甘，微寒；归肝、肾、心经。具有滋阴潜阳，益肾强骨，养血补心，固经止崩的功效。对于阴虚潮热、骨蒸盗汗、头晕目眩、虚风内动、筋骨痿软、心虚健忘、崩漏经多有一定的疗效。

1. 龟甲陈皮粥

【配方】龟甲30克，陈皮5克，大米100克。

【制作】先将龟甲用清水洗净，去除污物及杂质，然后打成碎粒，用清水将陈皮洗净，用刀切成细丝备用，大米用清水洗净，将龟甲碎粒放进砂锅内，加进适量的清水，用武火煮药汁，当药汁煎好后，去除药渣，然后加入大米、陈皮丝，先用武火煮沸后，改用文火煮粥，煮至大米稠烂即可。

【功用】滋阴益肾。

2. 龟甲杜仲猪尾汤

【配方】龟甲25克，炒杜仲30克，猪尾600克，盐1小匙。

【制作】将猪尾、龟甲、炒杜仲放入炖锅，加1800毫升水大火煮开后改小火炖40分钟，加盐调味即可。

【功用】增强身体平衡能力，提高免疫能力。

3. 黄芪山药龟甲汤

【配方】黄芪、山药、龟甲各30克。

【制作】先将龟甲煎1~2小时，再加入山药、黄芪同煎，去渣留汁，备用。

【用法】每日早晚，分2次温服。

【功用】适用于大量蛋白尿及水肿久治不消者。

4. 龟甲海参汤

【配方】猪脊髓、核桃仁各200克，水发海参300克，龟甲180克，食盐、黄酒、味精、葱、姜各适量。

【制作】把海参洗净，切成细丝状；猪脊髓洗净，除去血筋，和海参一起用沸水焯一遍，捞出；龟甲清洗干净，核桃仁去内衣，葱切段、姜切片。把猪脊髓、海参丝、葱段、姜片、龟甲、核桃仁放入锅中。加入适量清水，用大火烧开，再用小火煨煮1小时左右，捞去锅中葱、姜、龟甲，调入黄酒、食盐、味精即可。

【功用】补髓养阴，益肾健骨，补肾养血。

5. 龟甲紫河车膏

【配方】龟甲300克，紫河车200克，红糖500克，阿胶适量。

【制作】将紫河车用清水漂洗干净，切块；龟甲捣碎，同放砂锅中，加清水适量，文火煎煮，过滤取汁。将滤取的药液用文火煎煮浓缩至200毫升左右，再投入捣碎的阿胶搅拌使其溶化，最后加入红糖收膏，阴凉处贮存备用。

【用法】每次2匙，每日3次，空腹温开水冲服。

【功用】补气滋阴，养血益精充脑。适用于脑动脉硬化症。

6. 龟甲炖鸡肉煲

【配方】鸡肉350克，香菇15克，高丽参8克，龟甲6克，姜10克，盐适量。

【制作】将香菇泡发至透，去蒂，鸡肉斩块汆水，高丽参、龟甲洗净泡发，姜切片待用。锅内放入清水、龟甲、高丽参、姜片、鸡块、香菇，大火烧开转小火炖50分钟后加盐调味即可。

【功用】益气养血，滋阴补肾。

7. 龟甲淡菜汤

【配方】龟甲18克，淡菜9克，鸡蛋黄（生用）1枚，阿胶6克。

【制作】用清水500毫升煮龟甲、淡菜至200毫升。去渣后加入阿胶，炖化后加入鸡蛋黄入汤中，熟后即可服用。

【功用】滋补肝肾。

四、食用禁忌

孕妇不宜服用龟甲。

肾虚而无热者、阳虚泄泻者不宜服用龟甲。脾胃虚寒或内有寒湿者慎用。

麦冬 Mai dong

麦冬来源于百合科植物麦冬 *Ophiopogon japonicus* （L.f）Ker-Gawl. 的干燥块根。

夏季采挖，洗净，反复暴晒、堆置，至七八成干，除去须根，干燥。

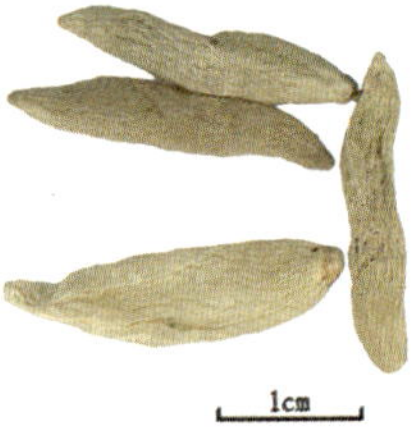

图15-28 麦冬

一、典籍记载

《神农本草经》将麦冬列为养阴润肺的上品，认为其“久服轻身，不老不饥”。

《本草拾遗》说麦冬能“清胃，除虚热，生津，治劳损”。

《本草分经》称麦冬“甘、微苦，微寒。润肺清心，泻热生津，化痰止呕，治嗽行水”。

《本草汇言》中记载：“麦门冬，味甘、微苦，性微寒，归心、肺、胃经，为清心润肺之药。”

《珍珠囊》中记载：“治肺中伏火，生脉保神。”

《本草正义》中记载：“麦冬，其味大甘，膏脂浓郁，故专补胃阴，滋津液，是甘药补益之上品。”

《本草新编》中记载：“麦门冬，泻肺中之伏火，清胃中之热邪，补心气之劳伤，止血家之呕吐，益精强阴，解烦止渴，美颜色，悦肌肤，退虚热，解肺燥，定咳嗽，真可持之为君而又可借之为臣使也。”

二、识别要点

（1）呈纺锤形，两端略尖，长1.5~3厘米，直径0.3~0.6厘米。

（2）表面黄白色或淡黄色，有细纵纹。

（3）质柔韧，断面黄白色，角质样，半透明，中心有一细小木心。

（4）气微香，味甘、微苦。

传统经验认为，个大，色黄白，半透明，质柔，气味浓者为佳。（见图15-28）

三、食用指南

中医学认为，麦冬性味甘、微苦，微寒；归胃、肺、心经。有养阴润肺，益胃生津，清心除烦的功效，对于肺燥干咳、阴虚痨嗽、喉痹咽痛、津伤口渴、内热消渴、心烦失眠、肠燥便秘等症有一定的疗效。

1. 麦冬粥

【配方】大米100克，麦冬15克，鲜竹叶10克。

【制作】将麦冬、鲜竹叶洗净，用干净的纱布包住，封口，加水进行煎煮，去渣取汁，在药汁中加入大米煮成粥即可。

【用法】每天服1剂。

【功用】泻热除烦，化痰，润肺清心。

2. 麦冬石斛瘦肉汤

【配方】猪瘦肉60克，麦冬15克，石斛10克，大枣4个。

【制作】将猪瘦肉洗净，切块，石斛、麦冬、大枣（去核）洗净。将所有材料一起放入锅内，加适量清水，武火煮沸后，文火煲1~2小时，调味即可。

【功用】清热养胃，生津止渴。适用于糖尿病属胃阴不足者，症见烦渴多饮、口干舌燥、小便多、大便秘结等。

3. 麦冬枸杞子炒猪肉

【配方】枸杞子30克，瘦猪肉30克，花生米30克，麦冬10克，鸡蛋5个，盐、湿淀粉、味精各适量。

【制作】将花生米煮熟，枸杞子洗净，入沸水中汆一下。麦冬洗净，入沸水中煮熟，切成碎末，瘦猪肉切丁，鸡蛋打在碗内，加少许盐打匀，放入蒸锅内隔水蒸熟，冷却后将蛋切成粒状。锅置旺火上，放花生油，把肉丁炒熟，倒进蛋粒、枸杞子、麦冬碎末，炒匀，放盐及湿淀粉，加味精调味，最后放入花生米即成。

【用法】每日2次。

【功用】滋补肝肾，增强体质，防病延年。适用于慢性肝炎、早期肝硬化的辅助治疗。

4. 百合麦冬汤

【配方】百合30克，麦冬15克，猪瘦肉50克，调味品适量。

【制作】将百合、麦冬、猪瘦肉分别洗净，猪肉切块，将所有材料一起放入锅中，加适量水，大火煮沸转小火煲煮1小时，加调味品调味即成。

【功用】润肺降气，滋阴养胃。适用于胃阴不足、胃气上逆所致的呃逆。

5. 麦冬党参兔肉汤

【配方】党参、怀山药各25克，麦冬15克，兔肉750克，红枣12个，盐适量。

【制作】将党参、山药、麦冬、红枣清洗干净，红枣去核，兔肉洗净，切块，入锅中，用滚水煮3分钟，再洗净。将兔肉与药材一起放进砂锅内，加入清水3000毫升（约12碗水量），武火煲沸改文火煲约3个小时，加入适量食盐调味即可。

【功用】滋阴补气，养神培元。

6. 沙参麦冬茶

【配方】沙参8克，麦冬、桑叶各6克。

【制作】将上三味共置保温杯中，以沸水适量冲泡，盖闷15分钟，代茶频饮。

【用法】每日1剂。

【功用】润肺，清燥，止咳。适用于肺热阴虚、久咳不已、咽燥无痰或痰涎黏稠而少、不易咯出，伴有虚热、盗汗者。

7. 麦冬半夏汤

【配方】麦冬12克，半夏6克，太子参30克，甘草3克，粳米15克，大枣6克。

【制作】将上述药材一起放入锅内，加适量清水，大火煮沸转小火煎煮30分钟，倒出药汁，再加入清水煎煮30分钟，两次共煎取药汁300毫升。

【用法】每日1剂，早、晚温服。

【功用】养阴润燥，和胃止呕。适用于胃阴不足所致胃失濡养，和降失职之呕吐者。

8. 山药麦冬老鸭煲

【配方】鲜山药120克，麦冬10克，人参2克，鸭1只，百部10克，葱、生姜、盐、味精、料酒各适量。

【制作】将鸭活杀后去毛及内脏，洗净，沸水中去血水后捞出，切块，将山药、麦冬、人参、百部、鸭块一起放入砂锅，撒上葱、生姜、盐、味精、料酒。加适量清水，先用武火煮沸，再改用小火煲汤。

【功用】补中益气，养阴润肺，抗痨。适用于肺结核气阴两虚，症见咳嗽痰少、倦怠少气、口干少津、骨蒸潮热、食欲不振等。

四、食用禁忌

脾胃虚寒泄泻，胃有痰饮湿浊、暴感风寒咳嗽者忌服。气弱胃寒的患者禁用。

《本草经集注》："恶款冬、苦瓠。畏苦参……"

玉竹 Yu zhu

玉竹来源于百合科植物玉竹 *Polygonatum odoratum* (Mill.)Druce 的干燥根茎。

秋季采挖，除去须根，洗净，晒至柔软后，反复揉搓、晾晒至无硬心，晒干；或蒸透后，揉至半透明，晒干。

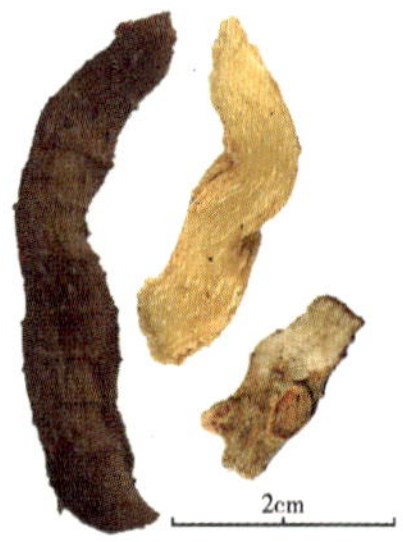

图15-29 玉竹

一、典籍记载

《神农本草经》："治中风暴热，不能动摇，跌筋结肉，诸不足。久服去面皯，好颜色，润泽。"

《名医别录》："主心腹结气虚热，湿毒腰痛，茎中寒，及目痛眦烂泪出。"

《药性论》："主时疾寒热，内补不足，去虚劳客热，头痛不安。"

《本草拾遗》："主聪明，调血气，令人强壮。"

《四声本草》："补中益气。"

《日华子诸家本草》："除烦闷，止渴，润心肺，补五劳七伤，虚损，腰脚疼痛，天行热狂。"

《滇南本草》："补气血，补中健脾。"

《本草纲目》："主风温自汗灼热，及劳疟寒热，脾胃虚乏，男子小便频数，失精，一切虚损。"

《广西中药志》："养阴清肺润燥。治阴虚，多汗，燥咳，肺痿。"

二、识别要点

（1）略呈扁长圆柱形，少有分枝，直径0.3~1.6厘米。

（2）表面黄白色或淡黄棕色，半透明，具纵皱纹、微隆起的波状环节、白色圆点状的须根痕和圆盘状茎痕。

（3）质硬而脆或稍软，易折断，断面黄白色，角质样或显颗粒性，可见散在的筋脉点。

（4）气微，味甘，嚼之发黏。

传统经验认为，条长，肥壮，色黄白，光润，半透明，味甜者为佳。（见图15–29）

三、食用指南

中医学认为，玉竹性味甘，平；归肺、胃经。具有滋阴润肺，养胃生津功效。对于治疗燥咳、劳嗽、热病阴液耗伤之咽干口渴、内热消渴、阴虚外感、头昏眩晕、筋脉挛痛等有一定的疗效。

1. 葱白生姜玉竹饮

【配方】玉竹30克，葱白5段，生姜3片，淡豆豉10克。

【制作】上述药材洗净后放入清水500毫升，煮20分钟后即可饮用。

【功用】疏风解表，滋阴发汗。对于初期的阴虚感冒表现为口干、头痛、鼻塞等症状较为有效。

2. 玉竹无花果煲瘦肉

【配方】瘦肉250克，玉竹50克，无花果2个，盐适量。

【制作】瘦肉洗净后切成小块备用，无花果、玉竹洗净后加入清水2000毫升，煮开后文火煮1小时下盐调味即可。

【功用】润肺止咳。适用于感冒后表现为干咳或痰黏、咽痒、口舌干、鼻干等证属阴虚咳嗽者。

3. 玉竹冲饮

【配方】玉竹250克，白糖300克。

【制作】将玉竹洗净放入锅内，以冷水泡透，加水适量煎煮，每20分钟取药汁1次，共煎取3次，弃渣，合并汁液，再以小火煎煮浓缩至黏稠状时，停火，拌入干燥白糖吸净药液后，起锅晒干或烘干，碾压粉碎，装瓶备用。

【用法】每次取10克，以沸水冲服，每日3次，连服数天。

【功用】滋阴生津，润燥止渴。适用于阴虚津亏，燥热内生之烦热口渴、渴喜冷饮、咽燥唇裂、干咳少痰、咳甚胸痛、尿少短黄、大便燥结等；亦可用于夏秋季日常保健。

4. 玉竹润肤膏蜜

【配方】玉竹1000克，白蜜250克。

【制作】先将玉竹洗净，切碎，置砂锅中加清水至满，煎煮1小时，滤汁后，再加清水复煎30分钟，反复煎煮3次，将滤汁加热浓缩至稠糊状时，加入白蜜收膏（即煮至液面滴水成珠即得），装瓶备用。

【用法】每次于空腹时用温开水调服30克，每日早、晚各1次。

【功用】养阴生津，补肺益胃，润肤通肠。适用于津亏阴伤之皮肤干燥、面色萎黄、口咽干燥、烦渴喜饮、大便燥结难解等；亦可用于夏秋季日常保健。

5. 玉竹粥

【配方】玉竹15~20克，粳米100克，冰糖适量。

【制作】先煎玉竹，去渣取汁后入粳米煮粥，粥熟后，放入冰糖，稍煮即可。

【用法】每日1剂，分2次于空腹时食用。

【功用】滋阴润肺，生津止渴。适用于发热性疾病、肺结核、糖尿病、甲状腺功能亢进、尿崩症、癌症放疗并发症等；亦可用于夏秋季日常保健。

四、食用禁忌

胃有痰湿气滞者忌服。

《本草崇原》："阴病内寒，此为大忌。"

《本草备要》："畏咸卤。"

女贞子

Nü zhen zi

女贞子来源于木犀科植物女贞 *Ligustrum lucidum* Ait. 的干燥成熟果实。

冬季果实成熟时采收，除去枝叶，稍蒸或置沸水中略烫后，干燥，或直接干燥。

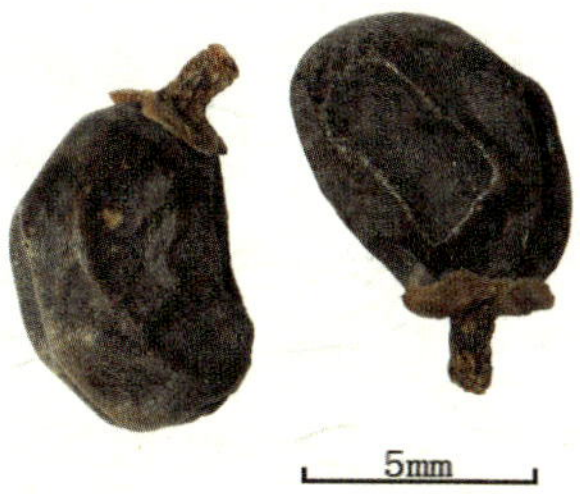

图15-30　女贞子

一、典籍记载

《医方集解》记载其补腰膝，壮筋骨，强阴肾，乌髭发。

二、识别要点

（1）呈卵形、椭圆形或肾形。

（2）表面黑紫色或灰黑色，皱缩不平，基部有果梗痕或具宿萼及短梗。

（3）体轻；外果皮薄；中果皮较松软，易剥离；内果皮木质，黄棕色，具纵棱；破开后种子通常为1粒，肾形，紫黑色，显油性。

（4）气微，味甘、微苦涩。

传统经验认为，粒大，饱满，色灰黑，质坚实，杂质少者为佳。（见图15-30）

三、食用指南

中医学认为，女贞子性味甘、苦，凉；归肝、肾经。具有滋补肝肾，明目乌发的功效。对于肝肾阴虚、眩晕耳鸣、腰膝酸软、须发早白、目暗不明、内热消渴、骨蒸潮热有一定的疗效。

1. 女贞子蜂蜜饮

【配方】女贞子15克，蜂蜜适量。

【制作】女贞子放进锅里，加水煮沸，文火煎半小时，然后去渣取汁，待温热后调入蜂蜜，频饮即可。

【功用】软化血管，滋补肝肾。适用于经常腰酸、头痛、耳鸣、头发早白者。

2. 二子菊花饮

【配方】女贞子、枸杞子各15克，菊花10克。

【用法】煎水饮。

【功用】女贞子、枸杞子补肝肾、明目，菊花养肝明目。适用于肝肾阴虚、眼目干涩、视物昏花，或视力减退。

3. 二绿女贞茶

【配方】绿萼梅、绿茶、橘络各3克，女贞子6克。

【制作】先将女贞子捣碎后，与前三味共入杯内，以沸水冲泡即可。

【用法】每日1剂，不拘时饮服。

【功用】养阴利咽，行气化痰。对肝肾阴虚，虚火上浮，气郁痰结之咽痛不适、咽喉异物感，有治疗效果。

4. 女贞子酒

【配方】女贞子200克，低度白酒500毫升。

【制作】冬季果实成熟时采收，将女贞子洗净，蒸后晒干，放入低度白酒中，加盖密封，每天振摇1次，1周后开始服用。

【用法】每日1至2次，每次1小盅。

【功用】补益肝肾，抗衰祛斑。用于老年脂质褐斑及阴虚内热、腰膝酸软、头晕目眩、肢体乏力、肾虚腰痛、须发早白、心烦失眠、口燥咽干、面色潮红、手足心热、舌红、脉弦细数等。

5. 女贞子黑芝麻瘦肉汤

【配方】猪瘦肉60克，女贞子40克，黑芝麻30克。

【制作】先将猪瘦肉洗净，切成小块。再把女贞子、黑芝麻洗净。将全部用料放入锅内，加入适量清水，大火煮开后，小火煲1小时，调味即可食用。

【功用】补肾黑发，益精养颜。适用于肝肾不足引起的须发早白、神疲肤糙、腰酸乏力、眩晕或高脂血症、高血压病。

6. 女贞子丸

【配方】女贞子1000克，蜂蜜500克。

【制作】加水煎，浓缩，加蜂蜜成浸膏状。

【用法】每天20克，热水调服，每天服三回，一个月为一个疗程。

【功用】滋补肝肾。适用于治疗高脂血症。

四、食用禁忌

脾胃虚寒及肾阳不足者禁服。感冒发热病人不宜服用。忌辛辣、生冷、油腻食物。

石斛 Shihu

石斛来源于兰科植物金钗石斛 *Dendrobium nobile* Lindl.、鼓槌石斛 *Dendrobium chrysotoxum* Lindl.、流苏石斛 *Dendrobium fimbriatum* Hook. 的栽培品及其同属植物近似种的新鲜或干燥茎。

全年均可采收，鲜用者除去根及泥沙；干用者采收后，除去杂质，用开水略烫或烘软，再边搓边烘晒，至叶鞘搓净，干燥。

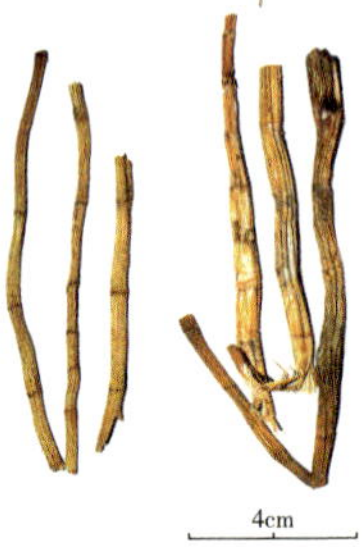

图15-31 石斛

一、典籍记载

《神农本草经》：“主伤中，除痹，下气，补五脏虚劳羸瘦，强阴，久服厚肠胃。”

《名医别录》：“益精，补内绝不足，平胃气，长肌肉，逐皮肤邪热痱气，脚膝疼冷痹弱，定志除惊。”

《僧深集方》：“囊湿精少，小便余沥者，宜加之。”

《药性论》：“益气除热。主治男子腰脚软弱，健阳，逐皮肌风痹，骨中久冷，虚损，补肾积精，腰痛，养肾气，益力。”

《日华子诸家本草》：“治虚损劣弱，壮筋骨，暖水脏，益智，平胃气，逐虚邪。”

《本草衍义》：“治胃中虚热。”

《本草纲目拾遗》：“清胃除虚热，生津，已劳损，以之代茶，开胃健脾。定惊疗风，能镇涎痰，解暑，甘芳降气。”

《本草再新》：“理胃气，清胃火，除心中烦渴，疗肾经虚热，安神定惊，解盗汗，能散暑。”

二、识别要点

（1）干石斛饮片呈扁圆柱形或圆柱形的段。表面金黄色、绿黄色或棕黄色，有光泽，有深纵沟或纵棱，有的可见棕褐色的节。切面黄白色至黄褐色，有多数散在的筋脉点。气微，味淡或微苦，嚼之有黏性。

（2）鲜石斛饮片呈圆柱形或扁圆柱形的段。表面黄绿色，光滑或有纵纹，肉质多汁。气微，味微苦而回甜，嚼之有黏性。

传统经验认为，色金黄，有光泽，质柔韧者为佳。（见图15–31）

三、食用指南

中医学认为，石斛性味甘，微寒；归胃、肾经。具有益胃生津，滋阴清热的功效。对于热病津伤、口干烦渴，胃阴不足、食少干呕，病后虚热不退、阴虚火旺、骨蒸劳热、目暗不明、筋骨痿软有一定的疗效。

1. 石斛茶

【配方】石斛15克，麦冬10克，绿茶叶5克。

【制作】将石斛、麦冬和绿茶一并放入茶杯内，开水泡茶。

【用法】每日1剂，代茶频饮。

【功用】养阴清热，生津利咽。

2. 石斛玉米须茶

【配方】石斛10克，芦根15克，玉米须20克。

【用法】水煎，代茶饮。每日1剂。

【功用】养阴清热利尿

3. 白芍石斛瘦肉汤

【配方】猪瘦肉250克，白芍12克，石斛12克，红枣4枚。

【制作】瘦猪肉切块，白芍、石斛、红枣（去核）洗净。把全部用料一齐放入锅内，加清水适量，武火煎沸后，文火煮1~2小时，调味即成。

【功用】益胃养阴止痛。

四、食用禁忌

《本草经集注》："陆英为之使。恶凝水石、巴豆。畏僵蚕、雷丸。"

《百草镜》："惟胃肾有虚热者宜之，虚而无火者忌用。"

铁皮石斛 Tie pi shi hu

铁皮石斛来源于兰科植物铁皮石斛 *Dendrobium officinale* Kimura et Migo 的干燥茎。

11 月至翌年 3 月采收，除去杂质，剪去部分须根，边加热边扭成螺旋形或弹簧状，烘干；或切成段，干燥或低温烘干。前者习称"铁皮枫斗"（耳环石斛）；后者习称"铁皮石斛"。

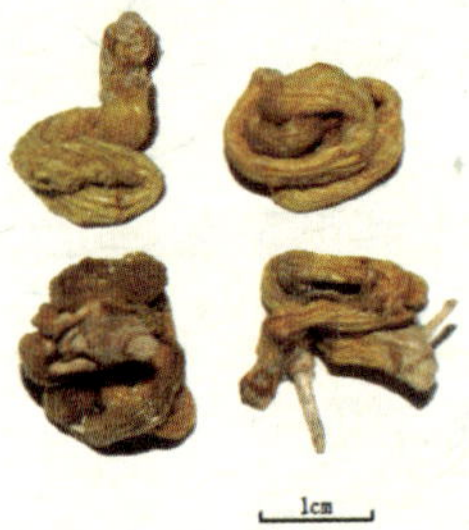

图15-32　铁皮石斛

一、典籍记载

《神农本草经》记载铁皮石斛："味甘，平。主伤中，除痹，下气，补五脏虚劳，羸弱，强阴，久服厚肠胃。"

《道藏》："铁皮石斛、天山雪莲、千年人参、百二十年首乌、花甲之茯苓、苁蓉、深山灵芝、海底珍珠、冬虫夏草为九大仙草。"

《神农本草经疏》："主伤中，下气，补五脏虚劳羸瘦，补内绝不足，久服厚肠胃，轻身延年。"

《本草汇言》载："培养五脏阴分不足之药。"

二、识别要点

（1）呈螺旋形、弹簧状或圆柱形，通常为2~6个旋纹，茎拉直后长3.5~8厘米，直径0.2~0.4厘米。

（2）表面黄绿色或略带金黄色，有细纵皱纹，节明显，节上有时可见残留的灰白色叶鞘；一端可见茎基部留下的短须根。

（3）质坚实，易折断，断面平坦，灰白色至灰绿色，略角质状。

（4）气微，味淡，嚼之有黏性。

传统经验认为，色金黄，有光泽，质柔韧者为佳。（见图15-32）

三、食用指南

中医学认为，铁皮石斛性味甘，微寒；归胃、肺、肾经。具有生津益胃，滋阴清热的功效。对于阴伤津亏、口干烦渴、食少干呕、病后虚热、目暗不明有一定的疗效。

1. 石斛红参竹丝鸡

【配方】铁皮石斛3克，红参3克，竹丝鸡150克，姜片适量。

【制作】将竹丝鸡去毛洗净切块，与洗净的药材同放炖盅内，加水300毫升，小火炖2小时即可。

【功用】适用于气阴两虚所致的神疲乏力、失眠多梦、烦热口干、崩中带下等症。

2. 枸杞子石斛响螺汤

【配方】铁皮石斛12克，枸杞子40克，怀山药20克，猪瘦肉120克，响螺250克，盐适量。

【制作】将响螺肉、瘦猪肉、生姜水洗切片，和着洗净的石斛、枸杞子、怀山药共放入加水的砂锅内，煲至水滚，改用中火煲3小时，入盐调味即成。

【功用】补肾滋阴，祛风明目。适用于身体虚弱、精神疲乏、头昏眼花、视力早衰、迎风流泪等肝肾亏虚者饮用。日常饮用可保护视力，减少白内障的形成。

3. 石斛瘦肉汤

【配方】石斛30克，芦根30克，猪瘦肉100克。

【制作】将洗净切块的石斛、芦根、猪瘦肉一齐放入砂锅内，加清水适量，武火煮沸后，文火煮2小时，调味即可。

【功用】养胃阴，清胃热，除烦止渴。适用于胃阴虚所致的烦渴多饮、口干舌燥、多食易饥、大便干结、形体消瘦、舌红苔白干、脉细数。

4. 石斛花生米

【配方】铁皮石斛50克，花生仁500克，姜、盐、八角各适量。

【制作】将清水洗净的石斛放入锅内，加入姜、盐、八角等调味品和适量清水，待盐溶化后，将花生仁倒入锅中，大火烧沸，再改为小火煮一个半小时，待花生米入口成粉质时，即可。

【功用】清热生津，养阴润燥，补虚扶正。适用于肺胃阴虚所致的咳嗽痰少、咽干口燥、肠燥便秘及乳汁清稀者。

5. 西洋参石斛茶

【配方】铁皮石斛30克，西洋参5克。

【制作】将西洋参洗净，晒干或烘干，切成饮片，放入较大容器内，备用；石斛洗净，晾干后切成片，放入加入适量水砂锅内，武火煮沸，改用文火煨煮半小时，取汁，放入西洋参容器内，加盖闷15分钟，即成。或将石斛、西洋参研成粉末，开水冲服，每次3~5克，每日1~2次。

【功用】养胃滋阴，生津止咳。适用于胃阴虚患者饮用。

四、食用禁忌

温热病早期阴未伤者、湿温病未化燥者、脾胃虚寒者均禁服。《本草经集注》："恶凝水石、巴豆。畏僵蚕、雷丸。"

《百草镜》："惟胃肾有虚热者宜之，虚而无火者忌用。"

黑芝麻　Hei zhi ma

黑芝麻来源于脂麻科植物脂麻 *Sesamum indicum* L. 的干燥成熟种子。

秋季果实成熟时采割植株，晒干，打下种子，除去杂质，再晒干。

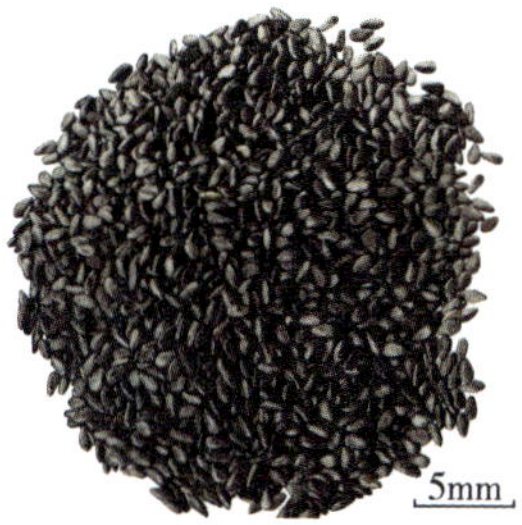

图15-33　黑芝麻

一、典籍记载

《神农本草经》将黑芝麻列为上品药，"主伤中虚羸，补五内，益气力，长肌肉，填脑髓"，"久服，轻身不老"。

《神农本草经疏》认为："胡麻，益脾胃，补肝肾之佳谷也。"

《本草纲目》载："服（黑芝麻）至百日，能除一切痼疾。一年身面光泽不饥，二年白发返黑，三年齿落更生。"

二、识别要点

（1）本品呈扁卵圆形，长约3毫米，宽约2毫米。

（2）表面黑色，平滑或有网状皱纹。尖端有棕色点状种脐。种皮薄，子叶2，白色，富油性。

（3）气微，味甘，有油香气。

传统经验认为，个大，色黑，香气浓者为佳。（见图15-33）

三、食用指南

中医学认为，黑芝麻性味甘，平；归肝、肾、大肠经。具有补肝肾，益精血，润肠燥的功效。对于头晕眼花、耳鸣耳聋、须发早白、病后脱发、肠燥便秘有一定的疗效。

1. 黑芝麻黄面

【配方】黑芝麻100克，白面500克。

【制作】先将黑芝麻炒熟，白面炒至焦黄。每日晨起用滚开水调冲30克食用，亦可加盐或糖少许。

【功用】美容乌发。

2. 芝麻蜜糕

【配方】黑芝麻100克，蜂蜜150克，鸡蛋2个，白面500克，玉米粉200克，发酵粉1.5克。

【制作】先将黑芝麻炒香研碎，和入面粉、玉米粉、蛋液、蜂蜜、发酵粉，加适量水和成面团，发酵1.5~2小时，上屉蒸20分钟即可。

【功用】健胃，保肝，养血。

3. 芝麻核桃粥

【配方】黑芝麻50克，核桃仁100克，大米适量。

【制作】将黑芝麻、核桃仁一齐捣碎，加大米和水煮成粥。

【功用】补益肝肾，健脑。

4. 黑芝麻枣粥

【配方】粳米200克，黑芝麻、红枣各适量。

【制作】先将黑芝麻炒香，碾成粉，锅内水烧热后，将粳米、黑芝麻粉、红枣同入锅，大火烧沸后，改用小火熬煮成粥即可，可加糖适量调味。

【功用】补肝肾，乌发。

四、食用禁忌

患有慢性肠炎、便溏腹泻者忌食。

补阳药

菟丝子 Tu si zi

菟丝子来源于旋花科植物南方菟丝子 *Cuscuta australis* R. Br. 或菟丝子 *Cuscuta chinensis* Lam. 的干燥成熟种子。

秋季果实成熟时采收植株，晒干，打下种子，除去杂质。

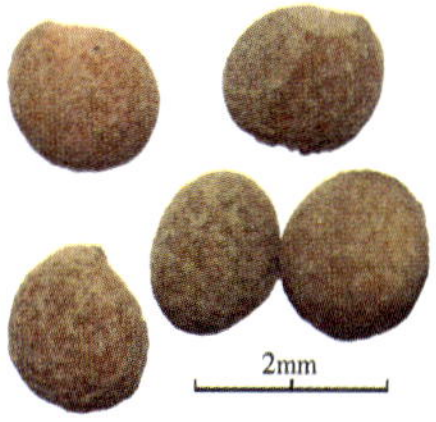

图15-34 菟丝子

一、典籍记载

《神农本草经》中菟丝子被列为“上品”，说“菟丝子补不足，益气力，肥健人。久服明目，轻身延年。”

《神农本草经》：“主续绝伤，补不足，益气力，肥健人，久服明目。”

《雷公炮炙论》：“补人卫气，助人筋脉。”

二、识别要点

（1）呈类球形，直径1~2毫米。

（2）表面灰棕色至棕褐色，粗糙，种脐线形或扁圆形。

（3）质坚实，不易以指甲压碎。气微，味淡。

（4）取本品少量，加沸水浸泡后，表面有黏性；加热煮至种皮破裂时，可露出黄白色卷旋状的胚，形如吐丝。

传统经验认为，颗粒饱满，身干，杂质少者为佳。（见图15-34）

三、食用指南

中医学认为，菟丝子性味辛、甘，平；归肝、脾、肾经。具有补肾益精，养肝明目的功效。对于肝肾不足、腰膝酸软、阳痿遗精、遗尿尿频、肾虚胎漏、胎动不安、目昏耳鸣、脾肾虚泻有一定的作用。一般情况下被列为上品的可以久服。久服明目轻身延年。

1. 菟丝子养生粥

【配方】菟丝子30~60克，粳米100克，白糖适量。

【制作】先将菟丝子洗净后研碎，加适量清水煎煮，去渣留汁，入粳米煮粥，粥将成时加入白糖，稍煮即可。

【功用】补肾益精，养肝明目。可用于治肝肾不足、阳痿、早泄、遗精、腰膝筋骨酸痛、腿脚软弱无力、小便频数、尿有余沥、头昏目花、视物不清、耳鸣耳聋。

2. 菟丝子茶

【配方】菟丝子适量。

【制作】将菟丝子洗净晒干，放到锅里文火炒至发黄，发出香味，泡水代茶饮。

【功用】补肾助阳，补髓添精。可用于治疗肾虚阳痿、腰痛、步履艰难、四肢无力、性功能衰弱等。平时，我们也可以泡一点菟丝子茶喝，常喝能肥健肌肤，坚强筋骨，明目延年。

3. 菟丝子羊肉汤

【配方】菟丝子5克，附片3克，羊肉250克，葱、姜、黄酒、盐、清汤各适量。

【制作】取菟丝子、附片，装入纱布袋内。羊肉洗净后放入沸水锅内氽透，放入凉水内洗净血沫。将羊肉、葱姜加入适量黄酒下锅煸炒后倒入砂锅内，同时放入纱布药袋，加适量盐、清汤等，用武火烧沸后，转用文火煮至羊肉熟烂即成。

【功用】大补肾阳，固本益肾。

四、食用禁忌

阴虚火旺、阳强不倒及大便燥结者禁服。

《本草经集注》："得酒良。薯蓣、松脂为之使，恶藿菌。"

《神农本草经疏》："肾家多火，强阳不痿者忌之，大便燥结者亦忌之。"

《得配本草》："孕妇、血崩、阳强、便结、肾脏有火、阴虚火动，六者禁用。"

淫羊藿

Yin yang huo

淫羊藿来源于小檗科植物淫羊藿 *Epimedium brevicornu* Maxim.、箭叶淫羊藿 *Epimedium sagittatum*（Sieb. et Zucc.）Maxim.、柔毛淫羊藿 *Epimedium pubescens* Maxim. 或朝鲜淫羊藿 *Epimedium koreanum* Nakai 的干燥叶。

夏、秋二季茎叶茂盛时采收，晒干或阴干。

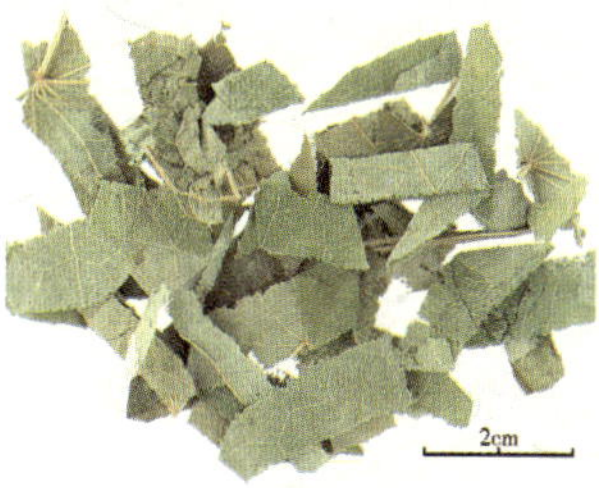

图15-35 淫羊藿

一、典籍记载

《本草经集注》："薯蓣为之使。"

《神农本草经疏》："虚阳易举，梦遗不止，便赤口干，强阳不痿并忌之。"

《日华子诸家本草》："治一切冷风劳气，补腰膝，强心力，丈夫绝阳不起，女子绝阴无子，筋骨挛急，四肢不任，老人昏耄，中年健忘。"

《医学入门》："补肾虚，助阳。治偏风手足不遂，四肢皮肤不仁。"

二、识别要点

（1）完整叶为三出复叶，小叶片卵圆形、长卵形至卵状披针形；先端尖，顶生小叶基部心形，两侧小叶基部外侧呈耳状或箭形，边缘具黄色刺毛状细锯齿。

（2）叶上表面黄绿色或浅黄色，下表面灰绿色，有的被毛，中脉7~9条，细脉两面突起，网脉明显；小叶柄长1~5厘米。

（3）叶片近革质。气微，味微苦。

传统经验认为，色黄绿，叶整齐不碎，身干，杂质少者为佳。（见图15–35）

三、食用指南

中医学认为，淫羊藿性味辛、甘，温；归肝、肾经。具有补肾阳，强筋骨，祛风湿等功效。对于肾阳虚衰、阳痿遗精、筋骨痿软、风湿痹痛、麻木拘挛有一定的作用。

1. 起阳酒

【配方】淫羊藿、巴戟天各15克，海狗肾2副，山茱萸、菟丝子、肉苁蓉各12克，白酒1~2千克。

【制作】将海狗肾洗净，和其他药用布包，置白酒中密封浸泡20~30天。

【用法】每日早、晚饮用20~30毫升。

【功用】温肾壮阳，益气生精。适用于精子活力低下症。

2. 苁蓉淫羊藿酒

【配方】淫羊藿100克，肉苁蓉50克，白酒（或米酒）1000克。

【制作】将上述药材，浸入酒中，密封，置阴凉处，每日摇晃数下，7天后开封即可。

【用法】每次饮服10~15毫升，每日3次。

【功用】补肾壮阳。适用于肾阳虚之阳痿、宫寒不孕、腰膝酸痛等症。

3. 补肾生精酒

【配方】肉苁蓉50克，淫羊藿125克，锁阳、巴戟天、黄芪、熟地各62克，枸杞子、桑椹子、菟丝子各34克，甘草25克，山茱萸、制附片、肉桂、当归各22克，韭子、车前子各16克，白酒2500克。

【制作】将上述药材，装入绢布袋，扎紧口，浸入酒中，密封，置阴凉处。7~15天后开封，取去药袋，过滤澄清即可。

【用法】每次25~50毫升，每日3次，饭前就菜饮服。

【功用】补肾益精，滋阴壮阳，抗老延年。适用于肾虚阳痿、精子减少症，是治男性不育的良方。健康男性服用，可收保健强身之效。

四、食用禁忌

阴虚而相火易动者忌服。

韭菜子 Jiu cai zi

韭菜子来源于百合科植物韭菜 *Allium tuberosum* Rottl. ex Spreng 的干燥成熟种子。

秋季果实成熟时采收果序，晒干，搓出种子，除去杂质。

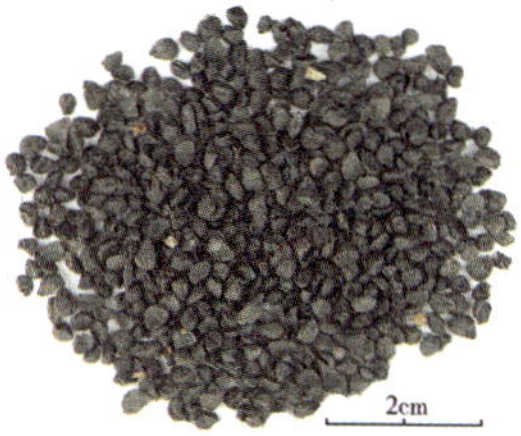

图15-36 韭菜子

一、典籍记载

《本草纲目》记载："补肝肾、暖腰膝、助阳、固精，主要用于阳痿、早泄、遗精、遗尿、小便频数、腰膝酸软、冷痛、白带过多等病症。”

《图经本草》曰：“菜中此物最温而益人，宜常食之。”

二、识别要点

（1）呈半圆形或半卵圆形，略扁。

（2）表面黑色，一面突起，粗糙，有细密的网状皱纹，另一面微凹，皱纹不甚明显。顶端钝，基部稍尖，有点状突起的种脐。

（3）质硬。气特异，味微辛。

传统经验认为，色黑，饱满，无杂质者为佳。（见图15-36）

三、食用指南

中医学认为，韭菜子性味辛、甘，温；归肝、肾经。具有温补肝肾，壮阳固精的功效。对于阳痿遗精、腰膝酸痛、遗尿尿频、白浊带下有一定的疗效。

1. 韭菜子粥

【配方】韭菜子15克，粳米50克。

【制作】韭菜子先煎取汁，药汁与粳米共煮粥。

【用法】空腹食用。

【功用】益肾，固精，缩尿。适用于肾虚遗精、小便频数等。

2. 韭菜子酒

【配方】炒熟韭菜子30~50克，高度白酒一斤。

【制作】韭菜子或韭菜子末放入白酒中，密封泡制7天。

【用法】饭后一小杯。

【功用】温补肾阳，固精止遗，健脾暖胃。适用于脾肾阳虚所致的阳痿、遗精、早泄、遗尿等。

3. 韭菜子蜂蜜粉

【配方】韭菜子250克，蜂蜜适量。

【制作】将上料加少许蜂蜜以文火炒，炒到炙黄，再磨成粉。

【用法】用黄酒送服，每次10克，早、晚各一次。

【功用】适用于早泄者。

也可将韭菜子捣碎，浸于米酒中，7天后饮用。

4. 猪肚韭菜子

【配方】韭菜子9克，猪肚200克，菜胆200克，生姜5克，葱10克，料酒10克，鸡汤600毫升，盐、味精、胡椒粉各适量。

【制作】猪肚用盐洗净，切成块，入沸水锅中氽去血水；将纱布包好的韭菜子、猪肚块、放入炖锅内，加鸡汤武火烧沸，改文火炖一个半小时；加入菜胆、姜、葱、料酒等调料，继续煮 5 分钟即可。

【功用】补虚损，健脾胃。适用于糖尿病症，但脾胃虚弱及泄泻者忌食。

5. 韭菜子饼

【配方】韭菜子、面粉各适量。

【制作】研细的韭菜子与面粉制成面饼，蒸熟。

【用法】日服2次。

【功用】适用于小儿遗尿者。

6. 韭菜子粉

【配方】韭菜子100克。

【制作】炒熟研细。

【用法】每日1~3克，每日3次。

【功用】对肿瘤患者伴发呃逆者有一定作用。

7. 韭菜子白芷粥

【配方】韭菜子12克，白芷10克，粳米100克，盐少许。

【制作】将韭菜子、白芷煎煮，去渣取汁，后加入粳米煮粥，加少许盐服用。

【功用】适用于肾阳亏虚所致妇女白带量多、淋漓不尽、质稀清冷者。

四、食用禁忌

阴虚火旺者忌服。

韭菜子不宜与苦寒中药同食，如黄连、黄柏、知母、栀子等。

蛤蚧

Ge jie

蛤蚧来源于壁虎科动物蛤蚧 *Gekko gecko* Linnaeus 的干燥体。

全年均可捕捉，除去内脏，拭净，用竹片撑开，使全体扁平顺直，低温干燥。

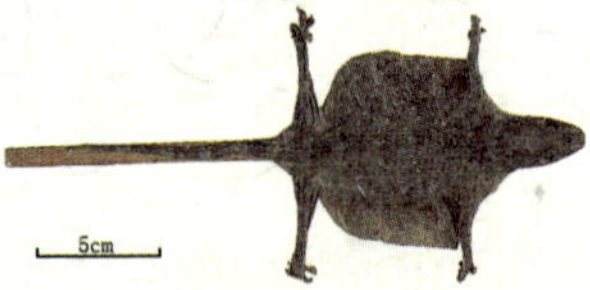

图15-37 蛤蚧

一、典籍记载

《本草纲目》载："补肺气，益精血，定喘止嗽，疗肺痈消渴，助阳道。昔人言补可去弱，人参、羊肉之属。蛤蚧补肺气，定喘止渴，功同人参，益阴血，助精扶羸，功同羊肉。近世治劳损痿弱，许叔微治消渴，皆用之，俱取其滋补也。刘纯云，气液衰，阴血竭者宜用之。何大英云，定喘止嗽，莫佳于此。"

二、识别要点

（1）呈扁片状，头颈部及躯干部长9~18厘米，头颈部约占1/3，腹背部宽6~11厘米，尾长6~12厘米。全身密被圆形或多角形微有光泽的细鳞。

（2）头略呈扁三角状，两眼多凹陷成窟窿，口内有细齿，无异型大齿。

（3）腹背部呈椭圆形。背部呈灰黑色或银灰色，有黄白色、灰绿色或橙红色斑点散在或密集成不显著的斑纹。四足均具5趾。

（4）尾细，有6~7个明显的银灰色环带。

（5）气腥，味微咸。

传统经验认为，体大，尾粗而长，无虫蛀者为佳。（见图15–37）

三、食用指南

中医学认为，蛤蚧性味咸，平；归肺、肾经。具有益肾补肺，定喘止嗽等功效。对于肺肾不足、虚喘气促、劳嗽咯血、阳痿遗精有一定的作用。

1. 人参蛤蚧酒

【配方】人参6克，蛤蚧1对，白酒1000克。

【制作】将白酒盛入玻璃瓶内，将人参、蛤蚧（可去头足，尾务必保留）放入酒中浸泡，每日摇动数次，5~7日后即可饮用。

【功用】补肺气，益精血，定喘止嗽。

2. 蛤蚧粥

【配方】蛤蚧10克，大米100克，白糖适量。

【制作】将蛤蚧研末，每次用药末1~2克，待粥熟时调入米粥中，再煮沸服食。

【功用】补益肺肾，纳气平喘，壮阳疗萎。适用于肺虚咳嗽、肾虚气喘、虚劳咳嗽、肾虚阳痿等。

四、食用禁忌

阴虚火旺体质者不宜食用。患有风寒感冒、咳嗽气喘等患者不宜食用。

《得配本草》载：“阴虚火动，风邪喘嗽，二者禁用。”

益智仁 Yi zhi ren

益智仁来源于姜科植物益智 *Alpinia oxyphylla* Miq. 的干燥成熟果实。

夏、秋间果实由绿变红时采收，晒干或低温干燥。

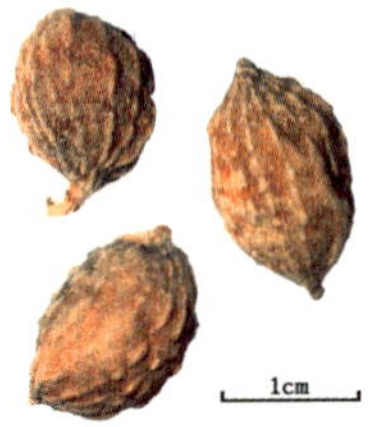

图15-38　益智仁

一、典籍记载

《仁斋直指方论》云：“古人进食药中，多用益智，土中益火也……此惟温煦以助阳和而斡旋大气，则能进食。”

《广志》记载：“含之摄涎秽。”

《本草拾遗》记载，“止呕哕”，“治遗精虚漏，小便余沥，益气安神，补不足，利三焦，调诸气，夜多小便者，取二十四枚碎，入盐同煎服”。

《医学启源》云：“治脾胃中寒邪，和中益气。治人多唾，当于补中药内兼用之。”

二、识别要点

（1）呈椭圆形，两端略尖。

（2）表面棕色或灰棕色，有纵向凹凸不平的突起棱线。

（3）果皮薄而稍韧，与种子紧贴，种子集结成团，中有隔膜将种子团分为3瓣，每瓣有种子 6~11粒。种子呈不规则扁圆形，表面灰褐色或灰黄色，外被淡棕色膜质的假种皮。

（4）有特异香气，味辛、微苦。

传统经验认为，粒大饱满，气味浓者为佳。（见图15-38）

三、食用指南

中医学认为，益智仁性味辛，温；归脾、肾经。具有暖脾止泻摄唾，温肾固精缩尿的功效。对于脾胃虚寒、呕吐、泄泻、口多唾涎、肾虚遗尿、尿频、遗精、白浊有一定的作用。

1. 益智仁炖肉

【配方】益智仁50克，牛肉或瘦猪肉30克。

【制作】上述材料同炖煮至肉熟，加调料即可食用。

【功用】健脾养胃，补脑安神，提高记忆力。

2. 益智仁茯苓白术饮

【配方】益智仁15克，茯苓20克，白术10克。

【制作】上述药材一同放入砂锅，加水适量，煮沸后文火熬煮30分钟。

【用法】当茶饮。

【功用】健脾益气，祛湿止泻。适用于大便溏薄、小儿遗尿、小儿流涎不止或女子带下清稀等病症。

3. 益智仁蛋

【配方】益智仁、山药、枸杞子、乌梅各10克，鸡蛋2个。

【制作】将上述材料洗净一同放入砂锅，加水适量，待蛋煮熟后去蛋壳，再小火煮至药液全干。

【用法】吃蛋即可。

【功用】固肾缩尿。适用于小儿遗尿或夜尿频多者。

4. 益智仁粥

【配方】益智仁5克，糯米50克，盐少许。

【制作】糯米加水，如常法煮至粥熟，然后加入研为细末的益智仁及少许盐，稍煮片刻即可。

【用法】每日空腹时饮用，可常服之。

【功用】暖脾温中，补肾固精，固精缩尿。用于体质偏弱的儿童及老年人日常保健为佳，亦可用于脾肾虚寒所致的腰腹冷痛、食欲不振、神疲乏力、口角流涎、泄泻、阳痿早泄、遗精、遗尿、尿频等病症，男性性功能减退，妇女更年期综合征亦可服用。

5. 益智仁红参粉

【配方】益智仁100克，红参30克。

【用法】两者研成细末，混匀，每次服5克，每天服1~2次。

【功用】健脾益气，补肾益智。适用于老年痴呆患者。

四、食用禁忌

阴虚火旺或因热而患遗滑崩带者忌服。

《神农本草经疏》："凡呕吐由于热而不因于寒；气逆由于怒而不因于虚；小便余沥由于水涸精亏内热，而不由于肾气虚寒；泄泻由于湿火暴注，而不由于气虚肠滑，法并禁之。"

《本草备要》："因热而崩、浊者禁用。"

《本经逢原》："血燥有火，不可误用。"

《罗氏会约医镜》"益智仁，其性行多补少，须兼补剂用之，若独用则散气。"

胡芦巴 Hu lu ba

胡芦巴来源于豆科植物胡芦巴 *Trigonella foenum-graecum* L. 的干燥成熟种子。

夏季果实成熟时割取植株，晒干，打下种子，除去杂质。

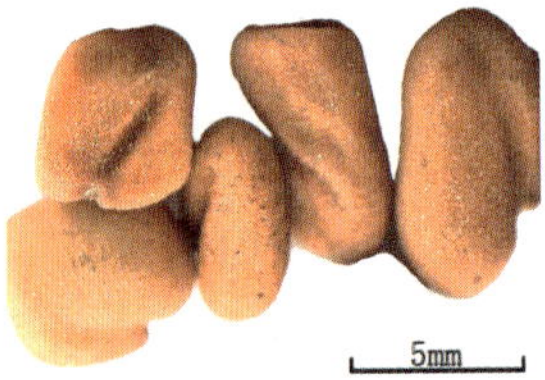

图15-39 胡芦巴

一、典籍记载

《儒门事亲》云："有人病目不睹，思食苦豆，即胡芦巴，频频不缺，不周岁而目中微痛，如虫行入眦，渐明而愈。按此亦因其益命门之功，所谓益火之原，以消阴翳是也。"

《本草求真》云："胡芦巴，苦温纯阳，亦能入肾补命门……功与仙茅、附子、硫黄恍惚相似，然其力则终逊于附子、硫黄，故补火仍须兼以附、硫、茴香、吴茱萸等药同投，方能有效。"

《本草正义》曰："胡芦巴，乃温养下焦，疏泄寒气之药，后人以治疝瘕、脚气等证，必系真阳式微，水寒气滞者为宜，苟挟温邪，即为大忌。"

二、识别要点

（1）略呈斜方形或矩形。

（2）表面黄绿色或黄棕色，平滑，两侧各有一深斜沟，两沟相接处为种脐。

（3）质坚硬；种皮薄，胚乳呈半透明状，具黏性；子叶2，淡黄色，胚根弯曲。

（4）气香，味微苦。

传统经验认为，粒大，饱满，干燥，无杂质者为佳。（见图15-39）

三、食用指南

中医学认为，胡芦巴性味苦，温；归肾经。具有补肾阳，祛寒湿的功效。对于寒疝、腹胁胀满、寒湿脚气、肾虚腰酸、阳痿有一定的功效。

胡芦巴是印度、巴基斯坦、伊朗、尼泊尔和一些地中海国家常用的食材，新鲜的时候可以当作蔬菜吃，晒干后可以吃籽或叶。其一可促进女性乳房发育，在中东的一些阿拉伯国家，经常被用于奶水比较少的产妇，作为增加乳汁分泌的天然催化物，故又称为“发奶草”；其二可舒缓更年期症状，改善经前综合征。

四、食用禁忌

胡芦巴温而不燥，守而不走，治沉寒积冷之痛证有价值，但阴虚阳亢者不宜用。

《本草品汇精要》：“妊妇勿服。”

《本草汇言》：“肾脏有郁火内热者，宜斟酌。”

沙苑子

Sha yuan zi

沙苑子来源于豆科植物扁茎黄芪 *Astragalus complanatus* R. Br. 的干燥成熟种子。

秋末冬初果实成熟尚未开裂时采割植株，晒干，打下种子，除去杂质。

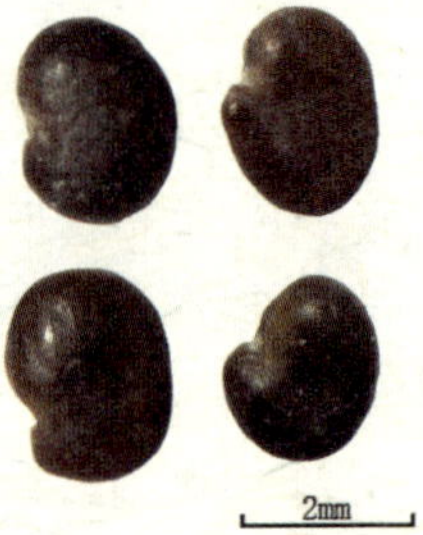

图15-40　沙苑子

一、典籍记载

《本草衍义》记载沙苑子具有补肾的功效。

《罗氏会约医镜》记载其功效“止遗沥，尿血，缩小便”。

《医林纂要探源》记载沙苑子“坚肾水，泻邪湿，去癥瘕痔瘘”。

《本草纲目》记载沙苑子“补肾，治腰痛泄精，虚损劳乏”。

《本草从新》记载沙苑子“补肾，强阴，益精，明目。治带下，痔漏，阴痨。性能固精”。

《本草求原》记载沙苑子“治肺痿，肾冷，尿多，遗溺，明目，长肌肉。亦治肝肾风毒攻注”。

二、识别要点

（1）略呈肾形而稍扁，长2~2.5毫米，宽1.5~2毫米，厚约1毫米。

（2）表面光滑，褐绿色或灰褐色，边缘一侧微凹处具圆形种脐。

（3）质坚硬，不易破碎，子叶2，淡黄色，胚根弯曲。

（4）气微，味淡，嚼之有豆腥味。

传统经验认为，颗粒饱满，身干，无杂质，色绿褐者为佳。（见图15-40）

三、食用指南

中医学认为，沙苑子性味甘，温；归肝、肾经，具有补肾固精，清肝明目的功效，对肝肾不足、腰膝酸痛、遗精早泄、遗尿、尿频、白带、神经衰弱及视力减退、糖尿病等症有一定的疗效。

1. 沙苑子茶

【配方】沙苑子15克，菟丝子15克。

【用法】将沙苑子和菟丝子放入杯中，用200毫升开水冲泡后饮用，冲饮至味淡。

【功用】补肝益肾，明目固精。适用于肝肾不足、腰膝酸痛、视物昏花、遗精早泄、遗尿等症。

2. 沙苑子止漏方

【配方】益智仁30克，沙苑子30克，艾叶50克。

【制作】将艾叶切碎置砂锅内，加水500毫升，先用大火煮沸，再换小火煎30分钟，用纱布滤取药液。药渣加水400毫升，煮法同前。合并两次药液，置于砂锅内，用大火煎，浓缩至50毫升。益智仁、沙苑子烘干研成细末，用艾叶汁调成泥状。

【功用】益肾固冲，调经止血。适用于肝肾不足所致的月经周期紊乱、经期延长、经血淋漓不尽、血色暗黑无光泽、质稀有块等。

3. 沙苑子鱼胶汤

【配方】沙苑子10~12克，鱼胶15~30克，花生油、食盐、味精、麻油各少许。

【制作】将沙苑子用纱布两层包裹，用线扎紧，鱼胶洗净切碎，一齐放入砂锅内，上火加入清水适量煲汤，用花生油、食盐、味精、麻油调好味，即成。

【用法】佐餐食用，饮汤食鱼胶，每日1~3次，每次150~200毫升。

【功用】补肾益精，养血明目。适用于肾虚腰痛所致遗精耳聋、视物昏花等。

4. 沙苑子菟丝甲鱼汤

【配方】沙苑子30克，菟丝子30克，甲鱼1000克，生姜、精盐各适量。

【制作】将沙苑子、菟丝子洗净、滤干备用。再将甲鱼活杀，剖腹留肝、蛋，去肠杂，切成大块。将菜籽油放入锅中，用武火烧热，先入生姜片，随即倒入甲鱼块，翻炒5分钟后，加入冷水少许，再焖炒5分钟，盛入砂锅内。沙苑子、菟丝子装入纱布袋内，扎紧袋口，放入砂锅，加冷水适量，用武火煮沸后，改用文火慢炖60分钟，放入精盐，再炖30分钟即成。喝汤吃肉。

【功用】补肾阳，益精。适用于肾虚精衰所致的性欲减退、阳痿遗精、失眠多梦等病症。

5. 沙苑杜仲酒

【配方】沙苑子30克，韭子10克，杜仲15克，白酒500克。

【制作】将沙苑子、韭子、杜仲清洗干净，晾干水分，放入白酒中浸泡即可。

【用法】每次饮用一小杯。

【功用】暖肾固精，强腰壮脊。用于肾虚阳痿、腰痛、小便余沥不尽。

6. 沙苑子炒猪肝

【配方】猪肝250克，沙苑子、黑木耳各20克，豌豆苗50克，芡粉30克，鸡蛋1个，料酒15克，酱油、葱各10克，盐、姜各5克，味精3克，素油50克。

【制作】将沙苑子炒香，用100毫升水煮8分钟，去渣取汁，豌豆苗去老梗叶，留嫩尖，洗净，黑木耳用温水发透，去蒂及杂质，撕成小瓣，姜切片，葱切段。将猪肝洗净，切薄片，放入碗内，加入鸡蛋清、酱油、芡粉、盐、味精抓匀，备用。将炒锅置武火上烧热，加入素油烧六成热时，下入姜、葱爆香，再放入猪肝、黑木耳、豌豆苗、料酒、沙苑子药液、盐、味精炒熟即成。

【功用】养肝明目，补肾固精。适用于遗精早泄、白带过多、目昏头晕、尿频及腰膝酸软等。

四、食用禁忌

阴虚火旺及小便不利者忌服。相火炽盛、阳强易举者忌服，肾与膀胱偏于热者禁用。

补骨脂 Bu gu zhi

补骨脂来源于豆科植物补骨脂 *Psoralea corylifolia* L. 的干燥成熟果实。

秋季果实成熟时采收果序，晒干，搓出果实，除去杂质。

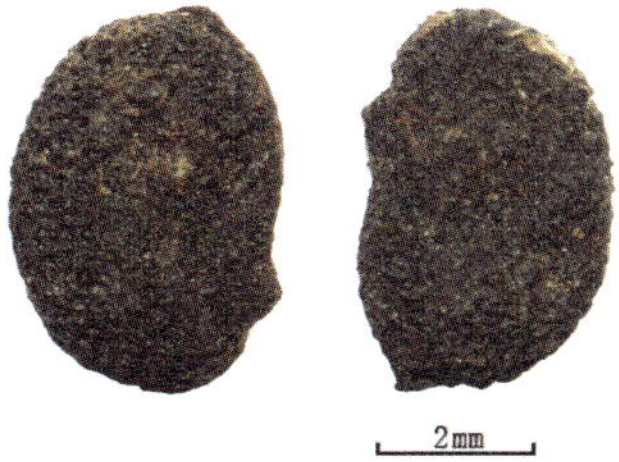

图15-41 补骨脂

一、典籍记载

《药性论》中记载："主男子腰疼，膝冷囊湿，逐诸冷痹顽，止小便利，腹中冷。"

《日华子诸家本草》记载："兴阳事，治冷劳，明耳目。"

《开宝本草》："主五劳七伤，风虚冷，骨髓伤败，肾冷精流及妇人血气堕胎。"

《本草品汇精要》："固精气。"

《本草纲目》记载其"治肾泄，通命门，暖丹田，敛精神"。

《玉楸药解》记载："温暖水土，消化饮食，升达脾胃，收敛滑泄、遗精、带下、溺多、便滑诸证。"

《医林纂要探源》："治虚寒喘嗽。"

二、识别要点

（1）呈肾形，略扁。

（2）表面黑色、黑褐色或灰褐色，具细微网状皱纹。

（3）质硬，果皮薄，与种子不易分离，种子1枚，子叶2，黄白色，有油性。

（4）气香，味辛、微苦。

传统经验认为，粒大，饱满，身干，杂质少，色黑，气味浓者为佳。（见图15-41）

三、食用指南

中医学认为，补骨脂性味苦、辛，温；归肾、脾经。具有补肾壮阳，固精缩尿，温脾止泻，纳气平喘的功效。对于治疗肾虚阳痿、腰膝酸软冷痛、肾虚遗精遗尿、尿频等有一定的作用。

1. 补骨脂核桃膏

【配方】补骨脂1份，核桃仁2份，蜂蜜适量。

【制作】将补骨脂和核桃仁洗净去皮，一起研成细末，加蜂蜜调和均匀成膏状。

【用法】每日取1勺用温开水调开服用。

【功用】延年益气，悦心明目，补添筋骨。

2. 补骨脂炖羊肉

【配方】羊肉（瘦）100克，补骨脂10克，杜仲12克。

【制作】先将羊肉切片加适量水炖30分钟，后加入杜仲、补骨脂，再煮15分钟。

【用法】饮汤并食羊肉。

【功用】补血壮腰，健脾益气。适用于老年人血虚腰痛。

3. 补骨脂烧牛筋

【配方】牛蹄筋（泡发）1250克，油菜心50克，补骨脂5克；盐8克，味精10克，白砂糖20克，料酒40克，淀粉（豌豆）20克，花生油30克，胡椒粉2克，大葱5克，姜5克。

【制作】先将补骨脂洗净放入罐内，加清水上笼蒸汁；菜心洗净，将葱切段，姜切片。将牛筋用清水加料酒、葱、姜氽煮，去其异味；取锅1个，锅内垫好箅子，下入上汤、牛筋及补骨脂汁，小火焖2.5小时，熟后将箅子取出将牛筋装盘，锅内留汁调好口味，用淀粉40克（20克加水）勾芡，即可盛入盘内。

【功用】补肾壮腰，健脾益气。

4. 补骨脂芡实老鸭汤

【配方】芡实30克，补骨脂10克，鸭肉250克，盐适量。

【制作】鸭肉洗净后放沸水里氽烫一下去血水，捞出沥干，芡实洗净备用；然后和鸭肉、补骨脂一起放入砂锅里，然后倒入适量清水，大约盖过所有的原材料；大火煮沸，小火炖半小时，炖到鸭肉熟烂，然后加盐调味即可。

【功用】滋阴补肾，补虚利水。适合于水肿、小便频数、阳痿滑精。

5. 补骨脂猪骨汤

【配方】猪骨头（杂骨）500克，补骨脂30克，杜仲15克，食盐、味精各适量。

【制作】将猪骨头、补骨脂、杜仲洗净，打碎，一起放入砂锅里，加水约3000毫升，浸泡30分钟后，先用大火煮沸，再用文火煲3小时，加盐、味精调味食用。

【功用】补肾固骨，壮腰健肾。适用于冬季骨质疏松、骨折愈合延迟（骨折治疗3个月以上）、肾阳虚、腰膝酸软、下肢不温等症。

四、食用禁忌

阴虚火旺者忌服。

《神农本草经疏》："凡病阴虚火动，梦遗，尿血，小便短涩及口苦舌干、大便燥结、内热作渴、火升目赤、易饥嘈杂、湿热成痿，以及骨乏无力者，皆不宜服。"

《得配本草》："阴虚下陷，内热烦渴，眩晕气虚，怀孕心胞热，二便结者禁用。"

杜仲 Du zhong

杜仲来源于杜仲科植物杜仲 *Eucommia ulmoides* Oliv. 的干燥树皮。

4~6月剥取，刮去粗皮，堆置"发汗"至内皮呈暗紫色，晒干。

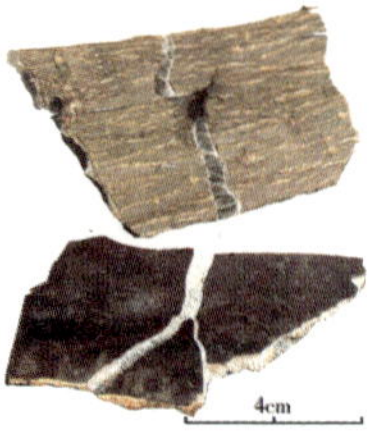

图15-42 杜仲

一、典籍记载

《神农本草经》："主腰脊痛，补中益精气，坚筋骨，强志，除阴下痒湿、小便余沥。"

《本草纲目》："杜仲色紫而润，味甘微辛，其气温平，甘温能补，微辛能润，故能入肝而补肾。"

《本草正》中记载其有"止小水梦遗，暖子宫，安胎气"的功效。

《玉楸药解》："益肝肾，养筋骨，去关节湿淫，治腰膝酸痛，腿足拘挛。"

《本草再新》记载其"充筋力，强阳道"。

《名医别录》："主脚中酸痛，不欲践地。"

二、识别要点

（1）呈板片状或两边稍向内卷。

（2）外表面淡棕色或灰棕色，有皱纹或纵裂槽纹，较薄的树皮可见斜方形皮孔；内表面暗紫色或紫褐色。

（3）质脆，易折断，断面有细密、银白色、富弹性的橡胶丝相连。

（4）气微，味微苦，嚼之有胶状残余物。

传统经验认为，皮厚，块大，去净粗皮，内表面暗紫色，断面橡胶丝多者为佳。（见图15-42）

三、食用指南

中医学认为，杜仲性味甘，温；归肝、肾经。具有补肝肾，强筋骨，安胎的功效，对于腰膝酸痛、筋骨无力、胎动不安、头晕目眩等有一定的作用。

1. 桂枝杜仲粥

【配方】桂枝9克，杜仲18克，薏米、大米各30克，白糖适量。

【制作】先将桂枝、杜仲加水煎煮取汁，再加薏米、大米煮成稀粥，白糖调味。

【功用】温经通络，除湿化瘀。

2. 杜仲煨猪腰（《本草权度》）

【配方】杜仲10克，猪肾1个，花椒、盐各适量。

【制作】猪肾剖开，去筋膜，洗净，用花椒、盐腌过；杜仲研末，纳入猪肾，用荷叶包裹，煨熟食。

【功用】补肝肾，强腰止痛。用于肾虚腰痛或肝肾不足、耳鸣眩晕、腰膝酸软。

3. 杜仲丹参酒

【配方】杜仲30克，丹参30克，川芎20克，米酒750毫升。

【制作】将材料捣碎，装入纱布袋内，扎紧袋口；将布袋放入干净的器皿中，倒入酒浸泡，密封；五日后开启，去掉药袋，过滤装瓶，温热少量服用。

【功用】补肝肾，强筋骨，养血活血，祛风通络。主治肝肾虚损，精血不足，腰酸腿痛，络脉痹阻。

4. 杜仲烧蹄筋

【配方】杜仲20克，猪蹄筋300克，料酒10克，姜5克，葱10克，盐3克，鸡精3克，白糖15克，酱油10克，植物油45克，清汤200毫升。

【制作】将杜仲碾成细粉，猪蹄筋用油发好后，用清水漂洗干净，切段。将炒锅置武火上烧热，加入植物油，烧至6成熟时，下入姜、葱爆香，再加入白糖、酱油，炒成枣红色，下入猪蹄筋、杜仲粉，再加入盐、鸡精即成。

【功用】补肝肾，强筋骨。

5. 杜仲核桃煲兔肉

【配方】杜仲10克，核桃仁30克，兔肉200克，西芹50克，姜、葱、盐、鸡汤各适量。

【制作】杜仲烘干，打成细粉；兔肉洗净、切块，西芹切段；把炒锅置武火上烧热，下入姜、葱炒香，放入兔肉、核桃仁、杜仲粉、西芹、盐炒匀，加入鸡汤，用武火烧沸，再用文火煲35分钟即成。

【功用】补肝肾，益气血，降血压。

6. 杜仲煮冬瓜

【配方】杜仲25克，冬瓜300克，料酒10克，葱、姜、盐、鸡精、鸡油各适量。

【制作】将杜仲去粗皮，润透，切丝，用盐水炒焦，冬瓜去皮，洗净，切块，姜拍松，葱切段；将杜仲、冬瓜、料酒、姜、葱同放锅内，加水，置武火上烧沸；再用文火煮35分钟，加入盐、鸡精、鸡油即成。

【功用】补肝肾，利尿化痰，降低血压。适用于慢性肾炎、小便不利、高血压等症。

7. 杜仲山楂猪肚汤

【配方】杜仲30克，山楂20克，猪肚1只，葱、姜、盐各适量。

【制作】杜仲用盐水炒焦，山楂去核，切片，猪肚洗净；把杜仲、山楂、姜片、葱段装入猪肚里；把猪肚置炖锅内，置武火上烧沸，用文火炖90分钟；捞起猪肚，加入汤即可食用。

【功用】补肝肾，强筋骨，降血压。适用于高血压小便频数、腰痛、阳痿患者。

8. 杜仲牛膝猪脊骨汤

【配方】杜仲30克，怀牛膝15克，猪脊骨500克，红枣4个。

【制作】将杜仲、怀牛膝、红枣（去核）洗净，猪脊骨斩碎，用开水氽去血水，然后一齐放入锅内，加清水适量，武火煮沸后，文火煮2~3小时，调味即成。

【功用】补肾强筋健骨。

四、食用禁忌

阴虚火旺者慎服。

《本草经集注》："恶蛇皮、元参。"

《神农本草经疏》："肾虚火炽者不宜用。"

《得配本草》："内热、精血燥二者禁用。"

杜仲叶 Du zhong ye

杜仲叶来源于杜仲科植物杜仲 *Eucommia ulmoides* Oliv. 的干燥叶。

夏、秋二季枝叶茂盛时采收，晒干或低温烘干。

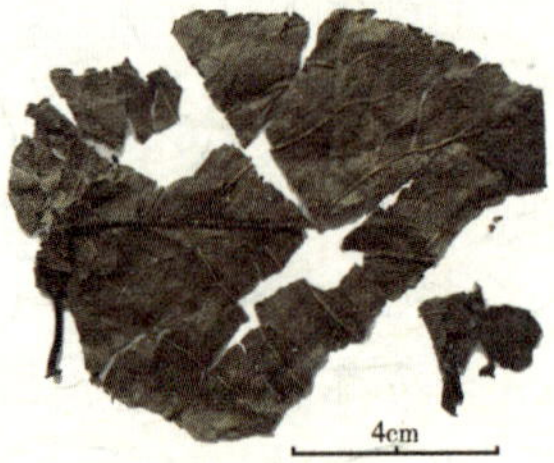

图15-43 杜仲叶

一、识别要点

（1）完整叶片展平后呈椭圆形或卵形。

（2）表面黄绿色或黄褐色，微有光泽，先端渐尖，基部圆形或广楔形，边缘有锯齿，具短叶柄。

（3）质脆，搓之易碎，折断面有少量银白色橡胶丝相连。

（4）气微，味微苦。

传统经验认为，完整，色黄绿，无杂质者为佳。（见图15-43）

三、食用指南

中医学认为，杜仲叶性味微辛，温；归肝、肾经。具有补肝肾，强筋骨的功效。对于肝肾不足、头晕目眩、腰膝酸痛、筋骨痿软有一定的功效。

1. 杜仲茶

【配方】杜仲叶5~15克。

【制作】用85℃左右开水冲泡，以500毫升水为宜，加盖闷泡5分钟。每剂反复冲泡不宜超过3次。

【用法】每日3剂，上、下午及晚上各一剂。保健量15~25克/天，治疗量30克/天。

【功用】降血压，强筋骨，补肝肾。适用于高血压、高脂血症、血糖异常、失眠多梦、免疫力低下患者。

2. 杜仲寄生茶

【配方】杜仲叶、桑寄生等份。

【制作】共研为粗末。

【用法】每次10克，沸水浸泡饮。

【功用】用于高血压而有肝肾虚弱、耳鸣眩晕、腰膝酸软者。

3. 杜仲威灵仙散

【配方】杜仲叶20克，威灵仙15克。

【制作】将杜仲叶与威灵仙一起研磨成细末。

【用法】一次9克用淡盐水送服，一日三次。

【功用】用于肾虚腰痛、腰部酸软无力者。

4. 杜仲当归饮

【配方】杜仲叶、当归各15克。

【制作】将杜仲叶与当归一起放入锅中煎汤。

【用法】口服，每天1剂。

【功用】适用于闪腰岔气、腰部扭伤者。

5. 杜仲猪腰汤

【配方】杜仲叶30克，猪腰1对。

【制作】将猪腰剖开，除去白色的筋膜，加冷水800毫升，加入杜仲叶，以猪腰煮熟为度，除去杜仲，服食猪腰及药汁。

【用法】连服 7~10剂。

【功用】适用于原发性坐骨神经痛。

四、食用禁忌

阴虚火旺者慎服。

巴戟天 Ba ji tian

巴戟天来源于茜草科植物巴戟天 *Morinda officinalis* How 的干燥根。

全年可采，洗净，除去须根，晒至六七成干，轻轻捶扁，晒干。

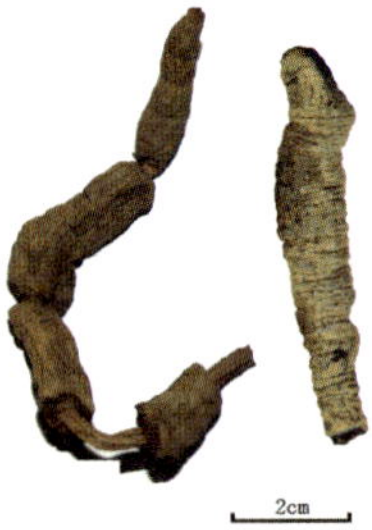

图15-44 巴戟天

一、典籍记载

《神农本草经》:“主大风邪气，阴痿不起，强筋骨，安五脏，补中增志益气。”

《名医别录》:“疗头面游风，小腹及阴中相引痛，下气，补五劳，益精。”

《药性论》:“治男子梦交泄精，强阴，除头面中风，主下气，大风血癞。”

《日华子诸家本草》:“安五脏，定心气，除一切风。疗水肿。”

《本草纲目》:“治脚气，去风疾，补血海。”

《本草求原》:“化痰，治嗽喘，眩晕，泄泻，食少。”

二、识别要点

（1）呈扁圆柱形，略弯曲。

（2）表面灰黄色或暗灰色，具纵纹及横裂纹，有的皮部横向断离而露出木部，形似连珠或鸡肠状。

（3）质韧，断面皮部厚，紫色或淡紫色，易与木部剥离；木心如绳索状，坚韧，横断面观略呈齿轮状，木心表面有纵沟。

（4）气微，味甘而微涩。

（5）用开水浸泡，其水浸液呈淡蓝紫色。

传统经验认为，条粗，呈连珠状，肉厚，紫黑色，木心小者为佳。（见图15-44）

三、食用指南

中医学认为，巴戟天性味辛、甘，温；归肝、肾经。具有补肾助阳，强筋壮骨，祛风除湿等功效。对肾虚阳痿、遗精早泄、少腹冷痛、小便不禁、宫冷不孕、风寒湿痹、腰膝酸软、风湿痹痛有一定的功效。

巴戟天酒

【配方】巴戟天18克，牛膝18克，石斛18克，羌活27克，当归27克，生姜27克，蜀椒2克，酒1000毫升。

【制作】将上述药材捣细，放入干净的器皿中；倒入酒浸泡，密封，煮1小时；取下冷却，过滤后装瓶备用。

【用法】每次15~20毫升，将酒温热服用，不拘时候，常觉有酒力为好。

【功用】补肾壮阳，活血通经，舒筋利关节。主治腹部瘀结冷痛、折伤闪挫、腰膝痹痛、足痿无力、肢节不利、四肢拘挛、肾虚阳痿。

四、食用禁忌

阴虚火旺者忌服。

《本草经集注》："覆盆子为之使。恶朝生、雷丸、丹参。"

《神农本草经疏》："凡病相火炽盛，便赤，口苦，目赤目痛，烦躁口渴，大便燥秘，法咸忌之。"

《得配本草》："火旺泄精，阴虚水乏，小便不利，口舌干燥，四者禁用。"

第十六章

收涩药

敛肺涩肠药

- 五味子
- 肉豆蔻
- 乌梅
- 诃子

固精缩尿治带药

- 覆盆子
- 金樱子
- 莲子
- 荷叶
- 山茱萸

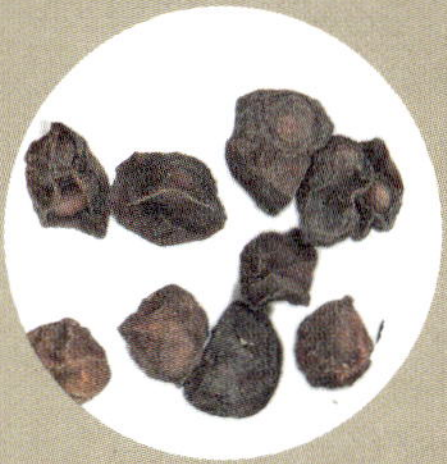

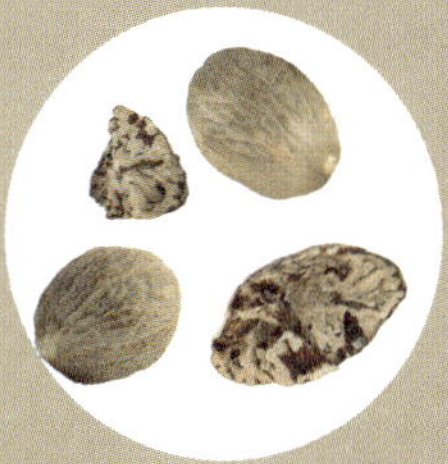

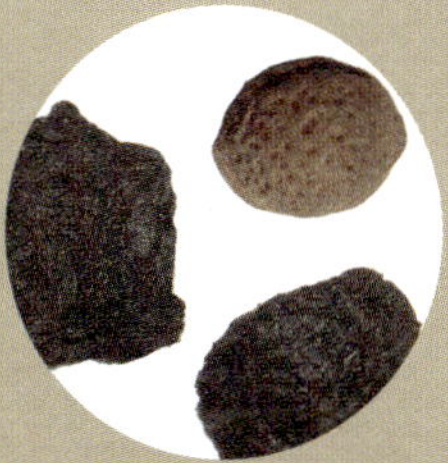

敛肺涩肠药

五味子 Wu wei zi

五味子来源于木兰科植物五味子 *Schisandra chinensis*（Turcz.）Baill. 的干燥成熟果实，习称“北五味子”。

秋季果实成熟时采摘，晒干或蒸后晒干，除去果梗及杂质。

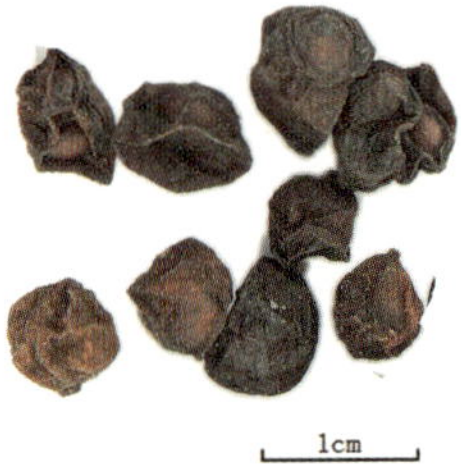

图16-1 五味子

一、典籍记载

《圣济总录》记载治小儿暴嗽：“五味子、桂（去粗皮）、干姜（炮）等份。上三味，粗捣筛。每服一钱，水七分，煎至四分，去滓，量大小加减温服。”

《本草新编》记载治疮疡溃烂，皮肉欲脱者：“五味子炒焦，研末，敷之，可保全如故。”

二、识别要点

（1）呈不规则的球形或扁球形，直径5~8毫米。

（2）表面红色、紫红色或暗红色，皱缩，油润，有的表面呈黑红色或出现“白霜”。

（3）果肉柔软，种子1~2粒，肾形，表面棕黄色，有光泽，种皮薄而脆。

（4）果肉气微，味酸，种子破碎后，有香气，味辛、微苦。

传统经验认为，粒大，果皮紫红，肉厚，柔润，杂质少者为佳。（见图16-1）

三、食用指南

中医学认为，五味子性味酸、甘，温；归肺、心、肾经。具有收敛固涩，益气生津，补肾宁心的作用。对于久咳虚喘、梦遗滑精、遗尿尿频、久泻不止、自汗盗汗、津伤口渴、内热消渴、心悸失眠有一定的疗效。

1. 五味子柏子仁酒

【配方】五味子30克，柏子仁15~20克，菌灵芝30~50克，白酒500克。

【制作】将五味子、柏子仁、菌灵芝用水洗净，装入干净瓶中，倒入白酒密封，置于阴凉处，每日摇晃数下，半月后即可饮用。

【用法】早、晚饮用25毫升左右。

【功用】养心安神，醒脑提神。特别适用于白领一族。

2. 五味菟丝酒

【配方】五味子30克，菟丝子30克，白酒500毫升（或米酒）。

【制作】将五味子、菟丝子装布袋，置净器中，用白酒浸泡，7天后弃药渣饮用。

【用法】每天2~3次，每次20~30毫升。

【功用】补肾益精，养肝明目。适用于肝肾不足的目昏耳鸣、阳痿遗精、腰膝酸软等症。

3. 扶衰五味酒

【配方】五味子10克，柏子仁10克，龙眼肉20克，党参30克，丹参10克，白酒1000克。

【制作】将上述药物研碎，倒入白酒内，加盖密封。将酒放在阴凉处，每日晃动1次，14天后饮用。

【功用】大补气血，滋肺益肾，养心安神。适用于气血两虚而致的无力倦怠、心悸不安，也适用于脾肺肾虚不足而致的食欲不振、烦躁失眠、健忘等症。

4. 补血五味子酒

【配方】人参50克，枸杞子100克，熟地100克，制何首乌100克，桑椹50克，山药60克，五味子50克，白酒10斤。

【制作】白酒浸泡药材，两周后服用。

【用法】每日1~2次，每次服10~20毫升。

【功用】常饮可以滋阴补血，乌须黑发，提高免疫力。

5. 五味子粥

【配方】大米、五味子各适量。

【制作】将大米、五味子一起文火熬制。

【功用】五味子可以养肝、补肾，大米有保肝、护胃的作用。

6. 五味子茶

【配方】五味子100克。

【用法】水煎代茶，频频饮用，每日1剂。

【功用】安神定志，调节肝肾。用于更年期综合征之夜眠不宁、乱梦纷繁、急躁健忘等症状，一般服15天左右见效，可连服30~60天。

四、食用禁忌

外有表邪，内有实热，及咳嗽初起、痧疹初发者忌服。

肉豆蔻 ○ Rou dou kou

肉豆蔻来源于肉豆蔻科植物肉豆蔻*Myristica fragrans* Houtt. 的干燥种仁。

冬、春两季果实成熟时采收。剖开果皮，剥去假种皮及种皮，取出种仁干燥。

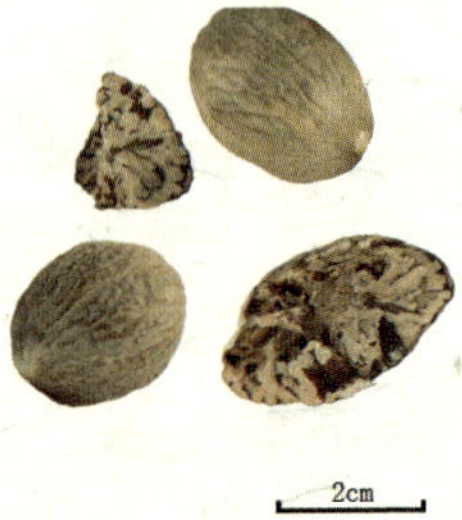

图16-2 肉豆蔻

一、典籍记载

《药性论》："能主小儿吐逆不下乳，腹痛；治宿食不消，痰饮。"

《海药本草》："主心腹虫痛，脾胃虚冷气，并冷热虚泄，赤白痢等。凡痢以白粥饮服佳；霍乱气并以生姜汤服良。"

《日华子诸家本草》："调中，下气，止泻痢，开胃，消食，皮外络下气，解酒毒，治霍乱。"

《开宝本草》："温中，治积冷心腹胀痛，霍乱中恶，呕沫，冷气，消食止泄，小儿乳霍。"

《本草纲目》："暖脾胃，固大肠。"

《神农本草经读》："治精冷。"

《本草求原》："治肾泄，上盛下虚，诸逆上冲，元阳上浮而头痛。"

二、识别要点

（1）呈卵圆形或椭圆形。

（2）表面灰棕色或灰黄色，有不规则网状沟纹；种脐位于宽端，呈浅色圆形突起；种脊呈纵沟状，连接两端。

（3）质坚实，断面显棕色与黄色相杂的大理石样花纹，宽端可见皱缩的胚，富油性。

（4）气香浓烈，味辛。

传统经验认为，个大，身干，体重，质坚实，香气浓烈者为佳。（见图16-2）

三、食用指南

中医学认为，肉豆蔻性味辛，温；归脾、胃、大肠经。具有温中行气，涩肠止泻的功效。对于脾胃虚寒、久泻不止、脘腹胀痛、食少呕吐有一定的疗效。

1. 豆蔻饼

【配方】煨肉豆蔻30克，生姜50克，面粉100克，红糖100克。

【制作】先将肉豆蔻去壳，然后研为细粉末，过100目筛备用，生姜洗净后，刮去外皮，捣烂后，加入冷开水适量，用纱布包裹绞取姜汁备用，再将面粉、豆蔻粉与红糖，用生姜水和成面团，制成30块小饼，用平底锅，烙熟即可。

【用法】每次嚼食1~2小块，每日2次。

【功用】温中健脾，消食开胃，降逆止泻。用于儿童因脾虚寒滞，食积不化所致的脘腹胀满、食欲不振、嗳气频频、大便稀溏，或受凉后见水泻者。今可用于功能性消化不良、胃肠功能紊乱等。

2. 豆蔻粥

【配方】煨肉豆蔻5克，生姜2片，粳米50克。

【制作】先将肉豆蔻捣碎研为细末，过100目筛备用，再将粳米倒入砂锅，加清水适量，煮至粥将成时，下肉豆蔻粉及生姜，同煮至粥熟，加佐料调味即得。

【用法】每日1剂，分2次于早、晚温食，可连服3~5天。

【功用】温中行气，和胃止痛。用于因过食生冷，损伤中阳所致的脘腹冷痛、口泛清涎、恶心欲吐者。今可用于晕动症、妊娠呕吐等。

3. 肉豆蔻莲子粥

【配方】煨肉豆蔻5克，莲子（去心）30克，粳米50克，盐适量。

【制作】先将莲子用开水烫过，备用。粳米淘净，与肉豆蔻、莲子一同倒入砂锅，加清水适量，以小火熬至成粥，加盐等佐料调味即可。

【用法】每日1剂，分2次服完，可连服3~5天。

【功用】温中行气，健脾和胃，缓急止痛，养心安神。用于脾胃虚寒，气滞不行所致的食欲不振、恶心欲吐、胃脘冷痛，或胃凉不舒、夜寐不安等症较宜。

四、食用禁忌

《雷公炮炙论》："凡使，勿令犯铜。"

《神农本草经疏》："大肠素有火热及中暑热泄暴注，肠风下血，胃火齿痛及湿热积滞方盛，滞下初起，皆不宜服。"

乌梅 Wu mei

乌梅来源于蔷薇科植物梅 *Prunus mume*（Sieb.）Sieb. et Zucc. 的干燥近成熟果实。

夏季果实近成熟时采收，低温烘干后闷至色变黑。

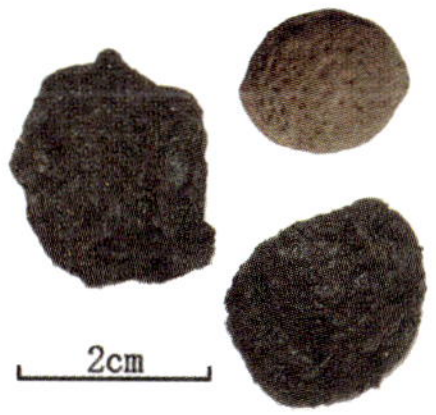

图16-3　乌梅

一、典籍记载

《神农本草经》："主下气，除热烦满，安心，肢体痛，偏枯不仁，死肌，去青黑痣、恶肉。"

《名医别录》："止下痢，好唾口干。""利筋脉，去痹。"

《本草拾遗》："去痰，主疟瘴，止渴调中，除冷热痢，止吐逆。"

《日华子诸家本草》："除劳，治骨蒸，去烦闷，涩肠止痢，消酒毒，治偏枯皮肤麻痹，去黑点，令人得睡。又入建茶、干姜为丸，止休息痢。"

《本草图经》："主伤寒烦热及霍乱躁渴，虚劳瘦羸，产妇气痢等方中多用之。"

《用药心法》："收肺气。"

《本草纲目》："敛肺涩肠，治久嗽，泻痢，反胃噎膈，蛔厥吐利，消肿，涌痰，杀虫，解鱼毒、马汗毒、硫黄毒。”

《本草求原》：“治溲血、下血诸血证，自汗，口燥咽干。”

二、识别要点

（1）呈类球形或扁球形。

（2）表面乌黑色或棕黑色，皱缩不平，基部有圆形果梗痕。

（3）果核坚硬，椭圆形，棕黄色，表面有凹点。种子扁卵形，淡黄色。

（4）气微，味极酸。

传统经验认为，个大，肉厚，核小，外皮乌黑色，柔润，味极酸者为佳。（见图16–3）

三、食用指南

中医学认为，乌梅性味酸、涩，平；归肝、脾、肺、大肠经。具有敛肺，涩肠，生津，安蛔的功效。对于肺虚久咳、久泻久痢、虚热消渴、蛔厥呕吐腹痛有一定的疗效。

1. 乌梅萝卜汤

【配方】乌梅3枚，新鲜萝卜250 克，食盐少许。

【制作】将萝卜洗净，切片备用；先煎乌梅，去渣取汁半碗，再同萝卜片入锅中，加水适量煮汤，入食盐调味即成。

【用法】每日1剂，分上、下午饮用。

【功用】消积化痰，下气宽中。适用于消化不良、胃肠功能紊乱、急慢性肝炎等。

2. 乌梅茶

【配方】乌梅12克，红糖适量。

【制作】先将乌梅洗净，剖开去核，放入砂锅中，加水煎煮2小时，滤渣取汁，加红糖调味即可。

【用法】每日1剂，代茶频饮。

【功用】益阴生津，敛肺涩肠，安蛔缓急，止渴止咳，止痛止泻。适用于慢性支气管炎干咳少痰、慢性胃肠功能紊乱之久泻难愈、胆道蛔虫症等症；亦可用于夏季的预防保健。

3. 乌梅酒

【配方】乌梅100克，白酒（55~65度）1000毫升。

【制作】将乌梅洗净，放入盛酒的瓶中，加盖密封，存放10日，即可开封滤去乌梅备用。

【用法】每次用棉签蘸酒涂擦患处，每日2次，连续治疗至见效。

【功用】祛风消斑。适用于白癜风。

4. 乌梅蜜酱

【配方】乌梅、蜂蜜各适量。

【制作】先将乌梅洗净，去皮、核，倒入瓷钵中，捣烂，加蜜拌匀，装瓶备用。

【用法】每次取2汤匙，放入小锅中，加水煮沸后饮之，每日1次。

【功用】益气生津，和胃止渴。适用于糖尿病、甲状腺功能亢进症、肠道寄生虫病等；亦可用于夏秋季日常保健。

5. 乌梅粥

【配方】乌梅（去核，捶碎）7颗，粟米（淘净）100克。

【制作】将乌梅、粟米同放入砂锅，加水800 毫升，浸1宿，去乌梅，煮至成粥即可。

【用法】每日1剂，于空腹时顿食之。

【功用】清热生津，敛肺涩肠。适用于慢性支气管炎、慢性非特异性结肠炎、糖尿病、痔疮出血等。

四、食用禁忌

有实邪者忌服。

孟诜：“多食损齿。”

《日华子诸家本草》：“多啖伤骨，蚀脾胃，令人发热。”

《神农本草经疏》："不宜多食，齿痛及病当发散者咸忌之。"

《药品化义》："咳嗽初起，气实喘促，胸膈痞闷，恐酸以束邪气，戒之。"

《得配本草》："疟痢初起者禁用。"

诃子 He zi

诃子来源于使君子科植物诃子 *Terminalia chebula* Retz. 或绒毛诃子 *Terminalia chebula* Retz. var. *tomentella* Kurt. 的干燥成熟果实。

秋、冬二季果实成熟时采收，除去杂质，晒干。

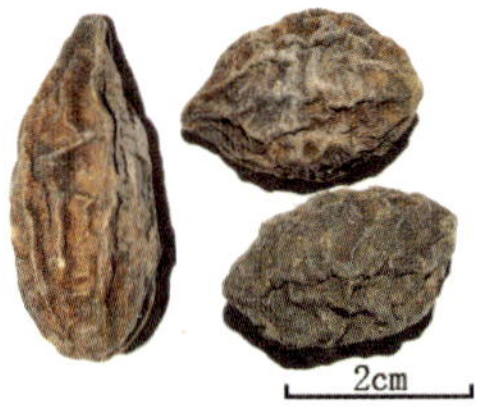

图16-4 诃子

一、典籍记载

《药性论》："通利津液，主破胸膈结气，止水道，黑髭发。"

《唐本草》："主冷气心腹胀满，下宿物。"

《本草图经》："治痰嗽咽喉不利，含三数枚。"

《本草通玄》记载诃子"生用则能清金行气，煨用则能暖胃固肠"。

《海药本草》："主五膈气结，心腹虚痛，赤白诸痢及呕吐咳嗽，并宜使皮，其主嗽。肉炙治眼涩痛。"

《本经逢原》："诃子，苦涩降敛，生用清金止嗽，煨熟固脾止泻，古方取苦以化痰涎，涩以固滑泄也。"

《神农本草经疏》："其味苦涩，其气温而无毒。苦所以泄，涩所以收，温所以通，惟敛故能主冷气，心腹胀满；惟温故下食。甄权用以止水道，萧炳用以止肠澼久泄，苏颂用以疗肠风泻血、带下，朱震亨用以实大肠，无非苦涩收敛，治标之功也。”

二、识别要点

（1）长圆形或卵圆形。

（2）表面黄棕色或暗棕色，略具光泽，有5~6条纵棱线及不规则的皱纹，基部有圆形果梗痕。

（3）质坚实，果肉黄棕色或黄褐色；果核浅黄色，粗糙坚硬。种子狭长纺锤形，种皮黄棕色。子叶2，白色，相互重叠卷旋。

（4）气微，味酸涩后甜。

传统经验认为，个大，质坚实，表面黄棕色，有光泽，味酸涩者为佳。（见图16–4）

三、食用指南

中医学认为，诃子性味苦、酸、涩，平；归肺、大肠经。具有涩肠止泻，敛肺止咳，降火利咽的功效。对于久泻久痢、便血脱肛、肺虚喘咳、久嗽不止、咽痛喑哑有一定的疗效。

1. 诃子罗汉茶

【配方】诃子10克（捶碎去籽），罗汉果半颗，菊花10克，胖大海10克。

【制作】将上述药材用清水冲洗干净，再将药材放入杯中，冲开水，盖上盖5分钟，代茶饮。

【功用】润喉利咽。适用于多种原因引起的咽喉肿痛患者。

2. 诃子菱角饮

【配方】诃子、菱角各15克，薏苡仁30克，白糖20克。

【制作】将诃子、菱角洗净，一切两半；薏苡仁淘洗干净。将菱角、诃子、苡仁放入锅内，加清水适量，置武火上烧沸，再用文火煮35分钟，加入白糖即成。

【功用】祛湿，利水，消痞，散结。适用于食管癌患者。

3. 诃子猪肺汤

【配方】北沙参15克，诃子10克，五味子2克，新鲜猪肺（切块）250克。

【制作】先将猪肺清洗干净，再将北沙参、五味子、诃子分别清洗干净，将药材、猪肺块一同放入砂锅中，加入适量清水。以小火炖至猪肺熟烂后，加少许调味料，饮汤食猪肺即可。

【功用】润肺阴，敛肺气。适用于久咳，声音低怯、痰少而黏、咽喉干燥、舌红少苔等症，但外感咳嗽，肺热引起咳嗽痰多、积火积湿者忌用。

4. 诃子菱角炖甲鱼

【配方】诃子、紫藤瘤、薏米各15克，菱角30克，甲鱼1只，料酒10毫升，姜10克，盐3克。

【制作】甲鱼宰杀后，去内脏、头、尾；菱角去壳洗净；诃子洗净；薏米淘洗干净去泥沙，姜切片。把甲鱼、姜、料酒、薏米、诃子、紫藤瘤、菱角一起放到炖锅内，加适量清水，武火烧沸后用文火炖煮40分钟，加入盐调味即成。

【功用】清热解毒，消痞散结。适用于食管癌患者。

四、食用禁忌

外邪未解，内有湿热火邪者忌服。

《本草求真》："虚人不宜独用。"

《医学入门》："气虚及暴嗽、初泻，不可轻用。"

《神农本草经疏》："咳嗽因于肺有实热，泄泻因于湿热所致，气喘因于火热冲上，带下因于虚热而不因于虚寒，及肠澼初发，湿热正盛，小便不禁因于肾家虚火，法并忌之。"

固精缩尿治带药

覆盆子 ○

Fu pen zi

覆盆子来源于蔷薇科植物华东覆盆子 *Rubus chingii* Hu 的干燥果实。

夏初果实由绿变绿黄时采收，除去梗、叶，置沸水中略烫或略蒸，取出，干燥。

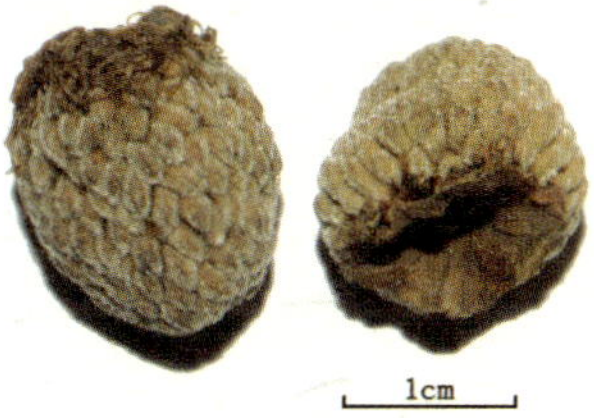

图16-5 覆盆子

一、典籍记载

《药性论》：“主男子肾精虚竭，女子食之有子。主阴痿。”

《日华子诸家本草》：“安五脏，益颜色，养精气，长发，强志。疗中风身热及惊。”

《开宝本草》：“补虚续绝，强阴健阳，悦泽肌肤，安和脏腑，温中益力，疗劳损风虚，补肝明目。”

《本草衍义》：“益肾脏，缩小便。”

《本草蒙筌》：“治肾伤精竭流滑。”

二、识别要点

（1）聚合核果呈圆锥形或扁圆锥形。

（2）表面黄绿色或淡棕色，顶端钝圆，基部中心凹入；宿萼棕褐色；小核果易剥落，呈半月形，背面密被灰白色茸毛，两侧有明显的网纹，腹部有突起的棱线。

（3）体轻，质硬。气微，味微酸涩。

传统经验认为，粒大完整，饱满，身干，质坚实，色黄绿，酸涩味浓，无杂质者为佳。（见图16-5）

三、食用指南

中医学认为，覆盆子性味甘、酸，温；归肝、肾、膀胱经。具有补益肝肾，固精缩尿，明目等功效。对于遗精滑精、遗尿尿频、阳痿早泄、目暗昏花有一定的疗效。

1. 党参覆盆子红枣粥

【配方】覆盆子10克，党参10克，大枣20枚，粳米100克，白糖适量。

【制作】将覆盆子、党参放入锅内，加适量清水煎煮，去渣取汁；将药汁与大枣、粳米煮粥，粥熟加入白糖调味即可。

【功用】补气养血，固摄乳汁。可用于防治产后气血虚弱所致的乳汁自出。

2. 海参焖羊肉

【配方】海参200克，羊肉150克，覆盆子12克，益智仁12克，桂圆6克，盐、味精、淀粉各适量。

【制作】将海参泡软，洗净切片；羊肉洗净，切块入水；取覆盆子、益智仁加水两碗，煎至一碗，去渣取汁。锅中放适量油，烧热后下海参、羊肉爆炒，而后纳入药汁、桂圆，武火烧沸后转文火煮至羊肉烂熟，加食盐、味精及淀粉勾芡即可。

【功用】补肾益气，温阳疗痿。适用于肾虚阳痿、小便频数。

四、食用禁忌

肾虚火旺、小便短赤者，怀孕初期妇女慎服。

金樱子 Jin ying zi

金樱子来源于蔷薇科植物金樱子 *Rosa laevigata* Michx. 的干燥成熟果实。

10~11 月果实成熟变红时采收，干燥，除去毛刺。

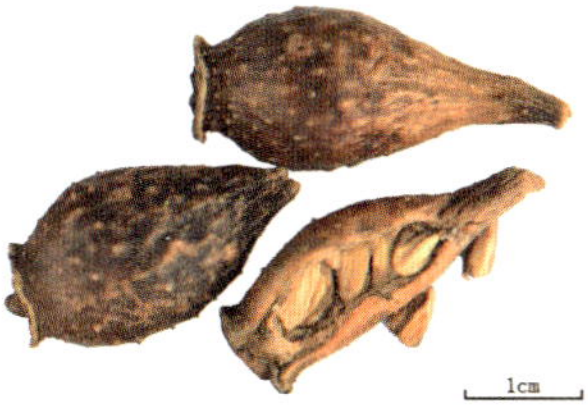

图16-6 金樱子

一、典籍记载

《医学入门》："久服养精益肾，调和五脏，活血驻颜，耐老轻身。"

《得配本草》："固精秘气，止血生津。治虚痢，收虚汗，敛虚火，平虚嗽，定虚喘，疗怔忡。"

《本经逢原》："金樱子止小便遗泄，涩精气，取其甘温而涩也。"

《滇南本草》中记载金樱子"治日久下痢，血崩带下，涩精遗泄"。

《开宝本草》："疗脾泄下痢，止小便利，涩精气。"

《药性解》："主脾泄下痢、血崩带下，涩精气，止遗泄，除咳嗽，止小便勤，益肾气，润颜色。"

《景岳全书》："善理梦遗精滑，及崩淋带漏，止吐血衄血，生津液，安魂魄，收虚汗，敛虚火，益精髓，壮筋骨，补五脏，养血气，平咳嗽，定喘急，疗怔忡惊悸，止脾泄血痢及小水不禁。"

二、识别要点

（1）为花托发育而成的假果，呈倒卵形。

（2）表面红黄色或红棕色，有突起的棕色小点，为毛刺脱落后的残基；顶端有盘状花萼残基，中央有黄色柱基，下部渐尖。

（3）质硬，切开后，内有多数坚硬的小瘦果，内壁及瘦果均有淡黄色绒毛。

（4）气微，味甘、微涩。

传统经验认为，个大，肉厚，色红，有光泽，去净刺者为佳。（见图16–6）

三、食用指南

中医学认为，金樱子性味酸、甘、涩，平；归肾、膀胱、大肠经。具有固精缩尿，固崩止带，涩肠止泻的功效。对于遗精滑精、遗尿尿频、崩漏带下、久泻久痢有一定的作用。

1. 金樱子茶

【配方】金樱子300克。

【制作】取金樱子去净子毛，捣碎，每次取20~30克，包入纱布包中，放入保温杯中，以适量沸水冲泡，盖上盖子闷15分钟，代茶频饮。

【用法】每日1剂。

【功用】固精缩尿，涩肠止泻。适用于遗精早泄，伴有腰酸膝软、眩晕、耳鸣等症状。

2. 金樱子膏

【配方】金樱子1500克，蜂蜜适量。

【制作】将金樱子捣碎，放入锅中，加入适量清水煎煮3次，每次煎30分钟，去渣留汁，然后加适量蜂蜜，煎煮成膏。

【用法】每日睡前取一匙，用开水冲服。

【功用】适用于早泄、遗精、滑精、妇女体虚带多等症。

3. 金樱子糯米粥

【配方】糯米100克，金樱子30克，蜂蜜适量。

【制作】将金樱子剖开取仁，洗净捣碎。糯米淘洗干净，放入清水中浸泡24小时，捞出沥干备用。将锅置于火上，加入适量清水，下入金樱子，大火煮沸，转小火煎煮约20分钟，过滤去渣取汁，再放入糯米用旺火煮沸，改用小火煮至粥熟烂，加入蜂蜜调味即可。

【功用】固精涩肠，缩尿止泻。

4. 金樱子黑豆酒

【配方】米酒120克，黑豆60克，金樱子30克，鸡蛋两个。

【制作】将金樱子、黑豆、鸡蛋置砂锅中，加适量清水，用文火煮至鸡蛋熟后，取出鸡蛋去壳，把鸡蛋再放入锅中煮10~20分钟即可。

【用法】服时加米酒，吃蛋饮酒，每天3次。

【功用】养血温经。适用于舌质淡而苔薄白、大便稀溏、小便清长、腰酸无力、小腹绵绵作痛的患者。

5. 金樱子鲫鱼瘦肉汤

【配方】鲫鱼500克，猪肉200克，金樱子80克，盐、大枣、油各适量。

【制作】金樱子与大枣加水浸泡，将鲫鱼清洗干净后，用厨房纸擦干水，锅内放入油烧热，放入鲫鱼小火慢煎，煎至两面焦黄为宜，倒出锅内多余的油，加入开水，煮沸，将鲫鱼和汤一起放入砂锅内，放入猪肉，小火煲两个小时加盐调味即可。

【功用】健脾益气，补肾固涩。适用于肾虚不固，膀胱失约所致的遗精、滑精、遗尿、尿频、带下等。

6. 金樱子五苓粥

【配方】金樱子30克，五味子10克，茯苓粉30克，粳米500克，白糖适量。

【制作】先将金樱子、五味子清洗干净，一起放入锅内，加入适量清水煎煮，去渣取浓汁200 克备用，茯苓粉加粳米放入锅内，加适量清水煮成粥，粥成后加入药汁，拌匀煮开，加入白糖即可。

【功用】健脾补肾。适用于脾虚弱的慢性腹泻，滑精遗尿，小便频数等病症。

7. 金樱子酒

【配方】金樱子500克，白酒5斤，川续断50克，淫羊藿50克，党参50克。

【制作】将所有的药材磨碎，装入纱布袋里，扎紧袋口，放入白酒瓶里浸泡，每次隔日摇动酒瓶1~2次，15天后取清酒饮用，每天饮用不要超过25毫升。

【功用】收涩止遗，补肾壮阳。适用于小便频数、早泄遗精等病症。

四、食用禁忌

有实火、邪热者忌服。金樱子不宜和黄瓜、猪肝一起服用。感冒发热、糖尿病、便秘患者不宜食用。

《医学入门》："中寒有痞者禁服。"

《神农本草经疏》："泄泻由于火热暴注者不宜用金樱子；小便不禁及精气滑脱因于阴虚火炽而得者，不宜用。"

莲子 Lian zi

莲子来源于睡莲科植物莲 *Nelumbo nucifera* Gaertn. 的干燥成熟种子。

秋季果实成熟时采割莲房，取出果实，除去果皮，干燥。

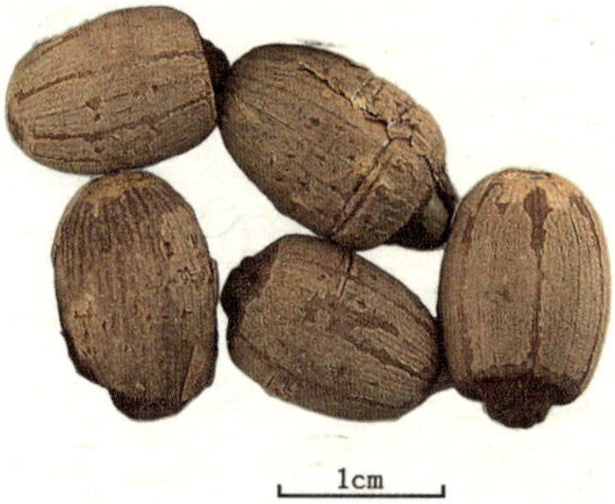

图16-7 莲子

一、典籍记载

孟诜："主五脏不足，伤中气绝，利益十二经脉血气。"

《神农本草经》云："主补中，养神，益气力。"

《本草拾遗》曰："令发黑，不老。"

《本草纲目》记载："交心肾，厚肠胃，固精气，强筋骨，补虚损，利耳目，除寒湿，止脾泄久痢，赤白浊，女人带下崩中诸血病。"

《本草备要》记载："清心除烦，开胃进食，专治噤口痢、淋浊诸证。"

《医学发明》记载："水芝丸：莲实（去皮）不以多少，用好酒浸一宿，入大猪肚内，用水煮熟，取出焙干。上为极细末，酒糊为丸，如鸡头大。每服五、七十丸，食前温酒送下。补虚益损。"

《士材三书》记载："莲肉糕：莲肉、粳米各炒四两，茯苓二两。共为末，砂糖调和。每用两许，白汤送下。病后胃弱，不消水谷。"

二、识别要点

（1）略呈椭圆形或类球形。

（2）表面浅黄棕色至红棕色，表面有细纵纹和较宽的脉纹；一端中心呈乳头状突起，深棕色，多有裂口，其周边略下陷。

（3）质硬，种皮薄，不易剥离。子叶2，黄白色，肥厚，中有空隙，具绿色莲子心。

（4）气微，味甘、微涩；莲子心味苦。

传统经验认为，个大，饱满，整齐者为佳。（见图16-7）

三、食用指南

中医学认为，莲子性味甘、涩，平；归心、脾、肾经。具有养心，益肾，补脾，涩肠的功效。对于夜寐多梦、遗精淋浊、久痢虚泻、崩漏带下有一定的疗效。

1. 莲子粥

【配方】莲子20克，糯米100克，红糖15克。

【制作】将莲子用水浸泡30分钟后抽出莲心，与洗净的糯米一同放入锅内，加水适量煮粥，待粥快熟时，再放红糖，稍煮片刻即可。

【用法】每日早、晚空腹温服。

【功用】补脾止泻，益肾固精，养心安神。适用于脾虚腹泻、肾虚遗精尿频、心悸怔忡、虚烦失眠等病症。

2. 莲子人参汤

【配方】莲子15克，人参9克，冰糖30克。

【制作】将去心的莲子和人参一同放入清水浸泡30分钟，再加入冰糖，隔水蒸炖1小时后，食莲和人参，喝汤。

【功用】健脾补气，养心安神。适用于病后体虚气弱、脾虚食少、疲倦乏力，心烦胸闷、失眠多梦、自汗盗汗等病症。

3. 莲子薏苡仁鸡蛋羹

【配方】莲子20克，薏苡仁10克，鸡蛋2个，盐、糖各适量。

【制作】上药研末，兑入鸡蛋，酌加开水调匀，可加盐或糖，上笼蒸成蛋羹。

【功用】适用于脾虚久泻，或肿瘤病人放化疗引起的纳呆食少、恶心便溏。

4. 莲子百合煲猪肉

【配方】莲子30克，百合30克，瘦猪肉200~250克。

【制作】将莲子、百合、瘦猪肉加水适量，置文火上煲熟，调味后服用。

【功用】交通心肾，固摄精气。适用于梦遗、心悸、失眠、滑精、淋浊、带下。

5. 红枣莲子玫瑰粥

【配方】莲子10克，红枣5枚，玫瑰10克，生麦芽50克，黑芝麻20克，高粱50克，荞麦30克。

【制作】上7味文火煮成粥，适量食用。

【功用】补气养血，疏肝解郁。适用于气血虚弱，肝气郁结所致的失眠多梦、食欲欠佳、心烦易怒、郁郁寡欢者。

6. 莲子炖乌鸡

【配方】莲子20克，白果15克，乌骨鸡1只（约500克），姜、葱、胡椒、盐各适量。

【制作】将莲子、白果研粗末，放入去毛及内脏的乌骨鸡鸡腹内，加生姜、葱、胡椒、盐、适量清水等炖至烂熟，适量服用即可。

【功用】补肝肾，止带浊。适用于元气虚惫、赤白带下及男女性功能低下等病症。

7. 兰根莲子羹（《集成良方三百种》）

【配方】鲜马兰头、鲜白茅根各120克，莲子（去心）、红枣（去核）各 12克。

【制作】将鲜马兰头、鲜白茅根洗净，同放锅内，加水适量煎煮30分钟，去渣留汁，再下水泡发过的莲子和红枣，煎煮1小时即可。

【用法】每日1剂，分次喝汤吃莲、枣。

【功用】清热解毒，凉血止血，利尿通淋。适用于白血病、再生障碍性贫血之出血明显者，或急性泌尿系感染等。

四、食用禁忌

中满痞胀及大便燥结者忌服。

《本草拾遗》："生则胀人腹，中薏令人吐，食当去之。"

《本草备要》："大便燥者勿服。"

《随息居饮食谱》："凡外感前后，疟、疸、疳、痔，气郁痞胀，溺赤便秘，食不运化，及新产后皆忌之。"

荷叶 He ye

荷叶来源于睡莲科植物莲 *Nelumbo nucifera* Gaertn. 的干燥叶。

夏、秋二季采收，晒至七八成干时，除去叶柄，折成半圆形或折扇形，干燥。

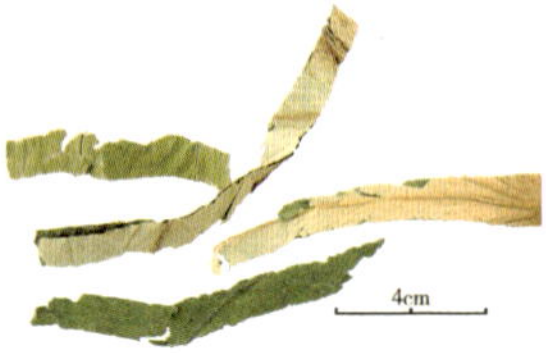

图16-8 荷叶

一、典籍记载

“荷叶减肥，令人瘦劣”，中国自古以来就把荷叶奉为瘦身的良药。

《本草再新》：“清凉解暑，止渴生津，治泻痢，解火热。”

《滇南本草》：“上清头目之风热，止眩晕，清痰，泄气，止呕，头闷疼。”

《本草拾遗》：“主血胀腹痛，产后胞衣不下，酒煮服之；又主食野菌毒，水煮服之。”

《本草通玄》：“开胃消食，止血固精。”

二、识别要点

（1）呈半圆形或折扇形；展开后呈类圆形，全缘或稍呈波状。

（2）上表面深绿色或黄绿色，较粗糙；下表面淡灰棕色，较光滑，有粗脉21~22条，自中心向四周射出。

（3）质脆，易破碎。稍有清香气，味微苦。

传统经验认为，叶大，完整，色绿，无斑点者为佳。（见图16-8）

三、食用指南

中医学认为，荷叶性味苦、涩，平；归心、肝、脾经。具有清热解暑，升发清阳，止血的功效。对于暑湿烦渴、头痛眩晕、脾虚腹胀、大便泄泻、吐血下血、产后恶露不净有一定的疗效。

1. 荷叶包兔

【配方】兔肉400克，荷叶50克，糯米粉120克，白糖、盐、甜酒、五香粉、酱油、猪油各适量。

【制作】鲜荷叶洗净，用开水烫一下捞出，每张切4块备用；将切成长方形的兔肉块，加入白糖、盐、甜酒、酱油、猪油拌匀，腌15分钟；入味后加入炒香的糯米粉、五香粉和少许清水拌匀，装入碗中，上笼用中火蒸熟取出；用荷叶包兔肉块呈长方形，整齐地放入碗中，上笼用大火蒸5分钟取出，去荷叶即可食用。

【功用】强身健体，美容。

2. 荷叶粥

【配方】鲜荷叶1张，大米50克。

【用法】将荷叶洗净切丝，水煎取汁，再加大米煮成稀粥服用，每日1剂。

【功用】清热化痰，祛脂降浊。适用于暑热症及高脂血症者。

3. 荷叶水

【配方】荷叶15克（新鲜荷叶30克）。

【用法】以适量清水煮荷叶，每日代茶饮，连服60天。

【功用】一般可减轻体重1.5~2.5千克，长期服用疗效较佳。

4. 荷叶粉

【配方】枯萎荷叶。

【用法】将荷叶烧干研末，每次10克，小米汤冲服，每日3次。

【功用】用于各种原因引起的颜面浮肿、小便量少等病症。

5. 扁荷粥

【配方】白扁豆50克，冰糖30克，荷叶1张，大米50克。

【制作】将洗净的扁豆煮沸后，再下大米煮至扁豆黏软时，放入洗净切丝的荷叶、研细的冰糖，煮20分钟即可服用。

【用法】每日1剂。

【功用】清暑利湿，和胃厚肠，降脂祛腻。适用于暑热症及高脂血者。

6. 荷叶鸡蛋粥

【配方】枸杞子5克，大枣5枚，鲜荷叶一张，糯米30克，鸡蛋一个，小茴香、紫菜、肉豆蔻、盐少许。

【制作】将糯米放入加水的砂锅中，煮开后加入枸杞子、大枣、小茴香、肉豆蔻；快熟时，放入鸡蛋液和紫菜，加盐调味；将荷叶盖在砂锅上，焖一会儿。

【功用】健脾，补肾阳。

7. 绿豆荷叶粥

【配方】绿豆50克，荷叶1张，粳米100克，白糖适量。

【制作】将绿豆、荷叶、粳米分别洗净；先将绿豆放入锅内，倒入适量水，置武火上煮，水沸后，改文火继续煮至5成熟时，下粳米，添适量水，改武火煮至水沸，再改文火继续煮，以荷叶当锅盖，盖于粥汤上，煮至米熟豆烂汤稠，加白糖调味即成。

【用法】每日1剂，分早、晚各服食1次。

【功用】清热解毒，祛暑生津。可用于预防和治疗小儿痱子；亦可用作暑季消夏解暑之品。

8. 山楂荷叶茶

【配方】山楂（去核）30克，荷叶（去梗）12克。

【制作】将山楂、荷叶装砂锅中，加清水2碗，煎至1碗，去渣取汁即可。

【用法】每日1剂，代茶频饮。

【功用】解暑热，清头目，消食积，化瘀血。适用于高血压病、高脂蛋白血症、脂肪肝、冠心病、慢性胰腺炎、小儿暑热症等。

四、食用禁忌

《本草纲目》：“畏桐油、茯苓、白银。”

《本草从新》："升散消耗，虚者禁之。"

《随息居饮食谱》："凡上焦邪盛，治宜清降者，切不可用。"

山茱萸 Shan zhu yu

山茱萸来源于山茱萸科植物山茱萸 *Cornus officinalis* Sieb. et Zucc. 的干燥成熟果肉。

秋末冬初果皮变红时采收果实，用文火烘或置沸水中略烫后，除去果核，干燥。

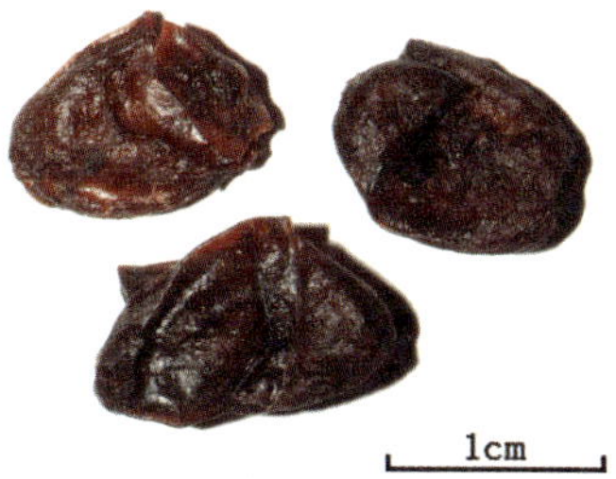

图16-9 山茱萸

一、典籍记载

《太平圣惠方》治五种腰痛，下焦风冷，腰脚无力："牛膝一两（去苗），山茱萸一两，桂心三分，上药捣细罗为散，每于食前，以温酒调下二钱。"

二、识别要点

（1）呈不规则的皱缩片状、囊状或扁筒状。

（2）表面紫红色至紫黑色，皱缩，有光泽，顶端有的有圆形宿萼痕，基部有果梗痕。

（3）质柔润，不易碎。气微，味酸、涩、微苦。

传统经验认为，无核皮，肉肥厚，色紫红，质润柔软，有光泽，杂质少者为佳。（见图16-9）

三、食用指南

中医学认为，山茱萸性味酸、涩，微温；归肝、肾经。具有补益肝肾，收涩固脱的功效。对于眩晕耳鸣、腰膝酸痛、阳痿遗精、遗尿尿频、崩漏带下、大汗虚脱、内热消渴有一定的疗效。

1. 山茱萸茶

【配方】山茱萸35克。

【用法】水煎分2次服，每日1剂。病情好转后，剂量减为10~15克，煎汤或代茶泡服。

【功用】用于肩凝症（肩周炎），有较好的疗效，一般服药4~5剂就开始见效。

2. 山茱萸枸杞子汤

【配方】山茱萸、枸杞子各10克。

【用法】加水400，煮沸，饮用。待服尽再用开水浸泡，反复几次，药尽时，可将山萸肉、枸杞子嚼食。20天为1个疗程。

【功用】用于牙龈出血。

3. 山茱萸枸杞子黄精汤

【配方】枸杞子、黄精各15克，山茱萸9克，冰糖适量。

【用法】水煎服，每日1剂。

【功用】用于延缓衰老。

四、食用禁忌

凡命门火炽，强阳不痿，素有湿热，小便淋涩者忌服。